国家卫生健康委员会"十四五"规划教材

全国中等卫生职业教育教材

供护理专业用

儿童护理

第2版

主　编　田　洁

副主编　唐秀英　冷丽梅

编　者（以姓氏笔画为序）

田　洁（长治卫生学校）

朱水平（萍乡卫生职业学院）

李　霞（长治卫生学校）

李凌鸿（四川省南充卫生学校）

冷丽梅（山东省莱阳卫生学校）

林　芳（吕梁市卫生学校）

郑高福（山东省青岛第二卫生学校）

唐秀英（鹤岗卫生学校）

人民卫生出版社

·北　京·

图书在版编目（CIP）数据

儿童护理 / 田洁主编. —2 版. —北京：人民卫
生出版社，2022.11
ISBN 978-7-117-33837-0

Ⅰ. ①儿… Ⅱ. ①田… Ⅲ. ①儿科学－护理学－教材
Ⅳ. ①R473.72

中国版本图书馆 CIP 数据核字（2022）第 197027 号

人卫智网	www.ipmph.com	医学教育、学术、考试、健康， 购书智慧智能综合服务平台
人卫官网	www.pmph.com	人卫官方资讯发布平台

儿童护理
Ertong Huli
第 2 版

主　　编：田　洁
出版发行：人民卫生出版社（中继线 010-59780011）
地　　址：北京市朝阳区潘家园南里 19 号
邮　　编：100021
E - mail：pmph @ pmph.com
购书热线：010-59787592　010-59787584　010-65264830
印　　刷：保定市中画美凯印刷有限公司
经　　销：新华书店
开　　本：850×1168　1/16　印张：19.5　插页：1
字　　数：415 千字
版　　次：2015 年 1 月第 1 版　2022 年 11 月第 2 版
印　　次：2022 年 11 月第 1 次印刷
标准书号：ISBN 978-7-117-33837-0
定　　价：59.00 元
打击盗版举报电话：010-59787491　E-mail：WQ @ pmph.com
质量问题联系电话：010-59787234　E-mail：zhiliang @ pmph.com
数字融合服务电话：4001118166　E-mail：zengzhi @ pmph.com

修订说明

为服务卫生健康事业高质量发展,满足高素质技术技能人才的培养需求,人民卫生出版社在教育部、国家卫生健康委员会的领导和支持下,按照新修订的《中华人民共和国职业教育法》实施要求,紧紧围绕落实立德树人根本任务,依据最新版《职业教育专业目录》和《中等职业学校专业教学标准》,由全国卫生健康职业教育教学指导委员会指导,经过广泛的调研论证,启动了全国中等卫生职业教育护理、医学检验技术、医学影像技术、康复技术等专业第四轮规划教材修订工作。

第四轮修订坚持以习近平新时代中国特色社会主义思想为指导,全面落实《习近平新时代中国特色社会主义思想进课程教材指南》《"党的领导"相关内容进大中小学课程教材指南》等要求,突出育人宗旨、就业导向,强调德技并修、知行合一,注重中高衔接、立体建设。坚持一体化设计,提升信息化水平,精选教材内容,反映课程思政实践成果,落实岗课赛证融通综合育人,体现新知识、新技术、新工艺和新方法。

第四轮教材按照《儿童青少年学习用品近视防控卫生要求》(GB 40070—2021)进行整体设计,纸张、印刷质量以及正文用字、行空等均达到要求,更有利于学生用眼卫生和健康学习。

第四轮教材修订编写工作于 2021 年正式启动,将于 2022 年 8 月开始陆续出版,供全国各中等卫生职业学校选用。

2022 年 7 月

前　言

根据《中华人民共和国职业教育法》和《国家职业教育改革实施方案》的精神,为了加快推进卫生职业教育改革发展及建设高水平中等职业教育的要求,贯彻落实《"十四五"职业教育规划教材建设实施方案》的要求,充分发挥教材建设在新时代卫生职业教育专业建设和人才培养中的基础性作用,启动了本教材修订。

本教材修订坚持立德树人、德技并修、育训结合,坚持正确价值导向,引导学生刻苦学习、全面发展,坚持"三基、五性"的原则,突出质量为先。

本教材紧扣护理专业人才培养目标,以学生为中心,以职业技能培养为根本,满足岗位需要、学教需要、社会需要,体现中等卫生职业教育的特色;运用现代信息技术创新教材呈现形式;对接岗位需求,注入护理专业发展的新知识、新技术、新方法。教材总课时由原来的 54 学时调整为 72 学时。

本教材注重知识更新,在第 1 版教材的基础上,依据学科发展趋势,对教材的部分内容进行了修改和扩展。如更新了免疫规划程序;调整了部分章节,方便学生理解;改版了实践指导,培养学生的岗位能力;为避免教材间重复,删除了部分内容;注重人文关怀与专业知识的相互渗透,引领学生理解儿童及家长,具备共情能力和大爱无疆的职业素养。

教材满足护理专业需求,理论知识以"必需、够用"为度,教材的结构设置趋向护士执业资格考试;在原有模块的基础上,设计"护理学而思"模块,启发学生把日常所学与护士执业资格考试的内容相联系,激发学生的学习兴趣与参与度,有利于巩固教学效果;章或节首设置"工作情景与任务",以问题为导向,以护理程序为框架,引导学生建立逻辑思维,培养观察问题、分析问题、解决问题的能力,做到理论联系实际;优化实训指导,设计具体的技术操作要求和评分标准,训练学生的动手能力,强化技能训练;优化目标检测,参考护士执业资格考试题型,章末设置案例分析题,数字内容中设置选择题;纸质内容和数字内容相融合,设置章二维码,扫描二维码即可查阅教学课件、自测题、视频等数字内容,满足学生数字化环境下自主学习的需求。

本教材的编写人员为来自全国的教学经验丰富、业务素质较高的儿科护理教师及在临床一线的专家。在编写过程中得到了各参编院校领导及同仁的帮助和支持,在此谨致真诚的感谢!

由于编者水平有限、经验不足,编写时间仓促,教材中的缺点和疏漏之处在所难免,恳请各院校同仁和广大读者予以批评指正。

田　洁

2022 年 6 月

目 录

第一章 | 绪论

01章 数字内容

儿童护理是研究儿童生长发育规律及其影响因素，运用现代护理理论和技术对儿童进行整体护理，以促进儿童健康发育的专科护理。其研究内容包括儿童的生长发育、身心健康的保健措施及患病儿童的护理。

第一节 儿童护理的任务和范围

（一）儿童护理的任务

儿童护理的任务是从体格、智力、行为和社会等各方面来研究和保护儿童，为儿童提供综合性、广泛性的护理，以增强儿童体质，降低儿童发病率和死亡率，提高疾病治愈率，保障和促进儿童身心健康，提高儿童整体健康素质。

（二）儿童护理的范围

儿童护理是研究从精、卵细胞结合起至青春期结束（18～20周岁）的儿童，我国国家卫生健康委员会规定的临床服务对象是从出生至满14周岁的儿童。就内容范围来讲，凡涉及儿童时期健康和卫生的问题都属于儿童护理的范围，包括儿童生长发育、儿童身心方面的保健、儿童疾病的防治与护理，并与产科学、儿童心理学、社会学、教育学等多门学科有着广泛联系。因此，多学科的协作是儿童护理发展的必然趋势。

随着医学模式和护理模式的转变，儿童护理的任务、范围不断地拓展，儿童护理工作者应树立整体护理理念,不断学习新理论、新知识、新技术,同时将科学育儿知识普及到社区、家庭,并取得社会各方面的支持,以适应儿童护理学的快速发展。

第二节　儿童护理的特点

（一）儿童机体特点

1. 解剖特点　随着体格的生长发育,儿童身体各部位逐渐长大,头、躯干和四肢的比例发生改变,内脏的位置也随年龄增长而不同。如新生儿和小婴儿头部相对较大,颈部肌肉和颈椎发育相对滞后,抱婴儿时应注意保护头部;儿童骨骼比较柔软并富有弹性,不易骨折,但长期受压易变形;儿童髋关节附近的韧带较松,臼窝较浅,易脱位及损伤,护理中动作应轻柔,避免过度牵拉。

2. 生理生化特点　儿童生长发育快,代谢旺盛,对营养物质的需要量相对比成人多,但胃肠消化功能发育尚未完善,故极易发生营养缺乏和消化紊乱;婴儿代谢旺盛而肾功能较差,容易发生水和电解质紊乱。此外,不同年龄的儿童有不同的生理生化正常值,如心率、血压、呼吸、周围血象、体液成分等。

3. 免疫特点　儿童出生时免疫器官和免疫细胞发育均已相对成熟,免疫功能低下主要因未接触抗原、尚未建立免疫记忆,导致防御能力差。新生儿虽可从母体获得免疫球蛋白 G（IgG）,但 3~5 个月后逐渐下降,而自身合成 IgG 的能力一般要到 8~10 岁时才达到成人水平;母体免疫球蛋白 M（IgM）不能通过胎盘,故新生儿血清 IgM 浓度低,易患革兰氏阴性细菌感染;婴幼儿期分泌型免疫球蛋白 A（SIgA）也缺乏,易患呼吸道及胃肠道感染。故护理中应特别注意消毒隔离以预防感染。

（二）儿童心理社会特点

儿童身心发育未成熟,缺乏适应及满足需要的能力,依赖性强,合作性差,需特别的保护和照顾;儿童好奇、好动、缺乏经验,容易发生各种意外,同时儿童心理发育过程也受家庭、环境的影响。在护理中应以儿童及其家庭为中心,根据不同年龄阶段儿童的心理发育特征和心理需求,提供相应措施,促进儿童心理健康的发展。

（三）儿童患病特点

1. 病理特点　由于儿童发育不成熟,对致病因素的反应与成人不同。如维生素 D 缺乏时,儿童易患佝偻病,而成人则表现为骨软化症;肺炎球菌所致的肺部感染在儿童常为支气管肺炎,而在年长儿和成人则表现为大叶性肺炎。

2. 疾病特点　儿童常见疾病种类及临床表现与成人不同。如婴幼儿感染性疾病、先天性疾病和遗传性疾病较多见,而成人主要是高血压、糖尿病、恶性肿瘤等;儿童患病后表现与成人有很大不同,特别是患感染性疾病时往往起病急、来势凶、局限能力差,易发生败血症,常伴有呼吸、循环衰竭及水、电解质紊乱等严重表现。

3. 预后特点　儿童患病时虽起病急、来势凶、变化多,但如诊治及时、有效、护理得当,病情好转较快,后遗症少,预后大多较好;但年幼、体弱、危重病患儿,病情变化迅速,应严密监护、积极抢救。

4. 预防特点　儿童疾病预防工作效果明显、意义重大。由于开展计划免疫和加强传染病管理,已使儿童传染病的发病率和死亡率明显下降;及早筛查和发现先天性心脏病、遗传性疾病及感觉和智力障碍等,及时加以矫正和干预,可防止发展为严重残障;科学合理喂养,积极进行体格锻炼,可防止儿童肥胖症,并对成年后出现的高脂血症、高血压、脑血管疾病和糖尿病等起到预防作用。因此,儿童时期的健康促进和疾病预防已成为儿科工作的重点内容。

（四）儿童护理特点

由于儿童处于不断的生长发育之中,无论在躯体、心理、社会等方面,还是在疾病的发生、发展、转归和预防等方面,都有与成人护理不同的特征和特殊需要,因此,儿童护理具有自身的特点。

1. 护理评估难度大

（1）健康史采集困难:婴幼儿不能描述自身的健康史,多由家长或照顾者代述;学龄前期儿童描述欠准确;年长儿可因害怕吃药、打针而隐瞒病情,或为逃避上学而夸大病情等,这些都会影响健康史的可靠性。

（2）体格检查困难:因患儿年龄小,体格检查时不能配合,可致不全面,结果不满意。辅助检查时患儿也多不能配合。

（3）标本采集困难:如留取婴幼儿尿液、粪便、血液等标本,均较成人困难。

2. 病情观察任务重　儿童不能及时、准确地表达自己的痛苦,而且患病时病情变化快,处理不及时易恶化甚至危及生命;及时处理,措施得当,病情可迅速好转。因此,护士不仅要有高度的责任心和敬业精神,更要有敏锐的观察力、丰富的护理实践经验及医学知识。

3. 护理项目多　儿童生活自理能力不足,在护理过程中,除基础护理、疾病护理外,护士还要承担大量的生活护理和教养工作,如饮食、睡眠、保暖、个人卫生、排便等。同时儿童好奇、好动、缺乏经验,容易发生各种意外,因此还要加强安全管理,防止发生意外事故。

4. 护理操作要求高　由于儿童的解剖特点及认知水平有限,护理操作时多数儿童不能配合,这增加了操作难度,并对护士的操作技术提出了更高的要求。

5. 心理护理责任大　儿童处于不断的生长发育过程中,这一过程也是性格形成的重要阶段。儿童的性格具有很大的可塑性,生活中任何经历,如生病、住院等,对儿童的心理发展都会造成影响。由于儿童年龄及疾病种类不同,可有不同的身心反应,护士要掌握这些特点和规律,采用适合其年龄特点的护理措施,尽可能地减少对儿童心理的负面影响,并且注意评估不同儿童的个性心理反应,给予相应的护理,促进儿童心理健康发展。

第三节　儿科护士的角色和素质要求

（一）儿科护士的角色要求

儿科护士是多元化的角色,服务对象是正在长身体、长知识的儿童。儿童的身心发展是通过与成人交往,经过学习,逐渐掌握知识、技能和积累社会经验来完成的。儿科护士不仅担负有保护和促进儿童健康的重任,还肩负着教育儿童的使命。

1. 护理活动的执行者　儿童处于生长发育阶段,各系统功能尚未成熟,生活自理能力不足,儿科护士最重要的角色就是在帮助儿童保持或恢复健康的过程中,为儿童及其家庭提供直接的护理照顾,如喂养指导、感染预防、药物给予、心理支持、健康教育等,以满足儿童身心两方面的需要。

2. 护理计划者　为促进儿童身心健康发展,护士必须运用专业知识和技能,收集儿童生理、心理、社会等方面的资料,全面评估儿童的健康状况及家庭在面临疾病时所产生的反应,找出健康问题,并制订全面、切实可行的护理计划,采取有效的护理措施,以减轻患儿痛苦。

3. 健康教育者　儿科护士应该根据不同年龄阶段儿童智力发展的水平,以其能接受的方式,介绍有关健康知识,帮助他们建立自我保健意识,培养良好的生活、卫生习惯,纠正不良行为。同时对家长进行健康指导,宣传科学的育儿知识,使他们在生活上采取健康的态度和行为,以达到预防疾病、促进健康的目的。

4. 健康协调者　为促进健康,儿科护士需要与有关部门进行联系和协调,如与医生讨论治疗和护理方案、与营养师讨论膳食安排、与家长共同参与儿童护理等,建立并维护有效的沟通网络,保证儿童得到适宜的整体性医护照顾。

5. 健康咨询者　当患儿及家长有疑惑时,护士需认真倾听并解答问题,提供有关的医疗信息,并给予健康指导,以澄清儿童及家长对有关健康问题的模糊认识,解除疑惑,找到适宜的解决办法,以积极有效的方式应对压力。

6. 患儿及其家庭的代言人　儿科护士是儿童及其家庭权益的维护者。在儿童不会表达或表达不清楚自己的要求和意愿时,护士有责任解释并维护儿童及其家庭的权益不受侵犯。护士还需评估影响儿童健康的问题和事件,向有关行政部门提出改进的意见和建议。

7. 护理研究者　儿科护士在护理工作中,应积极进行护理研究工作,探讨隐藏在儿童症状及表面行为下的真正问题,以便更实际、更深入地帮助他们;应通过研究来验证、拓展护理理论知识,发展护理新技术,指导并改进护理工作,提高儿科护理质量。

（二）儿科护士的素质要求

1. 思想道德素质

（1）热爱护理事业,具有高度的责任感和严谨的工作态度,爱护儿童;具有为儿童健康服务的奉献精神。

（2）具有诚实的品格、较高的慎独修养、高尚的道德情操。以理解、友善、平等的心态为儿童及其家庭提供帮助。

（3）具有正视现实、面向未来的态度，追求崇高的理想，忠于职守，救死扶伤，廉洁奉公，实行人道主义。

2. 科学文化素质

（1）具备一定的文化素养和自然科学、社会科学、人文科学等多学科知识。

（2）掌握一门外语及现代科学发展的新理论、新技术。

3. 专业素质

（1）具有合理的知识结构及系统、完整的专业理论知识和较强的实践技能，操作准确，技术精湛，动作轻柔、敏捷。

（2）具有敏锐的观察力和综合分析判断能力，具有与儿童及其家庭有效沟通的能力，树立整体护理观念，能运用护理程序为患病儿童解决健康问题。

（3）具有开展护理教育和护理科研的能力，勇于创新进取。

4. 身体、心理素质

（1）具有健康的心理，乐观、开朗、情绪稳定，有宽容豁达的胸怀；有健康的身体和良好的言行举止。

（2）具有较强的适应能力、良好的忍耐力及自我控制力，善于应变，灵活敏捷。

（3）具有强烈的进取心，不断获取新知识，丰富和完善自己。

（4）具有与儿童成为好朋友、与儿童家长建立良好人际关系的能力，同事间相互尊重、团结协作。

第四节　儿童年龄分期及各期特点

 工作情景与任务

导入情景：

妈妈带着 3 个月的女儿来医院咨询。该儿童为足月顺产儿，出生体重 3kg，身长 50cm。近 1 周以来该儿童哭闹增多，妈妈给予母乳喂养后哭闹停止，妈妈询问该儿童哭闹的原因。查体：生命体征正常，体重 5.2kg，身长 61cm，排除了病理性哭闹。

工作任务：

1. 该儿童处于年龄分期的哪一期？

2. 该为妈妈进行怎样的指导？

儿童处于不断生长发育的动态变化过程中,各系统组织器官逐渐长大和发展完善,功能愈趋成熟。根据儿童在不同年龄时期的解剖、生理、病理、心理和社会行为等方面的特点,将儿童年龄划分为7个时期,各期之间既有区别,又有联系。护士应以整体、动态的观点来考虑儿童的健康问题并采取相应的护理措施。

(一)胎儿期

从受精卵形成至胎儿出生为胎儿期,约40周。按照胎龄胎儿期分为胚胎期(0~8周)和胎儿期(9~40周)(图1-1)。胚胎期是各细胞、组织、器官、系统分化成形的关键时期。胎儿完全依赖母体生存,孕母的健康、营养、情绪及疾病等都直接影响胎儿的生长发育。此期(尤其是前8周)孕母若受到有害因素的影响,如感染、接触放射性物质、滥用药物、吸烟、酗酒、营养缺乏等可使胎儿生长发育受到影响,引起各种先天畸形或早产,甚至导致流产和死胎。此期的护理要点是加强孕期保健,如孕母营养的加强、孕母感染性疾病的防治、高危妊娠的监测及早期处理、胎儿生长发育的监测及一些遗传性疾病的筛查等。

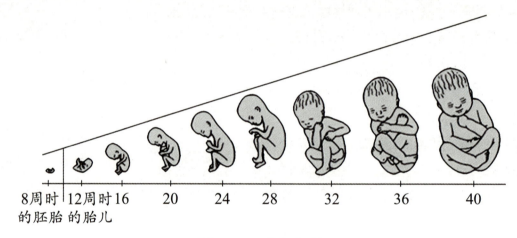

8周时 12周时 16   20   24   28   32   36   40
的胚胎 的胎儿

图1-1 胎儿发育

(二)新生儿期

自胎儿娩出脐带结扎至出生后28d为新生儿期。此期儿童脱离母体开始独立生活。儿童体内、体外环境发生了巨大变化,由于其生理调节和适应能力不够成熟,发病率高,死亡率也高。此期的护理要点是加强护理,如保暖、合理喂养、预防感染等。

胎龄满28周至出生后足7d为围生期,此期包括了妊娠后期、分娩过程和新生儿早期3个阶段,是小儿经历巨大变化和生命遭到最大危险的时期,死亡率最高。须重视优生优育,做好围生期保健。

(三)婴儿期

自出生至1岁之前为婴儿期。此期为儿童出生后生长发育最迅速的时期,因此对能量和营养素尤其是蛋白质的需要量相对较大,但儿童消化、吸收功能尚未发育完善,易发生消化紊乱和营养不良;婴儿6个月后,来自母体的免疫抗体逐渐消失,自身免疫功能尚未达到成人水平,故易发生感染性疾病。此期的护理要点是提倡母乳喂养、及时合理添加辅食,有计划地预防接种,并重视习惯的培养。

（四）幼儿期

自 1 岁至满 3 岁之前为幼儿期。此期儿童的体格生长速度较前减慢,随着行走能力的增强,活动范围增大,接触周围事物的机会增多,智力发育较前突出,语言、思维和社会适应能力增强,自主性和独立性不断发展,但对危险识别能力和自我保护能力不足,易发生意外创伤和中毒。此期儿童乳牙逐渐出齐,消化能力逐渐增强,同时又面临食物转换的问题,易发生营养缺乏和消化功能紊乱。此期的护理要点是加强早期教育,培养良好的习惯和心理素质,预防意外,防止各种感染,合理喂养。

（五）学龄前期

自 3 岁至 6~7 岁入小学前为学龄前期。此期儿童的体格发育速度减慢,达到稳步增长,而智力发育更趋完善,求知欲强,好奇、多问、好模仿,语言和思维能力进一步发展,自理能力增强;防病能力有所增强,感染性疾病减少,同时自身免疫性疾病(如急性肾小球肾炎、风湿热)发病率增高。此期儿童具有较大的可塑性。此期的护理要点是加强学前教育,培养良好的品德及生活和学习习惯,防止意外伤害,预防自身免疫性疾病。

（六）学龄期

自入小学始(6~7 岁)至青春期前为学龄期。此期儿童的体格生长相对缓慢,除生殖系统外各器官发育已接近成人水平,智力发育较前更成熟,理解、分析、综合能力逐步增强,是增长知识、接受科学文化教育的重要时期。此期的护理要点是加强教育,预防近视和龋齿,保证充足的营养和休息,防止发生精神、情绪和行为等方面的问题。

（七）青春期

女孩青春期开始和结束的年龄早于男孩 2 年左右,女孩自 11~12 岁开始至 17~18 岁结束,男孩自 13~14 岁开始至 18~20 岁结束。此期儿童的体格生长再次加速,生殖系统发育渐趋成熟,出现第二性征,女孩乳腺发育、骨盆变宽,男孩肩膀变宽、肌肉发达、声音变粗、长出胡须。到青春末期,女孩出现月经,男孩发生遗精。此期的患病率和死亡率相对较低,神经内分泌调节不稳定,身心发展不平衡,常引起心理、行为等方面的问题。此期的护理要点是合理营养、加强体格锻炼,及时进行心理、性知识和法律的教育,使儿童树立正确的人生观、价值观,培养优良的道德品质,建立健康的生活方式。

| 章末小结 | 本章的学习重点是儿童年龄分期。学习的难点是各年龄期儿童的特点。在学习的过程中应具备积极专业的态度,关爱儿童,树立为儿童健康服务的奉献精神。 |

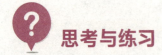

思考与练习

1. 婴儿,女,5个月,母乳喂养。母亲从孩子4个月开始添加辅食,现来医院进行咨询。

问题:

(1)儿童年龄分哪几期？该婴儿属于哪一期？

(2)该期婴儿有哪些特点？

2. 婴儿,男,12个月,母乳喂养,已添加辅食,生长发育正常。家长来儿科保健门诊咨询。

问题:

(1)该婴儿的免疫特点有哪些?

(2)该期婴儿的护理要点是什么?

(李凌鸿)

第二章 | 生长发育

02章 数字内容

学习目标

1. 具有与儿童及其家庭有效沟通的能力,以理解、友善、平等的心态,为儿童及其家庭提供帮助。
2. 掌握儿童生长发育的规律、评价体格发育的常用指标。
3. 熟悉感觉、运动功能和语言发育。
4. 了解影响生长发育的因素、评价神经精神发育的常用指标。
5. 学会儿童体格发育测量方法并对儿童生长发育进行评估。

 工作情景与任务

导入情景:

儿童,男,1.5 岁。家长带其来医院进行体格检查。体格检查结果:体重 10.5kg,身长 80cm,前囟已闭,出牙 12 颗。

工作任务:

1. 帮助家长判断该儿童发育是否正常。
2. 指导家长正确进行运动及语言的训练。

生长是儿童身体各器官、系统的增长和形态改变,是量的变化;发育是细胞、组织、器官的分化及功能逐渐成熟,是质的变化。二者紧密相关,在形态增长的同时,功能也逐渐成熟。

第一节　生长发育的规律

儿童的生长发育遵循一定的规律。认识儿童生长发育的规律有助于对儿童生长发育的状况进行正确评价和指导。

1. 连续性和阶段性　生长发育是一个连续不断的过程,贯穿于整个儿童期,但不同年龄阶段的生长发育速度不同。如生后第一年儿童体重和身长的增长很快,尤其在前3个月最快,第二年以后生长速度逐渐减慢,到青春期又加快。

2. 顺序性　儿童的生长发育遵循一定的顺序规律:①由上到下,如出生后先抬头、后挺胸,再会坐、立、行。②由近到远,如先会抬肩、伸臂,再会双手握物。③由粗到细,如先会用全掌抓握物体,后用手指拾取。④由简单到复杂,如先会画直线,进而能画图形。⑤由低级到高级,如会看、听等感觉事物,再发展到记忆、思维、分析和判断等。

3. 不平衡性　各系统器官的发育顺序遵循一定的规律,有各自的生长特点。如神经系统发育较早,大脑在生后2年内发育较快;生殖系统发育较晚,青春期才开始发育;淋巴系统在儿童期则发育迅速,于青春期前达高峰,以后逐渐衰退降至成人水平;皮下脂肪在年幼时较发达,肌肉组织到学龄期发育才加速等(图2-1)。

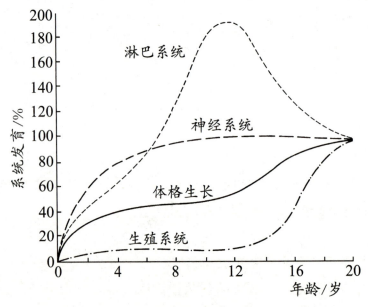

图 2-1　各系统器官发育不平衡

4. 生长发育的个体差异　儿童的生长发育虽遵循一定的规律,但因在一定范围内受遗传、环境的影响,存在较大的个体差异,每个人生长的"轨道"不会完全相同。因此,生长发育的正常值不是绝对的,要充分考虑各种因素对生长发育的影响,进行连续动态的观察,才能作出较正确的评价。

第二节　影响生长发育的因素

遗传因素和环境因素是影响儿童生长发育的两个最基本因素。遗传决定了生长发育的潜力,这种潜力又受到一系列环境因素的作用和调节,两方面相互作用,决定了每个儿童的生长发育水平。

（一）遗传因素

儿童的生长发育受父母双方遗传因素的影响。不同种族、家族间的差异影响着人的皮肤及毛发的颜色、相貌特征、身材高矮、性成熟的早晚及对疾病的易感性等,同时也影响着儿童性格、气质和能力等方面的特点。

性别也可造成生长发育的差异。如女孩的青春期比男孩早约 2 年,但男孩青春期持续时间较长,所以在青春期末男孩的身高、体重高于同龄女孩。因此,在评价儿童生长发育时应分别按男性、女性标准进行。

（二）环境因素

1. 营养　合理的营养是儿童生长发育的物质基础,是保证儿童健康成长极为重要的因素。宫内营养不良的胎儿不仅体格生长落后,脑的发育还严重受到影响;生后患营养不良,特别是婴幼儿的严重营养不良,会影响生长发育,并造成机体的免疫、内分泌和神经调节等功能低下。

2. 母亲情况　母亲在妊娠期间的生活环境、营养、情绪、疾病、接受放射线照射及药物等各方面的因素,均会影响胎儿的宫内发育。母亲在哺乳期有愉快的情绪和充足的母乳,可促进婴儿的身心发育。

3. 疾病　疾病对儿童生长发育影响很大。急性感染常使体重下降;慢性疾病可影响身高(长)与体重的增长;内分泌疾病常引起骨骼生长和神经系统发育迟缓;先天性疾病则可影响儿童的体格和神经精神的发育。同时,长期患病的儿童处于疾病所造成的不平衡状态中,承受持续的内在压力,还会影响其独立及自主能力的发展。

4. 生活环境　良好的居住环境、卫生条件,如阳光充足、空气清新、水源清洁等能促进儿童生长发育。反之,将有不良影响。健康的生活方式、科学的护理和完善的医疗保健服务等,都是促进儿童生长发育达到最佳状态的重要因素。

第三节　体格增长常用指标及其意义

 工作情景与任务

导入情景：

婴儿,女,10 个月,体重 9.5kg,身长 73cm,头围 46cm,胸围 45cm,前囟 0.5cm × 0.5cm,出牙 4 颗,扶着栏杆能站稳,能用拇、示指拿取小球。

工作任务：

1. 判断该儿童的体格发育是否正常。

2. 10 个月婴儿语言发育可达到怎样的水平?

（一）体格发育常用指标

常用的指标有体重、身高(长)、坐高(顶臀长)、头围、胸围、上臂围等。

1. **体重**　是身体各器官、系统、体液的总重量。体重是反映体格生长,尤其是营养状况的重要指标,也是决定临床补液量和给药量的重要依据。

儿童体重的增长不是等速的,年龄愈小,增长速度愈快。正常新生儿出生平均体重男婴为(3.38 ± 0.40)kg,女婴为(3.26 ± 0.40)kg。出生后第一个月可增加 1 ~ 1.7kg,生后 3 ~ 4 个月的婴儿体重约为出生时的 2 倍;12 月龄婴儿体重约为出生时的 3 倍(约 10kg)。生后第 2 年体重增加 2.5 ~ 3.5kg,2 岁后到青春前期体重增长减慢,年增长值为 2 ~ 3kg。

临床上计算用药量和补液量时应以儿童的实际体重为依据,当无条件测量体重时,为便于操作,可按以下公式来估算体重:

3 ~ 12 月龄:体重(kg)=[年龄(月)+9]/2

1 ~ 6 岁:体重(kg)= 年龄(岁)×2+8

7 ~ 12 岁:体重(kg)=[年龄(岁)×7−5]/2

儿童进入青春期后,由于性激素和生长激素的协同作用,体格发育再次加速,体重增长迅速,不能再按以上公式推算。

同年龄、同性别正常儿童中体重存在个体差异,所谓的平均值只能供作参考,进行评价时应以儿童自己体重增长的变化为依据,不要以"公式"计算来评价,也不宜以人群均数为"标准"进行评价。通常以均值加减 2 个标准差的范围为正常范围。临床上也有用均值上下波动 10% 为正常范围的方法进行评价。若体重较均值低 2 个标准差以上或低于均值 15% 为营养不良。

儿童肥胖症

儿童体重超过同性别、同身高(长)人群均值10%~19%者为超重;超过20%者便可以诊断为肥胖,其中20%~29%者为轻度肥胖,30%~49%者为中度肥胖,大于等于50%者为重度肥胖。肥胖可延续至成人,容易引起高血压、糖尿病、胆结石、痛风等疾病,所以对体重的控制应引起社会和家庭的重视。

2. 身高(长) 是头顶到足底的全身长度,是头部、脊柱、下肢长度的总和,是反映骨骼发育的重要指标。3岁以下婴幼儿采用仰卧位测量,称身长(图2-2);3岁以后立位测量,称身高。

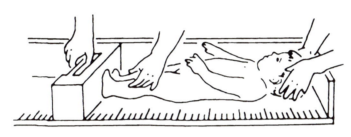

图2-2　身长测量板

身高(长)的增长同体重的增长一样,年龄越小增长越快。新生儿出生时平均身长为50cm,1岁时为75cm,2岁时为85~87cm。2岁以后身高(长)稳步增长,平均每年增长5~7cm。2~12岁儿童身高(长)可按下列公式估算:

2~6岁:身高(长)(cm)= 年龄(岁)×7+75

7~10岁:身高(cm)= 年龄(岁)×6+80

儿童进入青春期后出现第二个身高增长加速期,不再用此公式计算。

由于头部、脊柱、下肢三部分的发育速度并不一致,生后第一年头部生长最快,脊柱次之;学龄期下肢生长加快。某些疾病可使身体各部分比例失常,因此临床上需分别测量上部量(从头顶至耻骨联合上缘)和下部量(从耻骨联合上缘至足底),以检查其比例关系。新生儿上部量大于下部量,中点在脐上;2岁时中点在脐下;6岁时中点移至脐与耻骨联合上缘之间;12岁时,上、下部量相等,中点在耻骨联合上缘(图2-3)。

身高(长)的增长受遗传、内分泌、营养、运动及疾病等影响。明显的身材异常往往由甲状腺功能减退、生长激素缺乏、严重佝偻病、长期营养不良等引起。

3. 坐高(顶臀长) 是头顶至坐骨结节的长度。3岁以下儿童取仰卧位测量的值称为顶臀长。3岁以上儿童取坐位测量。坐高(顶臀长)代表头颅与脊柱的生长。

4. 头围 是经眉弓上缘、枕骨结节绕头一周的长度,反映脑、颅骨的发育。正常新生

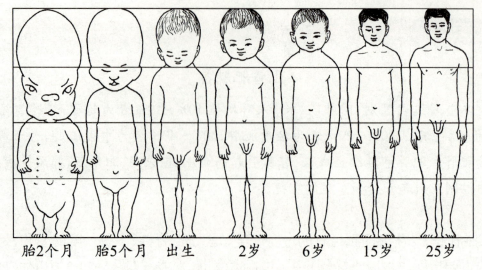

图 2-3　不同年龄儿童身体各部比例

儿头围平均为 33～34cm，1 岁时头围约为 46cm，2 岁时约为 48cm；2～15 岁头围仅增加 6～7cm。在儿童保健工作中监测头围，以生后头 2 年最有价值，头围过小常提示脑发育不良；头围过大时应注意有无脑积水及其他疾病等。

5. 胸围　是平乳头下缘经肩胛角下缘绕胸一周的长度。胸围的大小与营养、胸背肌肉、皮下脂肪、肺和胸廓的发育有关。正常新生儿胸围比头围小 1～2cm，平均为 32cm；1 岁左右胸围与头围相等；1 岁以后胸围逐渐超过头围，其差数（cm）约等于其岁数减 1。

6. 上臂围　是沿肩峰、尺骨鹰嘴连线中点的水平绕上臂一周的长度，代表上臂肌肉、皮下脂肪、骨骼的生长水平，间接反映儿童的营养状况。在无条件测量体重和身高（长）的地区，可通过测量左上臂围以筛查 5 岁以下儿童的营养状况。上臂围超过 13.5cm 为营养良好，12.5～13.5cm 为营养中等，小于 12.5cm 为营养不良。

（二）骨骼和牙齿的发育

1. 骨骼发育

（1）颅骨的发育：颅骨的发育可根据头围大小、骨缝及前、后囟闭合的迟早来衡量。前囟是顶骨与额骨边缘形成的菱形间隙（图 2-4），出生时为 1.5～2.0cm（对边中点连线的距离），以后随颅骨生长而增大，6 个月开始逐渐变小，1～1.5 岁时闭合。后囟是顶骨与枕骨边缘形成的三角形间隙，出生时很小或已闭合，最迟于生后 6～8 周闭合。

前囟检查在儿科临床护理中非常重要。前囟早闭或过小见于头小畸形；迟闭或过大见于佝偻病、先天性甲状腺功能减退症或脑积水等；前囟饱满提示颅内压增高，是婴儿脑膜炎、脑炎的重要体征；前囟凹陷则常见于极度消瘦或脱水患儿。

（2）脊柱的发育：反映脊椎骨的生长程度。出生后第一年脊柱生长快于四肢，以后四肢生长快于脊柱。新生儿的脊柱无弯曲，仅轻微后凸，3 个月左右随抬头动作出现颈椎前凸；6 个月后会独坐时出现胸椎后凸；1 岁左右开始行走时出现腰椎前凸；6～7 岁时这 3 个生理弯曲逐渐被韧带固定。

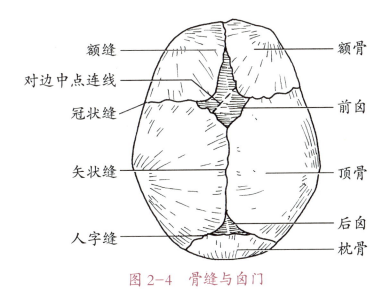

图 2-4　骨缝与囟门

（3）长骨发育：长骨主要依靠其干骺端软骨骨化和骨膜下成骨作用使之增长、增粗。当骨骺与骨干融合时,标志着长骨停止生长。

随着年龄的增长,长骨干骺端的软骨次级骨化中心按一定的顺序和部位有规律地出现。骨化中心出现的多少可反映长骨的生长成熟程度。通过 X 线检查不同年龄儿童长骨骨骺端骨化中心的出现时间、数目、形态变化,并将其标准化,即为骨龄。1～9 岁腕部骨化中心的数目约为岁数加 1。新生儿期已出现股骨远端及胫骨近端的骨化中心。因此,判断长骨的生长,婴儿早期可拍膝部 X 线骨片,年长儿拍左手腕部 X 线骨片。动态观察骨龄变化对评价个体生长态势及儿童内分泌疾病疗效有重要意义。

2. 牙齿　乳牙于生后 4～10 个月开始萌出,13 个月后未萌出者为乳牙萌出延迟;于 3 岁前出齐,共 20 颗(图 2-5);2 岁以内儿童的乳牙数目约等于月龄减 4～6。6 岁左右开始萌出第一颗恒牙即第一恒磨牙,于第二乳磨牙后方萌出。6～12 岁乳牙按萌出的顺序逐个脱落被恒牙取代;12 岁左右出第二磨牙,18 岁以后出第三磨牙(智齿),也有终身不出第三磨牙者。恒牙共 28～32 颗,一般于 20～30 岁出齐。

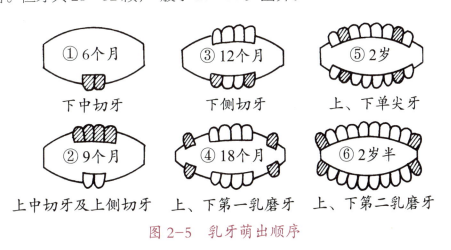

图 2-5　乳牙萌出顺序

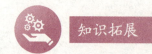

出牙期注意事项

每次进食后都要给孩子喂些温开水,以起到冲洗口腔的作用;可给孩子吃些较硬的食物,如苹果、梨、面包干、饼干等,既可锻炼牙齿又可增加营养;不要给孩子含安抚奶嘴作为安慰,以免造成牙齿错位;孩子喜欢吸吮手指,应注意双手卫生。

第四节　感觉运动功能和语言的发育

（一）感、知觉的发育

感觉是人脑对直接作用于感官的刺激物个别属性的反映。儿童出生即有感觉,感觉是儿童探索世界、认识自我过程的第一步,是以后各种心理活动产生和发展的基础。知觉是大脑将直接作用于感觉器官的刺激转化为整体经验的过程,儿童的知觉是在其感觉经验不断丰富的基础上形成、发展和完善起来的。

1. 视感知的发育　新生儿时已有视觉感应功能,能看清 15～20cm 距离内的事物;1个月时可凝视光源;2个月起能协调注视物体;3～4个月时头眼协调较好,可追寻活动的物体或人所在的方位;4～5个月开始认识母亲或奶瓶;6～7个月时目光可随上下移动的物体垂直方向移动。18个月时已能区别各种形状;2岁能区别垂线与横线;5岁时能区别各种颜色。

2. 听感知的发育　出生时听力差;出生后 3～7d 听力已良好;3～4个月出现定向反应,听到悦耳声时会微笑;6个月可区别父母声音,唤其名有反应;7～9个月时能确定声源,区别语言的意义;13～16个月可寻找不同响度的声源;2岁听懂简单的吩咐;4岁听觉发育完善。

3. 味觉的发育　新生儿味觉已相当灵敏;4～5个月婴儿对食物的微小改变已很敏感,是味觉发育的关键时期,故此时应适当添加各类转乳期食物。

4. 嗅觉的发育　出生时嗅觉已发育完善,3～4个月能区别愉快和不愉快气味,7～8个月开始对芳香气味有反应。

5. 皮肤感觉的发育　皮肤感觉包括触觉、痛觉、温度觉等。新生儿触觉很灵敏,其敏感的部位是唇、口周、手掌及足底等,可引起先天的反射动作;6个月皮肤有触觉的定位能力。新生儿对痛觉的反应迟钝,2个月后才逐渐完善。新生儿温度觉很灵敏。

6. 知觉的发育　知觉主要有物体知觉、空间知觉、时间知觉和运动知觉等,知觉往往是多种感觉统合的结果。儿童在 6个月以前,主要是通过感觉认识事物;6个月后通过看、咬、摸、闻、敲击等活动,逐步了解物体各方面的属性。1岁以后儿童空间知觉初步发育,如爬高处、躲门后等,3岁能辨上下,4岁能辨前后,5岁能辨左右。儿童时间知觉发育较晚,一般 4～5 岁时有早上、晚上、白日、今日、明日、昨日的时间概念;5～6 岁时能区别前日、后日、大后日;一般 10 岁时能掌握秒、分钟、小时、月、年等概念。

（二）运动功能的发育

运动的发育分为大运动(包括平衡)和精细运动两大类(图 2-6)。

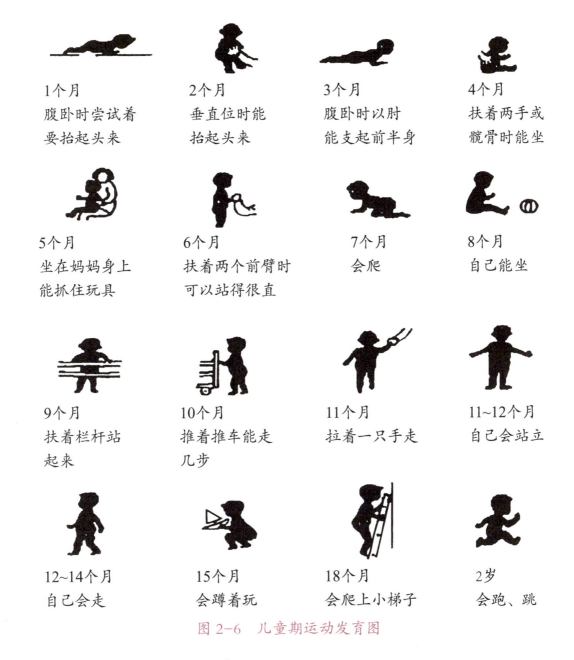

1个月 腹卧时尝试着 要抬起头来	**2个月** 垂直位时能 抬起头来	**3个月** 腹卧时以肘 能支起前半身	**4个月** 扶着两手或 髋骨时能坐
5个月 坐在妈妈身上 能抓住玩具	**6个月** 扶着两个前臂时 可以站得很直	**7个月** 会爬	**8个月** 自己能坐
9个月 扶着栏杆站 起来	**10个月** 推着推车能走 几步	**11个月** 拉着一只手走	**11～12个月** 自己会站立
12～14个月 自己会走	**15个月** 会蹲着玩	**18个月** 会爬上小梯子	**2岁** 会跑、跳

图 2-6　儿童期运动发育图

1. 大运动发育

（1）抬头:新生儿俯卧位时能抬头 1～2s,2 个月竖抱时能抬头,3 个月时抬头较稳,4 个月时抬头很稳并能自由转动(图 2-7、图 2-8)。

（2）坐:婴儿 6 个月时能双手向前撑住独坐,8 个月时能坐稳并能左、右转身。

（3）爬:婴儿 7～8 个月时可后退或在原地转动身体,8～9 个月时可用上肢向前爬,但上、下肢的协调性不够好,12 个月时可手、膝并用,18 个月时会爬台阶。

（4）站、走、跳：婴儿 11 个月时可独自站立片刻,15 个月时可独自走稳,18 个月时已能跑步和倒退行走,2 岁时可并足跳,2 岁半时能单足跳 1~2 下。

大运动发育的过程可归纳为："二抬四翻六会坐,七滚八爬周会走"（数字代表月龄）。

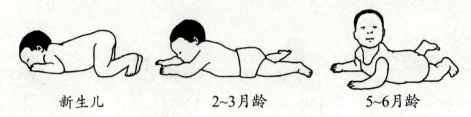

新生儿　　　　　　2~3 月龄　　　　　　5~6 月龄

图 2-7　仰卧抬头姿势发育

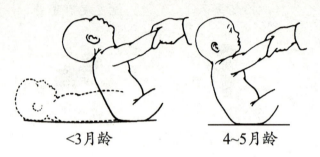

<3 月龄　　　　　　4~5 月龄

图 2-8　竖颈姿势发展

2. 精细运动发育　婴儿 3 个月时用全掌抓握物体;5~6 个月时主动伸手抓物;6~8 个月时能独自摇摆或玩弄小物体,出现换手与捏、敲等探索性动作;9~10 个月时可用拇、示指取物;12~18 个月时能拿笔乱画;18 个月时能叠 2~3 块方积木,拉脱手套和袜子;2 岁时可叠 6~7 块方积木,会翻书,模仿画直线和圆;3~4 岁时会使用一些"工具性"玩具;4~5 岁时会穿鞋带、剪纸;5~6 岁时能学习写字、折纸、剪复杂图形。

（三）语言的发育

语言是个体根据掌握的语言知识表达思想、进行交流的过程。儿童语言的发育除受语言中枢控制外,还需要正常的听觉和发音器官,同时,周围人群经常与儿童的语言交往是促进语言发育的重要条件。一般语言发育的重要时期是在生后 9 个月至 4 岁,此时应有目的地对儿童进行语言训练,提供适于语言发育的环境。语言发育要经过发音、理解和表达三个阶段。

1. 发音阶段　新生儿已会哭叫;3~4 个月咿呀发音;6 个月时出现辅音;7~8 个月时能发出 "ba ba" "ma ma" 等语音,但没有词语的真正意义。

2. 理解阶段　婴儿在发音中逐渐理解语言。10 个月婴儿能有意识地喊"爸爸""妈妈";12 个月左右对词语的理解和表达开始相互联系起来,并促进了语言的发育。

3. 表达阶段　在理解的基础上,儿童学会表达语言。1 岁开始会说单词,2 岁时能说出自己身体各部分,如手、脚等,3 岁时能指认许多物品名,并能讲 2~3 个字的词组;4 岁时能讲述简单的故事情节。

护理学而思

儿童,女,18个月,食欲减退1个月,入医院查体:体重9kg,身长76cm,头围46cm,囟门尚未关闭。

请思考:

1. 判断该儿童发育是否正常。

2. 护士首先应该为儿童做哪项体格测量?

章末小结　　本章的学习重点是儿童生长发育的规律;体重、身高(长)、头围等体格生长发育常用指标的正常值、计算方法及临床意义。学习的难点是儿童体格生长发育常用指标的测量方法。在学习过程中注意锻炼与儿童及其家庭成员有效沟通的能力,注意比较不同年龄正常儿童体格生长标准参照值,正确评价儿童生长发育情况。

？ 思考与练习

1. 婴儿,女,体重6.5kg,前囟1.5cm,出牙2颗,能翻身,能喃喃发音,不能独坐,不会爬。

问题:

(1) 该婴儿最可能的月龄是多少?

(2) 该婴儿发育是否正常?

2. 儿童,女,家长带其来医院进行体格检查。体格检查结果:体重11kg,身长81cm,前囟已闭,出牙12颗,胸围大于头围。

问题:

(1) 衡量儿童营养状况的最佳指标是什么?

(2) 该儿童最可能的年龄是多少?

(3) 该儿童能完成哪些精细运动?

3. 儿童,男,1岁6个月。入医院查体:体重9.2kg,身长78cm,头围46cm,囟门尚未关闭。

问题:

(1) 该儿童发育是否正常? 如何判断?

(2) 儿童囟门延迟关闭常见的原因有哪些?

(李凌鸿)

第三章 ｜ 儿童营养与喂养

03章 数字内容

学习目标

1. 具有以儿童及其家庭为目标的营养理念与素养,科学促进儿童生长发育。
2. 掌握母乳喂养的优点及其护理;人工喂养的常用食品和护理;转乳期食物的引入原则和顺序。
3. 熟悉儿童能量和营养素的需要。
4. 了解幼儿膳食安排。
5. 学会运用按照儿童营养月龄、体重、能量的需要,正确计算奶量并指导家长正确地进行人工喂养。

第一节 能量和营养素的需要

工作情景与任务

导入情景:

婴儿,男,8个月,生后单纯母乳喂养。3d前家长开始喂婴儿稀粥,但他不愿吃,现仍只喂母乳。婴儿面色苍白,精神差,来医院就诊。

工作任务:

1. 对婴儿的营养状况进行评估。
2. 配合医生给家长进行正确的喂养指导。

营养是人体获得和利用食物维持生命活动的整个过程。食物中经过消化吸收和代谢能够维持生命活动的物质称为营养素。营养素分为宏量营养素(蛋白质、脂类、碳水化合物)、微量营养素(矿物质、维生素)及其他膳食成分(膳食纤维和水)。儿童时期生长发育迅速,新陈代谢旺盛,对营养的需求高,而消化功能相对不成熟,对食物的消化能力相对较差,处理好这些矛盾对儿童的健康成长十分重要。

(一)能量的需要

食物中的宏量元素为儿童提供能量,它们在体内的产能分别为蛋白质 16.8kJ/g(4kcal/g)、脂肪 37.8kJ/g(9kcal/g)、碳水化合物 16.8kJ/g(4kcal/g)。能量代谢的最佳状态是达到能量消耗与能量摄入的平衡,能量缺乏与过剩都对健康不利。儿童时期的能量需要包括以下五个方面:

1. 基础代谢　婴幼儿生长发育快,基础代谢率相对较成人高,基础代谢的能量占总能量的 50%~60%。婴儿约需 230kJ(55kcal)/(kg·d),随年龄增长逐渐减少,12 岁时与成人相近,约需 126kJ(30kcal)/(kg·d)。此外,由于儿童年龄不同,各器官在基础代谢中所占比例也存在差异。如脑代谢在婴儿时期占全部基础代谢的 30%,而成人则只占 25%。

2. 食物的热效应　进食后,机体对食物进行消化、吸收、转运等所需要的能量。其需要量与食物的成分有关,碳水化合物的食物热力作用最低,而蛋白质最高。婴儿食物中蛋白质含量相对较高,故此项需要在婴儿时期占 7%~8%,年长儿以混合性膳食为主,其热力作用约占总能量的 5%。

3. 生长所需　此项需要是儿童所特有的。其能量需要与生长速度成正比,故婴儿时期所需能量较高,占总热量的 25%~30%,以后随年龄增加,能量需要所占的比例下降,至青春期又增加。

4. 活动消耗　与活动量、活动时间有关。好哭多动的儿童比同龄的安静儿童这部分能量可高出 3~4 倍,故活动所需能量波动较大,并随年龄的增加而增加。

5. 排泄消耗　在正常情况下,摄入的食物不能完全被吸收,未经消化吸收的能量损失不超过总能量的 10%,当腹泻或消化功能紊乱时可成倍增加。

上述五个方面组成儿童总的能量需要。不同年龄各项能量消耗见图 3-1。在实际应用时,根据年龄、体重、生长速度进行估计。小于 6 月龄婴儿每日能量平均需要量约为 376.56kJ(90kcal)/kg,7~12 月龄每日为 334.72kJ(80kcal)/kg,1 岁以后以每岁计算见附录:中国居民膳食营养能量需要量(EER)。

(二)宏量营养素

1. 蛋白质　主要功能是构成机体组织、细胞的基本物质,也是体液、酶和激素的重要组成部分,次要功能是供能,占总能量的 8%~15%。婴幼儿生长迅速,蛋白质的需要量相对比成人多。婴儿蛋白质的推荐摄入量为 1.5~3g/(kg·d)。为保证儿童的生长发育,应供给足够的优质蛋白质,如乳类、肉、鱼、蛋等,优质蛋白质应占蛋白质总量的 50% 以上。

2. 脂类　包括脂肪(甘油三酯)和类脂,为机体第二供能营养素,是构成人体细胞的重要成分,是脂溶性维生素的溶剂。6 个月以下婴儿,脂肪提供的能量占总能量的 45%~50%,随着年龄的增长,脂肪占总能量的比例下降,年长儿为 25%~30%。其中必需脂肪酸

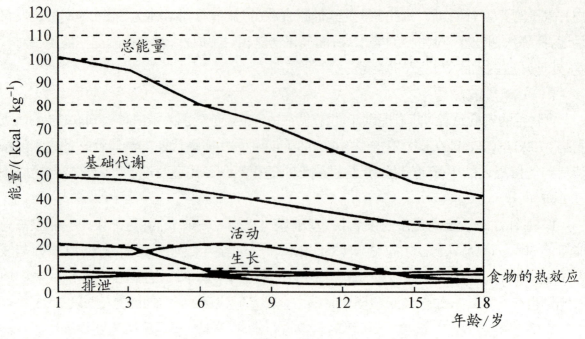

图 3-1　能量消耗随年龄变化曲线

应占脂肪所提供能量的 1%～3%。必需脂肪酸主要来源于植物油、鱼类脂肪、坚果等食物，母乳中含有丰富的必需脂肪酸。

 知识拓展

必需脂肪酸与多不饱和脂肪酸

人体不能合成的必需脂肪酸有两种，即 n-3 型的 α-亚麻酸和 n-6 型的亚油酸，必须由食物供给，可衍生出二十碳五烯酸（EPA）、二十二碳六烯酸（DHA）、花生四烯酸（AA）。亚油酸主要存在于植物油、坚果类；亚麻酸主要存在于植物油、鱼类脂肪、坚果类及部分动物油脂。

3. 碳水化合物（糖类）　为供能的主要来源。6 个月内婴儿的膳食中，碳水化合物主要为乳糖、蔗糖、淀粉。2 岁以上儿童的膳食中，碳水化合物所产的能量应占总能量的 55%～65%，其主要来源为谷类食物。

为满足儿童生长发育的需要，应首先保证能量的供给，其次是蛋白质。宏量营养素应供给平衡，比例适当，否则易发生代谢紊乱。

（三）微量营养素

1. 维生素　是维持人体正常生理功能所必需的一类有机物质，其主要功能是调节人体的新陈代谢。维生素在体内不能合成或合成不足，必须由食物供给。根据其溶解性可以分为脂溶性（维生素 A、维生素 D、维生素 E、维生素 K）和水溶性（维生素 B 族和维生素 C）两大类。脂溶性维生素易溶于脂肪及脂肪溶剂,可储存在体内,不需每日供给,缺乏时症状出现较迟,过量易致中毒。水溶性维生素易溶于水,从尿中排泄迅速,不易储存,需每日供给,若体内缺乏可迅速出现症状,但过量一般不易中毒。维生素的作用和来源见表 3-1。

表 3-1　各种维生素的作用和来源

维生素种类		作用	来源
脂溶性维生素	维生素 A	促进生长发育,维持上皮细胞的完整性,增加皮肤黏膜的抵抗力,是形成视紫红质所必需的成分,促进免疫功能	肝、牛乳、鱼肝油、胡萝卜素
	维生素 D	调节钙、磷代谢,促进肠道对钙的吸收,维持血钙浓度,有利于骨骼矿化	鱼肝油、肝、蛋黄;人皮肤经日光照射合成
	维生素 K	由肝脏利用、合成凝血酶原	肝、蛋、豆类、绿叶菜;肠内细菌合成
	维生素 E	促进细胞成熟与分化,一种有效的抗氧化剂	麦胚油、豆类、蔬菜
水溶性维生素	维生素 B_1（硫胺素）	维持神经、心肌的活动功能,调节胃肠蠕动,促进生长发育	米糠、麦麸、豆、花生、酵母
	维生素 B_2（核黄素）	参与机体氧化过程,维持皮肤、口腔和眼的健康	肝、蛋、乳类、蔬菜、酵母
	维生素 B_6	参与神经、氨基酸及脂肪代谢	各种食物中,肠内细菌合成
	维生素 B_{12}	参与核酸的合成,促进四氢叶酸的形成,促进细胞及细胞核的成熟,对生血和神经组织代谢有重要作用	肝、肾、肉等动物食品
	维生素 B_9（叶酸）	参与核苷酸的合成,有生血作用;胎儿期缺乏可引起神经管畸形	绿叶蔬菜、肝、肾、酵母
	维生素 C	参与人体的羟化和还原过程,对胶原蛋白、细胞间黏合质、神经递质（去甲肾上腺素等）的合成,类固醇的羟化,氨基酸代谢,抗体及红细胞的生成等均有重要作用	各种新鲜蔬菜和水果

2. 矿物质　包括常量元素和微量元素,其主要功能为构成人体组织和参与机体的代

谢活动。常量元素（占人体总重量 0.01% 以上者）有钙、磷、镁、钾、钠、氯、硫。人体必需的微量元素（占人体总重量 0.01% 以下者）有铁、锌、铜、碘、硒、氟等。在儿童营养方面至关紧要的元素有钙、磷、镁、钾、钠、氯、铁、锌、铜、碘、硒，其中铁、碘、锌缺乏症是全球最主要的微量营养素缺乏症。常见矿物质的作用和来源见表 3-2。

表 3-2　各种矿物质的作用和来源

元素种类		作用	来源
常量元素	钾	维持酸碱平衡,调节神经肌肉活动	果汁、紫菜、乳、肉
	钠、氯	调节人体酸碱性、水分交换,保持渗透压平衡	食盐、新鲜食物、蛋类
	钙	构成骨骼和牙齿的主要成分	乳类、豆类、绿叶蔬菜
	磷	是骨骼、牙齿、细胞核蛋白、各种酶的主要成分	乳类、肉类、豆类、五谷类
	镁	构成骨骼和牙齿,与肌肉兴奋性有关	谷类、豆类、坚果、肉、乳类
微量元素	铁	血红蛋白、肌红蛋白、细胞色素和其他酶系统的主要成分,帮助氧的运输	肝、蛋黄、血、豆类、肉类、绿叶蔬菜
	锌	为多种酶的成分	鱼、蛋、肉、禽、麦胚、全谷
	铜	对制造红细胞、血红蛋白和铁的吸收起很大作用	肝、肉、鱼、全谷、豆类
	碘	为甲状腺素主要成分	海带、紫菜、海鱼等
	硒	保护心血管、维护心肌健康,促进生长,保护视觉	肝、肾、肉类、海带

（四）其他膳食成分

1. 膳食纤维　人体虽不能消化吸收膳食纤维,但它们对于人体是必需的。膳食纤维的主要功能有软化大便、增加大便体积、促进肠蠕动、降解胆固醇、改善肝代谢、预防肠萎缩等。膳食纤维来源于谷类、蔬菜、水果。

2. 水　为人体的重要成分,参与体内的新陈代谢及体温调节。儿童需要量与能量摄入、食物种类、肾功能成熟度、年龄等有关。婴儿新陈代谢旺盛,需水量相对较多,约需 150ml/（kg·d）,以后每增长 3 岁减去 25ml/（kg·d）。

第二节　婴儿喂养

婴儿喂养方式包括母乳喂养、部分母乳喂养和人工喂养三种。

（一）母乳喂养

母乳是婴儿最理想的天然食品,世界卫生组织(WHO)目前推荐纯母乳喂养至6个月,在合理添加其他食物的基础上母乳可喂养至2岁。

 知识拓展

世界母乳喂养周

世界母乳喂养周是由世界母乳喂养行动联盟在1992年组织发起的一项全球性的活动,确定每年8月1日至7日为"世界母乳喂养周",目的是促进社会和公众对母乳喂养重要性的正确认识和支持母乳喂养,提高6个月以下婴幼儿的纯母乳喂养比例,强调适时、适量、适度地添加辅食。使全社会积极鼓励和支持母乳喂养,创造一种关爱母婴健康的社会氛围。

1. 母乳的成分　孕后期及分娩后4~5d以内的乳汁为初乳,量少、质稍稠、色淡黄,脂肪较少而蛋白质多(以SIgA为主),维生素A、牛磺酸和矿物质含量丰富;产后5~14d的乳汁为过渡乳,脂肪含量最高而蛋白质和矿物质含量逐渐减少;产后14d以后的乳汁为成熟乳,分泌量随婴儿的增长而增加。每次哺乳过程中,最初分泌的乳汁蛋白质含量高而脂肪含量低,以后则脂肪含量越来越高而蛋白质含量越来越低,至哺乳结束前的乳汁中脂肪的含量最高。

2. 母乳喂养的优点

(1) 母乳营养满足婴儿生长需要:母乳营养丰富,易于消化吸收,利用率高,为其他动物乳和乳制品所不及。母乳中蛋白质、脂肪、糖的比例为1:3:6,比例恰当,易于消化吸收;微量元素锌、碘含量丰富,利于生长。母乳与牛乳的铁含量虽然都少,但母乳中铁的吸收率明显高于牛乳;维生素A、维生素C、维生素E含量高于牛乳,维生素D、维生素K在母乳和牛乳中的含量均较低。母乳和牛乳各种成分比较见表3-3。

表3-3　母乳和牛乳各种成分比较

成分	母乳	牛乳
蛋白质	乳清蛋白为主,易消化	酪蛋白为主,难消化
脂肪	不饱和脂肪酸多	饱和脂肪酸多
糖	含量高,乙型乳糖为主,促进双歧及乳酸杆菌生长,抑制大肠埃希氏菌的生长,较少发生腹泻	含量低,甲型乳糖为主,利于大肠埃希氏菌生长,易发生腹泻
免疫物质	多	少

成分	母乳	牛乳
矿物质	少,钙、磷比例适当(2:1)	多,钙、磷比例不适当(1.2:1)
酶	含较多淀粉酶、乳脂酶,有利于消化	缺乏

（2）增强婴儿抵抗力：母乳富含免疫球蛋白,尤其是 SIgA 为多,还含有大量的免疫活性细胞、补体、溶菌酶、乳铁蛋白等,具有保护呼吸道和肠黏膜免受病原微生物入侵的作用,故母乳喂养的儿童很少患呼吸道和消化道感染性疾病。

（3）经济、方便、安全：母乳温度适宜,直接喂哺不易污染,母乳量随婴儿吸吮次数和强度而自然调节,不易过量。

（4）促进母婴感情的建立：哺乳时母亲和婴儿亲密接触可促进母子感情,有利于婴儿智力、心理行为及情感的发展。

（5）利于母亲健康：哺乳可促进母亲产后体重恢复到孕前状态,促进母亲产后子宫复旧,可降低母亲 2 型糖尿病、乳腺癌和卵巢癌的发病风险。

3. 母乳喂养的护理

（1）产前准备：母亲充分了解母乳喂养的优点,增强母乳喂养的信心,保持良好的健康状态,合理营养。在妊娠后期做好乳头保健,每日 1 至数次。

（2）指导正确喂养

1）开始喂奶时间和次数：产后尽早开奶、按需哺乳。婴儿生后即可与母亲皮肤接触,并开始让婴儿分别吸吮双侧乳头各 3～5min,可吸吮出数毫升初乳。在生后 15min～2h 内让婴儿吸吮母亲乳头,可以刺激乳汁尽快分泌和促进母婴感情建立。

2）喂养方法：哺乳前母亲清洗双手,用温热毛巾清洁乳头、乳晕,湿热敷 2～3min,同时按摩乳房。一般喂哺时母亲采用坐位,每次喂哺时间 15～20min,以婴儿吃饱为宜。

3）注意事项：为防止溢奶,每次喂完奶后,应将婴儿竖直抱起,头靠母亲肩部,轻拍背部将空气排出。为促进泌乳,哺乳时应让婴儿先吸空一侧乳房,再吸另一侧,每次哺乳时两侧乳房轮流先喂。为保证乳量充足,母亲应保持心情愉悦,作息合理,饮食营养丰富、搭配均衡,多食蔬菜、水果和汤水。

4）评估乳量是否充足：可通过婴儿的尿量、睡眠情况、体重增长情况和健康状况来评估。如婴儿吸吮有力,每次哺乳后婴儿能安静入睡 2～3h,身高(长)、体重增长良好,健康活泼,说明母乳喂养得当,乳量充足。

5）母乳喂养禁忌：母亲感染 HIV、患有严重疾病,如慢性肾炎、糖尿病、恶性肿瘤、心功能不全、精神病、癫痫等应停止哺乳。乙型肝炎的母婴传播主要发生在临产或分娩时,是通过胎盘或血液传播的,因此乙型肝炎病毒携带者并非哺乳的禁忌证。母亲感染结核病,经治疗,无临床症状时可继续哺乳。

（3）断乳：6 个月后,要逐渐引入转乳食品,以补充能量和营养素的不足,同时进行固体食物咀嚼训练,为以后的断乳做准备。WHO 建议母乳喂养可持续到 24 个月及以上。

(二)部分母乳喂养

部分母乳喂养是同时采用母乳与配方奶粉或动物乳喂养的方式,有两种方法。

1. 补授法　6 个月内的婴儿因母乳不足,在每次哺乳完后,添加配方奶粉或动物乳以补充母乳的不足。补授时,母乳哺喂次数不变,有利于刺激母乳分泌。

2. 代授法　用配方奶粉或动物乳替代一次母乳的量,为代授法。多用于婴儿 4～6 月龄时为断离母乳逐渐引入配方奶粉或动物乳,减少母乳哺喂次数。

(三)人工喂养

人工喂养是以配方奶粉或动物乳(牛乳、羊乳等)完全替代母乳喂养的方法。6 个月以内的婴儿由于各种原因不能进行母乳喂养时采用此方法。

1. 牛乳

(1)牛乳的特点:见表 3-3。

(2)牛乳的改造:鲜牛乳作为人工喂养的食品时,常需经过稀释、加糖、煮沸以进行改良,使之适合婴儿的消化能力和肾功能。

2. 配方奶粉　配方奶粉是以母乳的营养素含量及其组成为生产依据,对牛乳进行改造的乳制品。配方奶粉的主要特点是降低酪蛋白,添加乳清蛋白,脱去饱和脂肪酸代之以必需脂肪酸,并强化多种维生素和微量元素,常根据不同年龄段婴幼儿的需要和某些特殊情况制备成不同年龄段和特殊的配方奶粉。因其营养价值高,常作为人工喂养的首选食品。但配方奶粉缺乏母乳的免疫活性物质和酶,故仍不能代替母乳。

 知识拓展

特殊配方奶粉的种类

1. 早产儿配方奶粉　比足月儿配方奶粉含有更多的蛋白质、矿物质、乳糖、脂肪和维生素,使早产儿的体重更接近正常出生的婴儿。

2. 大豆配方奶粉　不含乳糖,适用于原发性和继发性乳糖不耐受、牛乳蛋白不耐受、有半乳糖血症的婴儿。

3. 水解蛋白奶粉　适用于对牛乳蛋白和大豆蛋白过敏的婴儿。

4. 免疫配方奶粉　含有活性生理因子、特殊抗体及奶类营养成分的奶粉。

5. 其他奶粉　强化铁奶粉、强化维生素 D 奶粉、遗传代谢病患儿配方奶粉(如苯丙酮尿症奶粉)等。

3. 其他动物乳与乳制品

(1)全脂奶粉:鲜牛乳经灭菌、浓缩、干燥而成,较鲜牛乳易消化,并减少过敏可能,便于储存。使用时按重量比 1:8（1g 奶粉加 8g 水）或容量比 1:4（1 匙奶粉加 4 匙水）配制成全牛乳。

（2）羊乳：羊乳的营养价值与牛乳相似，但其蛋白质以清蛋白为主，凝块较牛乳细而软，脂肪球大小接近母乳，比牛乳易于消化。但羊乳中叶酸含量很低，长期单独用羊乳喂养易致营养性巨幼红细胞贫血。

4. 乳量摄入的估算（6 个月以内）

（1）配方奶粉摄入量估计：按照配方奶粉的说明进行正确配制。一般市售婴儿配方奶粉 100g 供能约 2 100kJ（500kcal），以 <6 个月的婴儿为例，每日需配方奶粉约 18g/kg。

（2）全牛乳摄入量估计：依据婴儿每日的能量需要约需 8% 糖牛乳 100ml/（kg·d）。每日约需补水 50ml/kg，可在两次喂养之间喂温开水。

5. 人工喂养的护理

（1）喂哺方法和次数：方法基本同母乳喂养。每次喂哺时间以 20min 左右为宜。婴儿个体差异较大，喂哺次数可根据具体情况确定。

（2）注意事项

1）测试奶液温度：奶液的温度应与体温相似。喂奶前将奶液滴在喂哺者的前臂内侧，以不烫手为宜。

2）奶具的选择和消毒：奶瓶以大口直立式玻璃制品最为适合。奶孔大小应合适，使婴儿能顺利吸出并不发生呛咳为宜。奶具每次使用后应彻底清洗消毒。

3）避免空气吸入：喂哺时奶瓶呈斜位，使奶嘴及奶瓶前半部充满乳汁，防止吸入空气。每次喂完奶后，同母乳喂养，应竖抱婴儿拍背排出空气。

4）母亲应亲自哺乳，以满足婴儿心理发展的需要。

 护理学而思

足月新生儿，剖宫产，出生体重 3.5kg，身长 50cm，哭声响亮，面色红润。
请思考：
1. 对该儿童最合适的喂养方式是什么？
2. 喂养该儿童时的注意事项是什么？

（四）婴儿食物转换

随着婴儿期生长发育的逐渐成熟，婴儿应从单一的乳类食品逐渐向多样化的固体食物转换。转乳期的食物，不仅让婴儿完成食物形态的转换，还为婴儿提供多种营养素，对儿童消化功能的发育和进食技能的获得起到重要的促进作用。

1. 不同喂养方式的食物转换　婴儿喂养的食物转换过程是让婴儿逐渐适应各种食物的味道，培养婴儿对多种食物的兴趣，让婴儿的食物能逐渐由乳类为主转换为以固体食物为主。母乳喂养婴儿的食物转换是帮助婴儿逐渐用配方奶粉或动物乳完全替代母乳，同时引入其他食物;部分母乳和人工喂养婴儿的食物转换是逐渐引入其他食物。

2. 食物转换原则　转乳期食品(也称辅助食品)是指除母乳、配方奶粉或动物乳外，为过渡到成人固体食物所添加的富含能量和各种营养素的泥状食物(半固体食物)。引入的时间和过程应适合婴儿的接受能力。引入的原则是:从一种到多种、从少到多、从细到粗、从稀到稠逐步引入,并注意进食技能的培养。

3. 婴儿食物转换方法　见表3-4。

表3-4　婴儿食物转换方法

| 月龄 | 食物性状 | 食物种类 | 餐数 | | 进食技能 |
			主餐	辅餐	
4~6月龄	泥状食物	菜泥、水果泥、含铁配方米粉、配方奶粉、蛋黄	6次奶(断夜间奶)	逐渐加至1次	用勺喂
7~9月龄	末状食物	粥、烂面、饼干、肉末、全蛋、鱼泥、豆腐、配方米粉、水果	4次奶	1餐饭1次水果	学用杯
10~12月龄	碎食物	软饭、面条、馒头、碎肉、碎菜、带馅食品、豆制品	3次奶	2餐饭1次水果	抓食、戒奶瓶、自用勺

4. 婴儿喂养常出现的问题

(1) 溢乳:因婴儿胃呈水平位置、韧带松弛,贲门括约肌松弛、幽门括约肌发育好等消化道的解剖生理特点,小婴儿易出现胃食管反流。也可因过度喂养、不成熟的胃肠运动类型、不稳定的进食时间等原因,婴儿常出现溢乳。为减轻溢乳,可在喂哺后竖起拍背将空气排出,置于右侧卧位,头位略高,以利于胃排空,防止反流或吸入造成窒息。

(2) 食物引入不当:过早或过晚引入半固体食物均不利于婴儿的健康成长。过早引入半固体食物可影响婴儿对母乳铁的吸收,并增加了食物过敏及肠道感染的机会。过晚引入其他食物,错过味觉、咀嚼功能发育关键期,可造成进食困难,甚至引起婴儿营养不良。将半固体食物采用奶瓶喂养,导致婴儿不会主动咀嚼、吞咽饭菜。食物引入时,应避免添加有甜味剂的果汁、水果罐头和易过敏食物如花生酱等;应避免在炎热夏季或患病时变换食物种类。

(3) 能量及营养素摄入不足:8~9个月的婴儿可接受能量密度较高的固体食物。如该月龄婴儿仍进食密度较低的食物或摄入液量过多,婴儿可表现进食后不满足,出现体重不增或下降,或在安睡后常于夜间醒来要求进食。

(4) 喂养困难:难以适应环境、过度敏感气质的婴儿常常有不稳定的进食时间,常表现出喂养困难。

第三节　幼儿膳食

1 岁以后体格生长逐渐减慢,对能量的需求较婴儿时期相对减少,食欲略有下降,但消化能力进一步加强。幼儿的神经心理发育迅速,自主意识不断加强。因此,幼儿期的膳食安排除保证获得足够的营养外,还要注重培养良好的饮食习惯。

1. 幼儿膳食安排　幼儿膳食中各种营养素和能量的摄入需满足该年龄阶段儿童的生理需要。蛋白质每日 40g 左右,其中优质蛋白(动物性蛋白质和豆类蛋白质)应占总蛋白的 1/2。蛋白质、脂肪和糖类产能之比为(10%～15%):(30%～35%):(50%～60%)。幼儿进餐应有规律,每日以 4～5 餐为宜,即早、中、晚正餐,点心 1～2 次。食物品种应多样化,营养均衡、烹调合理,兼顾色、香、味、形。

2. 幼儿进食护理

(1) 培养良好的进食习惯:培养儿童自我、自由进食,满足其自我进食的欲望,培养其独立的进食能力,从喂食、容许抓食过渡到自己独立进食,每餐进食时间以 20～25min 为宜。

(2) 良好的家庭进食环境:家庭成员进食的行为和对食物的反应可作为儿童的榜样。如成人不偏食、不挑食、不暴饮暴食,不边吃边玩或看电视。营造积极的进食环境(如表扬、奖励等愉快的社会行为),不强迫进食。由于学习与社会的作用,儿童的进食过程决定了以后接受食物的类型。

(3) 进食技能培养:幼儿的进食技能发育状况与婴儿期的训练有关。错过训练吞咽咀嚼的关键期,长期食物过细,幼儿期会表现不愿吃固体食物,或出现"包在口中不吞咽"的情况,因此要注意转乳期的咀嚼训练。

> **章末小结**
>
> 　　本章的学习重点是儿童能量和营养素的需要、母乳的优点及其护理;人工喂养的常用食品和护理;转乳期食物的引入原则和顺序。学习的难点是人工喂养乳量摄入的估算、婴儿食物转换方法。在学习的过程中注重树立以儿童及其家庭为目标的营养理念与素养,科学促进儿童生长发育。

? 思考与练习

1. 婴儿,女,4 个月,第 1 胎第 1 产,生后母乳喂养,因每 2d 大便 1 次已持续 1 个月就诊。其母担心是由于母乳不足所致。

问题:

(1) 该婴儿主要存在的问题是什么?

(2) 针对以上问题,应采取哪些护理措施?

2. 婴儿,女,12个月,生后纯母乳喂养,10个月开始给予添加辅食,但婴儿不愿进食,现仍只喂哺母乳。目前婴儿面色苍白,精神差,前来就诊。

问题:

(1)该婴儿在喂养过程中出现了什么问题?

(2)婴儿食物转换的原则是什么?

(3)此阶段的护理措施有哪些?

3. 婴儿,男,出生第1d。体重2 900g,身长51cm,面色红润,哭声响亮,一般情况良好,现采用母乳喂养。

问题:

(1)母乳喂养的优点是什么?

(2)4个月后若无法继续母乳喂养,应首选哪种代乳品?每日应给8%糖牛乳多少毫升?还需补水多少毫升?

(李凌鸿)

第四章 ｜ 儿童保健

04章 数字内容

1. 具有沟通交流的技巧和人文关怀的理念,爱护儿童,具备共情能力,以理解、友善、平等的心态为各年龄期儿童及家庭提供帮助。
2. 掌握免疫规划程序的具体内容。
3. 熟悉各年龄期儿童保健。
4. 了解儿童体格锻炼的方式。
5. 学会指导家长采取合适的保健措施促进儿童健康成长。

第一节　不同年龄儿童的保健特点

 工作情景与任务

导入情景:

婴儿,女,8个月,人工喂养,体重7.0kg,身长65cm,不会爬,乳牙萌出2颗,未添加辅食。

工作任务:

1. 婴儿期保健重点有哪些?
2. 应对该婴儿家长做哪些健康指导?

(一)胎儿保健

胎儿的发育与妊娠期妇女的健康、营养状况、生活环境和心理卫生等密切相关,故胎儿保健主要通过对妊娠期妇女的保健来实现。

1. 产前保健

（1）预防遗传性疾病、先天畸形：提倡婚前遗传咨询，禁止近亲结婚。胎儿期是致畸敏感期，尤其是前3个月。妊娠早期避免接触放射线和化学毒物；避免吸烟、酗酒及滥用药物，以防先天畸形。

（2）保证充足营养：胎儿早期的营养不良可影响胎儿脑发育。胎儿早期要注意补充叶酸、碘和铁，妊娠后期应加强钙、铁、锌、维生素D等重要营养素的补充。同时也要避免摄入过多。

（3）保证妊娠期母亲良好的生活环境：妊娠期母亲应注意生活规律，保持心情愉快，注意劳逸结合。早期应预防风疹病毒、巨细胞病毒、单纯疱疹病毒等引起的感染。

（4）预防及管理高危妊娠：加强早孕登记，重视产前检查，以便对妊娠高危因素早发现、早干预；加强高危孕妇的随访。

2. 产时保健　重点是注意预防产伤及产时感染。帮助母亲选择正确的分娩方式，权衡各种助产方式的利弊，合理使用器械助产。凡有胎膜早破、脐带脱垂以及产程延长等情况，应予以特殊监护和积极处理。

3. 胎儿心理卫生　注意做好优生准备及适宜的胎教。

此外，在妊娠末期，社区保健工作者应至少做1次家庭访视，了解妊娠期母亲为新生儿所做的物品准备和心理准备，向每个妊娠期母亲进行有关新生儿保暖、喂养和预防疾病等方面的健康教育，使每个新生儿在出生后就能得到恰当的护理。

 知识拓展

出生缺陷三级预防

一级预防：把好婚前和孕前关，主要措施有婚前医学检查、孕前优生健康检查、增补叶酸等。

二级预防：把好孕期关，利用科技的进步，提高产前筛查和产前诊断的能力。

三级预防：疾病筛查，包括新生儿遗传代谢病和听力障碍的筛查。

（二）新生儿保健

新生儿易患各种疾病，发病率和死亡率较高。第1周内的新生儿死亡人数占新生儿死亡总人数的70%左右。故新生儿保健重点应放在生后第1周。

1. 产时及产后保健　产房温度保持在25～28℃；新生儿娩出后迅速擦干并清除口鼻腔内黏液；及时眼部用药；严格消毒、结扎脐带；记录出生时阿普加（Apgar）评分、生命体征、体重与身长。经评估，新生儿及母亲状况良好者，保持母婴皮肤接触至少90min。正常儿送入母婴室，按需哺乳，鼓励母婴皮肤多接触，注意观察有无黄疸，常规给予维生素

K$_1$,接种卡介苗和乙肝疫苗;早产儿、低体重儿等高危儿送入监护室,预防并及时处理新生儿缺氧、窒息、低体温、低血糖和颅内出血等情况。

2. 居家保健

(1) 家庭访视:新生儿期一般访视至少2次,分别是出院后7d内和28d内。高危儿或发现异常者需要增加访视次数。访视内容包括:①了解新生儿出生情况及出生后生活状态(喂养、睡眠、排泄等)、预防接种、听力及遗传代谢病筛查等情况。②观察居住环境(室内温、湿度,通风,卫生条件等)及母乳喂养等护理方法。③体格检查,重点应注意有无黄疸、脐部感染等。④咨询及指导,如喂养、日常护理等。在访视中,发现问题严重者应及时就诊。

(2) 合理喂养:鼓励和支持母乳喂养。宣传母乳喂养的优点,教授哺乳的方法和技巧,新生儿出生后,应该尽早吸吮母乳,按需喂哺,哺乳后右侧卧位,避免溢乳。指导母亲观察乳汁分泌是否充足,新生儿吸吮是否有力。母乳不足或无法进行母乳喂养者,则指导母亲采取科学的人工喂养方法。部分药物可通过乳汁分泌,故哺乳期母亲应在医生指导下用药。

(3) 室温:新生儿房间应阳光充足,通风良好,温、湿度适宜。要随着气温的变化,调节环境温度,增减衣被、包裹。保持新生儿体温正常恒定。

(4) 日常护理:指导家长观察新生儿的精神状态、面色、呼吸、体温、哭声和大小便等情况;保持新生儿皮肤清洁,注意臀部护理;新生儿脐带未脱落前要注意保持局部清洁干燥。

新生儿用柔软、浅色、吸水性强的棉布制作衣服、被褥和尿布。衣服样式简单,易于穿脱,宽松不妨碍肢体活动。新生儿不宜穿得过多,保证新生儿活动自如及双下肢屈曲(此状态利于髋关节的发育)。存放新生儿衣物的衣柜不宜放置樟脑丸,以免引发新生儿溶血。

(5) 预防疾病和事故:保持室内空气清新,新生儿用具单独使用,食具用后要消毒,母亲在哺乳和护理新生儿前应洗手,尽量减少亲友探视,防止交叉感染。按时接种疫苗。生后及时补充维生素D,有一定户外活动时间,以预防佝偻病的发生。注意防止因包被蒙头过严、哺喂姿势不当等导致新生儿窒息。新生儿早期应进行遗传代谢疾病及听力的筛查。

3. 早期教育　可通过反复的视觉和听觉训练,培养新生儿的定向力及反应能力。父母应多对新生儿说话和唱歌,多与新生儿进行眼神的交流、皮肤的接触,促进父母与新生儿的情感连接以及其感知觉和智力的发育。

(三) 婴儿保健

婴儿的生长发育是出生后最迅速的,易出现消化功能紊乱和营养缺乏性疾病,且从母体获得的免疫物质逐渐减少,故此期保健的重点是加强营养和预防感染。

1. 合理喂养　WHO目前推荐纯母乳喂养至6个月,建议在合理添加其他食物的基础上母乳喂养可持续至2岁。人工喂养或部分母乳喂养儿应首选配方奶粉。6个月以上婴儿要及时引入其他食品,家长应掌握其他食品引入的顺序和原则、食物的选择和制作方法等。此期乳类供能不应低于总能量的1/2。婴儿出生数日后,即可给予维生素D

400IU/d,直至青少年期。自引入其他食品起,即应训练婴儿用勺进食,7～8个月后学习用杯喝奶和水。9～10个月的婴儿有主动进食的愿望,可先训练其自己抓取食物,尽早让婴儿学习自己用勺进食,促进眼、手协调,并有益于手部肌肉的发育,同时也使婴儿的独立性、自主性得到发展。

2. 日常护理

(1)清洁卫生:有条件者每日沐浴。婴儿前囟处可涂植物油,待痂皮软化后用婴儿专用洗发液和温水洗净,不可强行剥落。耳部及外耳道的可见部分,每日用细软毛巾揩净。鼻孔分泌物,用棉签蘸水揩除,切勿将棉签插入鼻腔。在进食后可喂少量温开水清洁口腔。

(2)衣着:婴儿衣着应宽松,简单而少接缝,便于穿脱及四肢活动。婴儿上衣不宜有领;最好穿连衣裤或背带裤,以利于胸廓发育。

(3)睡眠:充足的睡眠是保证婴儿健康的先决条件之一。婴儿所需的睡眠时间的个体差异较大。随年龄增长睡眠时间逐渐减少。婴儿在出生后即应培养良好的睡眠习惯。一般0～3个月小婴儿可夜间哺乳2～3次,但不应含奶头入睡;4～6个月后逐渐停止夜间哺乳,任其熟睡。婴儿睡前避免过度兴奋,睡眠环境不需要过分安静,白日光线柔和,夜间熄灯睡觉。婴儿应有固定的睡眠场所和睡眠时间,独自睡觉,可利用固定的乐曲催眠,不摇、不拍、不抱。习惯养成后,不要轻易破坏。

(4)牙齿:乳牙开始萌出,婴儿会有一些不舒服的表现,可给较大婴儿一些稍硬的食物咀嚼,使其感到舒适。进食后可喂少量温开水清洁口腔,乳牙萌出时,每晚用指套牙刷或软布清洁乳牙。婴儿不宜含着奶嘴入睡,防止发生"奶瓶龋病",及时纠正不良的吸吮习惯,避免出现反颌、错颌等畸形。

(5)户外活动:家长应每日带婴儿进行户外活动,呼吸新鲜空气和晒太阳,以增强体质和预防佝偻病的发生。

3. 早期教育

(1)大小便训练:婴儿大便次数逐渐减少至每日1～2次时,即可开始训练定时大便。婴儿会坐后可以练习大便坐盆,每次3～5min。婴儿坐盆时不要分散其注意力。

(2)视、听能力训练:选择颜色鲜艳、带有声光的玩具刺激婴儿对外界的反应。每日定时播放悦耳的音乐,家人经常面对婴儿说话、唱歌。对6～12个月的婴儿应培养其稍长时间的注意力,引导其观察周围事物,以询问的方式让其看、指、找,从而使婴儿的视觉、听觉与心理活动紧密联系起来。

(3)动作的发展:家长应为婴儿提供运动的空间和机会。从练习空腹俯卧到培养俯卧抬头,扩大婴儿的视野。3～6个月,练习婴儿的抓握能力;训练翻身、独坐。7～9个月,可用玩具逗引婴儿爬行,同时练习婴儿站立、坐下和迈步。10～12个月鼓励婴儿学走路。

(4)语言的培养:语言的发展是一个连续的有序过程。婴儿出生后,家长就要利用一切机会和婴儿说话或逗引婴儿"咿呀"学语,利用日常接触的人和物,引导婴儿把语言同人、物及动作联系起来。5～6个月婴儿可以培养其对简单语言作出动作反应,如用眼睛寻找询问的物品,用动作回答简单的要求,以发展理解语言的能力。9个月开始注意培养婴儿有意识地模仿发音,如"爸爸""妈妈"等。

4. 预防疾病和事故　婴儿必须完成基础免疫,增强传染病的免疫力。定期为婴儿做体格检查,进行生长发育监测,以便及早发现问题、及时干预和治疗。此期常见的健康问题还包括婴儿腹泻、湿疹、尿布性皮炎等,保健人员应根据具体情况给予健康指导。婴儿期常见的事故有窒息、异物吸入、触电、烫伤等,应注意预防。

5. 心理卫生　适时地给予婴儿不同的感官刺激,可以促进其运动、感知觉、语言和社会交往能力的迅速发展,为其一生认知功能的发展奠定基础。父母与婴儿面对面的交流、皮肤与皮肤的接触是最好的早期感知觉和情感发育的促进因素。父母要及时、准确地满足婴儿的各种需求,以促进婴儿建立安全型依恋,为其日后具有良好的社会适应性打好基础。

(四)幼儿保健

幼儿自主性和独立性不断发展,社会心理发育迅速。但因其免疫功能仍不健全,且对危险事物的识别能力差,故感染性和传染性疾病发病率仍较高,事故伤害发生率增加。

1. 合理安排膳食　应注意供给足够的能量和优质蛋白,保证各种营养素充足且均衡。乳类供应不低于总能量的1/3。每日5～6餐为宜。乳牙未出齐前,食物应细、烂、软。食物的种类和制作方法要多样化。幼儿18个月左右可能出现生理性厌食,表现出对食物缺乏兴趣和偏食。应指导家长掌握合理的喂养方法和技巧。如鼓励幼儿自己进食,并为其提供小块、可以用手拿的食物;在幼儿碗里不要一次放入大量的食物;保持宽松、愉快的就餐环境。幼儿还喜欢将各种食物分开,吃完一种再吃另一种。他们就餐时比较注重仪式,如喜欢在固定时间用固定的碗、杯和汤匙等。

注意培养幼儿良好的进食习惯。就餐前15min使幼儿做好心理和生理上的就餐准备,避免过度兴奋或疲劳。进餐时不玩耍,鼓励和培养其自用餐具,养成不吃零食、不挑食、不偏食等良好习惯。此外,还要注意培养幼儿的就餐礼仪,如不将自己喜欢的菜都拿到自己面前等。

2. 日常护理　由于幼儿的自理能力不断增加,家长既要促进幼儿的独立生活能力,又要保证安全和卫生。

(1)衣着:幼儿衣着应颜色鲜艳便于识别,穿脱简便便于自理。

(2)睡眠:幼儿睡眠时间随着年龄增长而减少,一般每晚可睡10～12h,白日小睡1～2次。幼儿睡前常需有人陪伴,或带一个喜欢的玩具上床,以使他们有安全感。就寝前不要给幼儿阅读紧张的故事或做剧烈的游戏,可用低沉的声音重复讲故事帮助其入眠。

(3)口腔保健:幼儿不能自理时,家长可用软布或软毛牙刷清洁幼儿牙齿;2～3岁后,幼儿在父母的指导下自己刷牙,早晚各一次,饭后漱口,少吃易致龋齿的食物,改掉喝着牛奶入睡等不良习惯。家长定期带幼儿进行口腔检查。

3. 早期教育

（1）大小便训练：在训练过程中，家长应多采用赞赏和鼓励的方式，训练失败时不要表示失望或责备幼儿。幼儿应穿易脱的裤子，以利排便习惯。

（2）动作的发展：根据不同的年龄选择合适的玩具。走路让12～15个月幼儿感觉愉快，他们以扔和拾东西，或放东西到袋中再取出为乐。18个月大的幼儿喜欢能推拉的玩具。因此，1～2岁幼儿要选择发展走、跳、攀登、投掷和发展肌肉活动的玩具，如球类、积木、拖拉车、滑梯等。2岁后的幼儿开始模仿成人的活动，喜欢玩水、沙土、橡皮泥等，还喜欢奔跑、蹦跳等剧烈的运动，并喜欢在纸上随意涂画，故2～3岁幼儿要选择能发展动作、注意、想象、思维等能力的玩具，如形象玩具、能装拆的玩具、三轮车、攀登架等。成人可从旁引导或帮助幼儿玩耍，以发展其动作的协调性。

（3）语言的发展：幼儿有强烈的好奇心、求知欲和表现欲，喜欢问问题、唱简单的歌谣、看动画片等。成人应满足其欲望，经常与其交谈，鼓励其多说话，通过游戏、讲故事、唱歌等促进幼儿语言发育，可借助动画片等电视节目扩大其词汇量，纠正其发音。

（4）卫生习惯的培养：培养幼儿勤换衣裤，定时洗澡，勤剪指甲，饭前便后洗手，不喝生水，不吃未洗净的瓜果，不食掉在地上的食物，不随地吐痰和大小便，不乱扔瓜果纸屑等习惯。

（5）品德教育：幼儿应学习互助友爱、与他人分享、尊敬长辈、使用礼貌用语等。成人对幼儿教育的态度和要求应一致。

4. 预防疾病和事故　定期进行预防接种，按时体检，进行生长发育监测，预防营养不良、龋齿、缺铁性贫血等疾病，指导家长防止跌伤、烫伤、异物吸入等事故的发生。

5. 幼儿心理卫生　幼儿常见的心理行为问题包括违抗、发脾气和破坏性行为等。父母应及时应答他们的需要，尽量预见性地处理问题，减少幼儿产生消极行为的机会；并用诱导而不是强制的方法处理幼儿的行为问题以减少对立情绪。

（五）学龄前儿童保健

学龄前期儿童的语言、思维、动作等发育仍较快，具有好奇、多问的特点，易患急性肾小球肾炎、风湿病等免疫性疾病，易发生各种事故。学龄前期是性格形成的关键时期，此期儿童具有较大的可塑性。

1. 合理营养　食物应多样化，保证能量、优质蛋白及乳类的摄入。每日3餐主食、1～2餐点心。注意培养儿童健康的饮食习惯和良好的进餐礼仪。学龄前儿童喜欢参与食品的制作和餐桌的布置，家长可利用此机会进行营养知识、食品卫生和防止烫伤等健康教育。

2. 日常护理

（1）自理能力：学龄前儿童已有部分自理能力，但其动作缓慢、不协调，常需他人协助，此时应鼓励儿童自理，逐渐使其独立完成。

（2）睡眠：因学龄前儿童想象力极其丰富，可导致其怕黑、做噩梦等，儿童不敢一个人在卧室睡觉，常需要成人的陪伴。成人可在儿童入睡前与其进行一些轻松、愉快的活动，以减轻紧张情绪。

3. 预防疾病和事故　通过游戏和体育活动,增强儿童体质。定期进行体格检查,筛查与矫治近视、龋齿、营养性缺铁性贫血及发育行为异常等,预防接种可在此期加强。集体机构儿童特别注意传染病的预防,如水痘、痢疾等。预防外伤、溺水、中毒等事故发生。

4. 学前教育　为进入小学进行学前准备。这一阶段教育应该是以游戏中学习,培养思维能力和想象力、创造力为主,同时注意培养良好的学习习惯以及道德教育,如培养儿童关心集体、遵守纪律、团结协作、热爱劳动等好品质。

5. 心理卫生

(1)意志的培养:有意识地培养儿童克服困难的意志,增强其自觉、坚持、果断和自制的能力。

(2)促进智力和创造力的发展:学龄前儿童绘画、剪贴、搭积木和做模型的复杂性和技巧性明显增加,且游戏的模仿性更强。成人应有意识地引导儿童进行较复杂的智力游戏,增强其思维能力和动手能力。安排儿童学习手工制作、绘画、表演,参观动物园、博物馆等活动,培养他们多方面的兴趣、想象和创造能力,陶冶情操。

(3)促进社会交往能力发展:家长要为儿童创造一定的社会交往,教给儿童适宜的交往方式和基本的社会规则,鼓励儿童正确表达自己的意见,解决矛盾和问题。在游戏中遵守规则、团结友爱、互相谦让、学习与人相处。

(4)防治常见的心理行为问题:此期常见的心理行为问题包括吮拇指和咬指甲、遗尿、攻击性或破坏性行为等,家长应针对原因采取有效措施。

（六）学龄儿童保健

学龄儿童大脑皮质功能发育更加成熟,对事物具有一定的分析、理解能力,认知和社会心理发展非常迅速。学龄期是儿童接受科学文化教育的重要时期,也是儿童心理发展上的一个重大转折时期,同伴、学校和社会环境对其影响较大。学龄儿童机体抵抗力增强,发病率较低,但要注意用眼卫生和口腔卫生,端正坐、立、行姿势,防治精神、情绪和行为等方面的问题。

1. 合理营养　重视早餐和课间加餐,注意保证早餐的质和量,最好于上午课间补充营养食品;特别重视补充强化铁食品,防止营养性缺铁性贫血。保证牛奶每日摄入量400~500ml。进行营养卫生宣教,纠正挑食、偏食等不良习惯。

2. 体格锻炼　学龄儿童应每日进行户外活动和体格锻炼。系统的体育锻炼,如跑步、体操、游泳、球类活动等均能促进儿童体力、耐力的发展。课间参加户外活动还可清醒头脑,缓解躯体疲劳。体格锻炼时,内容要适当,循序渐进,不能操之过急。

3. 预防疾病和事故　学龄儿童每年体格检查1次,继续按时预防接种;保证充足的睡眠,养成良好的睡眠习惯;保持正确的坐、立、行和读书、写字的姿势,预防近视、骨骼畸形。学龄儿童容易发生的事故包括活动时发生的割伤、扭伤或骨折等。

4. 心理卫生

（1）促进社会性发展：教会儿童听懂老师的要求，并能向老师提出自己的请求。帮助儿童建立良好的同伴关系，使儿童尽快适应学校生活，获得安全感和归属感。

（2）保护自尊心：父母应尊重孩子，遇事多听孩子的想法，多与孩子商量，帮助儿童分析问题，判断对错，促进儿童自信心、自尊心的发展。

（3）培养良好的学习习惯：学习是此期儿童生活的重要组成部分。家长应帮助儿童提高学习兴趣，促进求知欲，帮助儿童养成热爱学习、快乐学习、独立学习的良好习惯。

（4）防治常见的心理行为问题：学龄儿童对学校不适应，表现为焦虑、恐惧或拒绝上学。家长应查明原因，采取相应的措施，学校与家长相互配合，帮助儿童适应学校生活。学习困难的儿童应排除注意缺陷多动障碍、情绪行为问题及特殊发育障碍等。

（七）青少年保健

青春期是体格发育的第二个高峰期，由于生理上很快成熟，但心理、行为和社会学方面的发育相对滞后，造成青春期发育过程中一些特有的问题。

1. 供给充足营养　青少年必须保证能量、优质蛋白质、维生素及矿物质（如钙、铁、碘等）的摄入。需要摄入充足的乳类制品。要指导青少年选择适当的食物，保持良好的饮食习惯。

2. 培养良好的卫生习惯　重点是加强少女经期的卫生指导，如避免剧烈运动、受凉及重体力劳动，注意会阴部卫生，避免坐浴等。

3. 保证充足的睡眠　青少年需要充足的睡眠和休息以满足此期迅速生长的需求，养成早睡早起的睡眠习惯。

4. 预防疾病和事故　青春期应重点防治缺铁性贫血、营养不良、肥胖及神经性厌食等疾病；由于青少年神经内分泌调节不够稳定，还可出现痤疮、自主神经紊乱、月经不规则、痛经等疾病；创伤和事故包括运动创伤、溺水等所致损伤，应继续进行安全教育。

5. 心理卫生

（1）培养自觉性和自制性：青少年易受错误的或不健康的因素影响，应加强正面教育，强调青少年应开始对自己的生活方式和健康负责，帮助其养成良好的生活习惯。同时，青少年需要接受品德教育和系统的法制教育。

（2）性教育：通过多种方式对青少年进行性教育，让其了解生殖器官的结构与功能、月经和遗精、妊娠、性传播疾病等知识。

 护理学而思

某青春期女孩，13岁，因支气管肺炎入院治疗，住院期间月经来潮，出现乳房胀痛、失眠等症状。

请思考：

1. 对青春期实施健康教育的重点是什么？
2. 护士对女孩的经期卫生指导有哪些？

（3）防治常见的心理行为问题：此期最常见的心理行为问题有出走、自我形象不满等。家长和社会应给予重视，采取积极有效的措施解决此类问题。

第二节　体格锻炼

 工作情景与任务

导入情景：
婴儿，男，10个月，生长发育良好，身体健康。

工作任务：

1. 请对婴儿的户外活动时间进行指导。
2. 列举为促进婴儿更好地成长，可选择的体育活动的种类。

儿童体格锻炼的形式多种多样，必须根据其生理解剖特点安排适宜的锻炼内容、运动量、环境及用具。应充分利用自然因素，如阳光、空气和水进行锻炼。

（一）户外活动

一年四季均可进行，可增强儿童体温调节能力及对外界气温变化的适应能力；接受日光直接照射还能预防佝偻病。婴儿出生后应尽早进行户外活动，到人少、空气新鲜的地方，户外活动时间由开始每日1~2次，每次10~15min，逐渐延长到1~2h。年长儿除恶劣气候外，应多在户外玩耍。外出时，衣着适宜，避免过多。

（二）皮肤锻炼

1. 婴儿抚触　抚触有益于促进婴儿生长发育，增强免疫力，促进消化与吸收功能，减少婴儿哭闹，改善睡眠。皮肤抚触不仅给婴儿愉快的刺激，也是父母与婴儿之间最好的情感交流方式之一。抚触从新生儿期开始，一般在婴儿洗澡后进行。抚触时房间温、湿度适宜；每日2~3次，每次15~20min；抚触力度应逐渐增加，以婴儿舒适合作为宜。婴儿情绪不佳、过饥过饱、剧烈哭闹、身体不适时不宜进行。

护理学而思

某新生儿刚刚沐浴后,护士将为其进行抚触。

请思考:

1. 说出抚触的作用。

2. 抚触一般在何时进行最好?每次抚触多长时间?

2. 水浴　利用水的机械作用和水的温度刺激机体,使皮肤血管收缩或舒张,以促进机体的血液循环、新陈代谢及体温调节,增强机体对温度变化的适应能力。

(1)温水浴:不仅可保持皮肤清洁,还可促进新陈代谢,增加食欲,有益于抵抗疾病。新生儿在脐带脱落后即可进行温水浴。

(2)游泳:可从小训练,但注意应有成人在旁照顾,水温≥25℃。游泳前,先用冷水浸湿头部和胸部,然后全身浸入水中。游泳持续时间逐渐延长。如有寒战等不良反应立即出水,擦干身体,并做适当运动以使身体产生热量。在空腹或刚进食后不可游泳。

3. 日光浴　适用于1岁以上儿童,最好能在餐后1～1.5h进行。日光浴顺序依次是:背部→身体两侧→胸腹部,时间为20～30min/次;如出现头晕、头痛、出汗过多、脉搏增快、体温上升或神经兴奋等情况应立即停止。日光浴前应进行一段时间的空气浴,浴后注意及时补充水分。

(三)体育活动

1. 体操　可促进肌肉、骨骼的生长,增强呼吸、循环功能,从而达到增强体质、预防疾病的目的。

(1)婴儿被动操:适合2～6个月的婴儿。婴儿完全在成人帮助下进行四肢伸屈运动。每日1～2次。被动操可促进婴儿大运动的发育,改善全身血液循环。

(2)婴儿主动操:7～12个月的婴儿有部分主动动作,在成人的适当扶持下,可以进行爬、坐、仰卧起身、扶站、扶走、双手取物等动作。主动操可以扩大婴儿的视野,促进其智力的发展。

(3)幼儿体操:12～18个月的幼儿,在成人的扶持下进行有节奏的活动,主要锻炼走、前进、后退、平衡、过障碍物等。内容由简到繁,每日1～2次。18个月至3岁的幼儿可配合音乐做模仿操。

(4)儿童体操:广播体操和健美操等适用于3～6岁的儿童,以协调手脚运动,有益于肌肉骨骼的发育。

2. 游戏、田径及球类　托幼机构可组织婴幼儿进行活动性游戏,如赛跑、扔沙包、滚球、丢手绢等;组织年长儿利用器械进行锻炼,如木马、滑梯;也可组织各种田径、球类活动。

儿童在进行体格锻炼时,应注意做到坚持不懈,持之以恒,循序渐进,量力而行。

第三节　免疫规划

 工作情景与任务

导入情景:

婴儿,男,6个月,接种乙肝疫苗后发热1d就诊。查体:T 37.5℃,P 130 次/min,R 35次/min。精神差,心肺未见异常。

工作任务:

1. 评估该婴儿的健康史,确定发病原因。

2. 请给家长讲解预防接种常见反应。

3. 针对该患儿应采取哪些护理措施?

免疫规划是根据免疫学原理、不同人群免疫特点和传染性疾病发生的规律制定的国家传染性疾病防治规划,使用有效的疫苗对易感人群进行有计划的预防接种策略,以达到预防和控制特定传染病发生和流行的目的。

(一)免疫规划方式

免疫规划的核心是预防接种。用于预防接种的免疫制剂有主动免疫制剂和被动免疫制剂。

1. 主动免疫及常用制剂　主动免疫是给易感者接种特异性抗原,刺激机体产生特异性的免疫力。因主动免疫制剂在接种后经过一定期限产生的抗体,在持续1~5年后逐渐减少,故还要适时地安排加强免疫,以巩固免疫效果。主动免疫制剂(主要指疫苗),根据疫苗的性质可分为灭活疫苗、减毒活疫苗、多糖疫苗、合成疫苗、亚单位疫苗等类型。

2. 被动免疫及常用制剂　未接受主动免疫的易感者在接触传染源后,被给予相应的抗体,而立即获得免疫力,称之为被动免疫。由于抗体留在机体中的时间短暂(约3周),故主要用于应急预防和治疗。例如,给未注射麻疹疫苗的麻疹易感儿注射丙种球蛋白预防麻疹;受伤时注射破伤风抗毒素预防破伤风。被动免疫制剂包括特异性免疫球蛋白、抗毒素、抗血清。此类制剂来源于动物血清,对人体是一种异型蛋白,注射后容易引起过敏反应或血清病,特别是重复使用时,更应注意。

(二)免疫规划程序

我国国家免疫规划疫苗儿童免疫程序包括的疫苗可预防12种传染性疾病,分别为乙型病毒性肝炎、结核病(主要指结核性脑膜炎、粟粒性肺结核等)、脊髓灰质炎、百日咳、白喉、破伤风、麻疹、风疹、流行性腮腺炎、流行性乙型脑炎、流行性脑脊髓膜炎、甲型病毒性肝炎。2021年国家卫生健康委发布《国家免疫规划疫苗儿童免疫程序及说明（2021年版）》，见附录：国家免疫规划疫苗儿童免疫程序表（2021年版）。

（三）预防接种的准备及注意事项

1. 环境准备　接种场所光线明亮、空气新鲜、温度适宜；接种及急救药品（如肾上腺素）摆放有序。

2. 心理准备　做好解释和宣传工作，消除儿童和家长的恐惧、紧张心理；接种不宜空腹进行。

3. 严格执行查对制度　仔细核对儿童姓名、年龄、疫苗名称及剂量、用药途径；疫苗的储存、运输和使用的全过程应使用冷链系统；疫苗瓶有裂纹、标签不明或不清晰、有异物者均不可使用。

4. 严格执行无菌操作原则　用75%乙醇消毒皮肤，待干后方可注射（疫苗开启后切勿与消毒剂接触）；疫苗瓶开封后，疫苗应在2h内用完；接种后剩余活菌苗应烧毁。

5. 严格执行免疫规划程序　掌握接种的剂量、次数、间隔时间和不同疫苗的联合免疫方案。一般接种活疫苗后需间隔4周、接种灭活疫苗后需间隔7~14d，再接种其他疫苗。及时记录及预约，交代接种后的注意事项及处理措施。

6. 严格掌握疫苗接种禁忌证　通过问诊及查体，了解儿童有无接种禁忌证。①体温高于37.6℃以上者，或同时伴有其他明显症状的儿童暂缓接种，待康复并经过一段时间调养后再进行接种。②处于某种急性疾病的发病期或恢复期，或处于某种慢性疾病的急性发作期，应推迟接种。③患严重湿疹或其他皮肤疾病者，待治疗好转或痊愈后再行接种。

7. 其他　①脊髓灰质炎减毒活疫苗应凉开水送服，且服用后1h内禁热饮，腹泻者暂缓接种。②未接种卡介苗的小于3月龄儿童可直接补种，3月龄~3岁儿童对结核菌素纯蛋白衍生物（PPD）试验阴性者，应予补种。③麻疹腮腺炎风疹联合减毒活疫苗（麻腮风疫苗）接种后2周内避免使用免疫球蛋白。④患儿有神经系统疾病、癫痫或抽搐史者禁忌接种百白破疫苗。

（四）预防接种反应及处理

疫苗对于人体来说是一种异体蛋白，在诱导人体免疫系统产生对特定疾病的保护力时，还可能会出现其他反应。

1. 一般反应　是由疫苗本身的特性引起的，对机体造成一过性生理功能障碍的反应，包括局部反应和全身反应。

（1）局部反应：局部反应表现为少数受种者接种后数小时至24h或稍后，局部出现红肿，伴有疼痛，一般在24~48h逐步消退。红晕直径在25mm以下为弱反应，26~50mm为中等反应，50mm以上为强反应。红肿直径和硬结<15mm时，一般不需处理；15~30mm者可用干净的毛巾先冷敷，出现硬结者可热敷，每日数次，每次10~15min；≥30mm当应及时到医院就诊。接种卡介苗2周左右，局部可出现红肿，随后化脓，形成小溃疡，大

多在 8～12 周后结痂,一般不需处理,保持局部清洁即可;不能热敷。

（2）全身反应:全身反应表现为少数受种者接种灭活疫苗 24h 内出现发热,一般持续 1～2d。体温 37.5℃左右为弱反应,37.6～38.5℃为中等反应,38.6℃及以上为强反应。接种减毒活疫苗,发热出现稍晚,如麻疹疫苗,可在接种后 6～10d 出现。除发热症状,还可能出现头痛、头晕、乏力、全身不适等,一般持续 1～2d。少数人出现恶心、呕吐、腹泻等胃肠道症状,在接种当日多见。体温≤37.5℃时,应加强观察,适当休息,多饮水;>37.5℃或≤37.5℃并伴有其他全身症状、异常哭闹者应及时就诊。

 知识拓展

预防接种反应

1. 卡介苗接种后 2 周左右局部可出现红肿浸润,8～12 周后结痂。若化脓形成小溃疡,腋下淋巴结肿大,可局部处理以防感染扩散,但不可切开引流。

2. 脊髓灰质炎三价混合疫苗接种后有极少数婴儿发生腹泻,但多数可以不治自愈。

3. 百日咳、白喉、破伤风类毒素混合制剂接种后局部可出现红肿、疼痛或伴低热、疲倦等,偶见过敏性皮疹、血管性水肿。若全身反应严重,应及时到医院诊治。

4. 麻疹疫苗接种后,局部一般无反应,少数人可在 6～10d 内出现轻微的麻疹,予对症治疗即可。

5. 乙型肝炎病毒疫苗接种后很少有不良反应。少数人可有发热或局部轻痛,不必处理。

2. 异常反应　极少数儿童可能出现过敏性休克、晕厥、过敏性皮疹、全身感染等。

（1）过敏性休克:一般于注射疫苗后数秒或数分钟内发生,主要表现烦躁不安、面色苍白、四肢湿冷、口周发绀、呼吸困难、脉搏细速、惊厥、大小便失禁、甚至昏迷。一旦发生,应立即肌内注射 1:1 000 肾上腺素。必要时,尽快转医院继续治疗。

（2）晕厥:多因精神或心理因素所致,多在紧张、空腹或室内闷热等情况下发生。在接种时或接种后几分钟内出现头晕、面色苍白、心跳加快、出冷汗、手足冰凉等症状,严重者有呼吸减慢,血压下降等表现。此时,应立即安置患儿平卧,头稍低,保持安静;给予少量温水或温糖水,一般不需要用药即可在短时间内恢复正常。

（3）过敏性皮疹:荨麻疹多见,给予对症处理。

（4）全身感染:免疫功能缺陷或低下者,注射活疫苗后可扩散为全身感染,给予抗感染和对症处理。

护理学而思

婴儿,女,8个月,按计划免疫程序来院接种麻疹疫苗。

请思考:

1. 为避免出现晕厥,注射前护士重点要询问什么?

2. 如果发现晕厥,护士应立即采取什么措施?

3. 偶合症　是受种者正处于某种疾病的潜伏期,或者存在尚未发现的基础疾病,接种后巧合发病(复发或加重)。因此,偶合症的发生与疫苗接种无关,仅是时间上的巧合。预防偶合症的主要措施为严格掌握预防接种的禁忌证。

章末小结　　　本章的学习重点是免疫规划程序的具体内容。学习难点是计划免疫程序。在学习的过程中注意区分接种后的一般反应和异常反应,归纳儿童计划免疫程序,在学习中也要加强理论联系实际,要有较高的慎独修养,以理解、平等、友善的心态为儿童服务。

思考与练习

1. 婴儿,男,2个月。其母亲来儿童保健门诊咨询喂养情况,护士给予她指导。

问题:

(1) 6个月以内婴儿最佳的喂养食品是什么?

(2) 如果不能完全母乳喂养时应首选什么食品?

2. 女孩,14岁,因月经初潮来门诊咨询。该女孩自述对月经初潮来临很紧张,近期情绪难控制,烦躁不安,不愿意听从父母安排。

问题:

(1) 根据该女孩特点,说出其年龄分期。

(2) 说出此期最常见的心理行为问题。

3. 婴儿,男,4个月,身体健康。来儿童保健门诊接种脊髓灰质炎减毒活疫苗。

问题:

(1) 说出该疫苗的接种途径。

(2) 接种该疫苗应注意什么?

(唐秀英)

第五章 | 住院儿童的护理

05章 数字内容

第一节　儿科医疗机构的组织特点

 工作情景与任务

导入情景:

儿科门诊护士接诊一高热、抽搐女婴。查体:T 39.4℃,脑膜刺激征(-)。初步诊断为热性惊厥。

工作任务:

1. 如何进行分诊?

2. 对该女婴如何实施急救?

我国儿科医疗机构基本分为三种形式:儿童医院、妇幼保健院及综合性医院的儿科专科。其中儿童医院中的设置最全面,包括儿童内科、外科等各科。在一般医院中儿科医疗机构通常包括儿科门诊、急诊与病房三部分。

（一）儿童门诊

1. 儿童门诊的设置　儿童门诊与一般门诊设置类似,设置有预诊处、挂号处、候诊处、检查室、化验室、治疗室等,但儿科由于收治对象特殊,部分场所的设置具有儿科的独特的特点。

（1）预诊处:主要目的是尽早识别急重症患儿,争取抢救时间;尽早识别出患有传染病的患儿,便于及时隔离,减少患儿间的交叉感染;协助患儿家长选择就诊科室,节省就诊时间。

预诊处应设在儿童医院内距大门最近的醒目处,或综合性医院儿科门诊的入口处,内设检查台,简易消毒、隔离设备等。预诊处应与门诊、急诊、传染病隔离室相通,以利于转运。

预诊采取"一问、二看、三检查、四分诊"的评估方式,力求在较短的时间内迅速作出判断。当遇有急需抢救的危重患儿时,预诊护士要立即护送患儿至抢救地点。对已明确诊断的传染病患儿,应立即转到传染科门诊。因此预诊人员要求经验丰富、责任心强、决断能力强。

（2）挂号室:儿童经过预检分诊处后,凭预诊处卡片挂号。

（3）体温测量处:主要为发热患儿在就诊前测量体温,体温高达 38.5℃时,应先给予物理降温,并优先安排就诊,以防热性惊厥发生。

 护理学而思

患儿,女,2 岁,因发热、咳嗽 2d 到医院就诊,在预诊处测量体温为 39.5℃。

请思考:

预诊护士该如何处理?

（4）候诊室:由于陪伴就诊人员较多,人流量较大,候诊室需宽敞明亮,空气流通,温、湿度适宜,有足够的候诊椅,并设有包裹患儿及更换尿布使用的台面。提供热水等便民设施,还可设置儿童娱乐场地,播放儿童节目,减少候诊时的恐惧感。

（5）检查室:在检查过程中,儿童可能会哭闹,可设多个单间诊室,避免检查过程中相互干扰,同时可保护患儿的隐私。诊查室内设检查床、桌椅、诊查用具及洗手设备等。

（6）化验室:应设在检查室附近,便于患儿就近化验检查。

（7）治疗室:应备有各种治疗器械及药品,可进行常规治疗,如注射、穿刺和灌肠等。

（8）厕所:应备便盆、为采集大便使用的标本盒及小便瓶。

2. 儿童门诊的护理管理

（1）保证就诊秩序:安排经验丰富的人员进行分诊。儿科门诊患儿家属多、流动量大,家长焦虑程度相对较重,护士应做好与每位就诊家长及患儿的沟通协调工作。加强就诊环境管理,保证门诊各项工作有条不紊地进行,提高就诊速度与质量。

（2）密切观察病情：儿童病情变化快，护士要经常巡视，特别注意观察患儿的面色、呼吸、神态等变化，发现异常情况及时与医生取得联系，并协助妥善处理。

（3）预防医院内感染：严格执行消毒隔离制度，遵守无菌技术操作规程。及时发现传染病征象，并尽快予以隔离，避免出现医院内感染。

（4）杜绝差错事故：儿童门诊由于时间和季节的特点，就诊患儿往往比较集中，护士应严格执行各项操作规程、药品管理及核对制度，防止出现医疗差错。

（5）提供健康教育：儿科门诊是进行健康宣教的重要场所，护士可利用候诊时间，提供促进儿童生长发育、合理喂养以及常见疾病的预防和早期发现等护理知识，还可设置宣传栏，摆放宣传手册，播放健康教育节目来进行宣教工作。

（二）儿童急诊

1. 儿童急诊的设置　儿童急诊基本设置应形成一个独立的单位，以保证24h工作的连续进行。儿童急诊一般设置有分诊处、抢救室、观察室、手术室等，与一般急诊类似，各室备有抢救设备和药品等。与其他科室不同，儿童年龄和体格存在较大差异，所以儿科急诊应备有适合不同年龄阶段儿童适用的医疗设备和药品，如不同型号的气管插管、不同规格的简易呼吸器、心脏除颤器等，以便及时准确地为患儿进行诊治。

（1）抢救室：内设病床2～3张，并备有远红外线辐射台、抢救车，配有人工呼吸机、心电监护仪、气管插管用具、供氧设备、吸引装置、雾化吸入器、各种穿刺包、切开包、导尿包等。备有常用急救药品，以满足抢救危重患儿的需要。

（2）观察室：设病床及一般抢救设备，如供氧、吸引装置等，如有条件可装备监护仪器等。还应具备各种医疗文件。

（3）治疗室：设有治疗桌、药品柜，备有各种注射用具及护理用具等。

（4）小手术室：除一般手术的基本设备外，应准备清创缝合小手术、大面积烧伤的初步处理、骨折固定、紧急胸或腹部手术等器械用具及抢救药物。

2. 儿童急诊的护理管理

（1）做好组织抢救工作：急诊抢救的五要素包括医护人员、医疗技术、急救药品、仪器设备及抢救时间，其中人起主要作用。急诊护士应有高度的责任心和良好的医德修养，具备敏锐的观察力和坚定的抢救意志，熟练掌握儿童各种急诊抢救的理论与技术，如患儿出现紧急情况，能迅速、敏捷配合医生抢救。为争取时间，危重症患儿的就诊顺序可特殊安排。

（2）执行急诊岗位责任制度：应坚守岗位，分工明确，各司其职，及时发现病情变化，随时做好抢救准备。对抢救药品和设备的使用、保管、补充、维护等应有明确的分工及交接班制度，以保证高质量地完成各种抢救任务。

（3）建立儿童各科常见急诊的抢救护理常规：儿科急诊的护士应坚持不断学习，熟练掌握常见疾病的护理要点、抢救程序，并不断更新知识和技能，重视平时的技能训练，总结经验，以提高抢救成功率。

（4）加强急诊文件管理：急诊应有完整规范的病历，记录患儿就诊时间、诊治过程等。对口头医嘱须当面复述并确保无误后执行（执行时须经他人核对），待抢救过后及时补记在病历上，这样既保证抢救工作的连续性，也为进一步治疗、护理提供依据，便于追踪分析、总结。

（三）儿童病房的设置及护理管理

1. 儿童病房的设置　儿童病房可分为普通病房和重症监护室。普通病房一般根据儿童的年龄、病种和身心特点合理安排，一般病区以收治 30～40 名患儿为宜。

（1）普通病房：儿科普通病房设置与成人病房类似，设有病室、护士站、治疗室、值班室、配膳（奶）室、厕所等。具有儿科特色的是病区设置有游戏室或游戏区，提供适合不同年龄段患儿的玩具和书籍，使患儿尽快适应住院生活。病室之间采用玻璃隔墙，便于医护人员观察患儿及患儿间彼此交流。病室墙壁可以刷成柔和的颜色，并装饰有卡通图案。病室内应设有洗手设备及夜间照明装置，病床应有床栏，两侧可上下拉动，窗外应设护栏，浴室设有防滑装置，保证患儿住院安全。

（2）重症监护室：主要收治病情危重、需要密切观察及抢救的患儿，室内设有各种抢救设备和监护仪器，用于抢救和观察病情危重患儿，待患儿病情稳定后转入普通病室。重症监护室应与普通病房相邻近，方便转运和急救。重症监护室的一面墙可设置为玻璃墙，或在监护室内安装摄像头，满足家长对患儿探视的需求。

2. 儿童病房的护理管理

（1）环境管理：病房环境要适合儿童心理、生理特点，可张贴或悬挂图画，以动物形象作为病房标记；普通病室夜间灯光应较暗，以免影响睡眠。不同年龄患儿对环境温度有不同的要求，见表 5-1。室内应设温、湿度计，根据需要随时观察调节。要注意保持病室空气流通和清洁。

表 5-1　不同年龄患儿适宜的温、湿度

年龄	室温 /℃	相对湿度 /%
早产儿	24～26	55～65
足月新生儿	22～24	55～65
婴幼儿	20～22	55～65
年长儿	18～20	50～60

（2）生活管理：患儿的饮食不仅要符合疾病治疗的需要，也要满足其生长发育的要求。根据患儿疾病种类及病情决定其活动和休息时间，建立有规律的生活制度。医院负责提供式样简单、柔软棉质的患儿衣裤，经常换洗，保持整洁。对于需要长期住院的学龄期儿童，要适当安排学习时间，形成规律的生活作息，帮助患儿减轻或消除因离开学校后焦虑以及失去控制的心理。

（3）预防感染：洗手是预防医院内感染最简单有效的措施。护士在操作前、操作后都需要洗手，严格执行各项消毒隔离制度；不同病种患儿应安排分室居住，同一病种患儿的急性期与恢复期也应尽量分开，患儿用过的物品经消毒处理后才能使用；医护人员患有上呼吸道感染者，不宜护理新生儿及早产儿；积极开展健康教育，家长患感染性疾病时应暂时禁止探望。病房中发现传染病患儿应立即报告、及时隔离或转院，并进行相应的消毒处理。

（4）安全管理：患儿防范意识差，病房内的设施、设备、环境布置及日常护理操作，都要考虑患儿的安全问题，防止烫伤、跌伤，防止误饮、误服。病房对紧急事件应有紧急预案，每个病房门后粘贴紧急疏散图，发生紧急情况时，根据病房所在方位按图中指示疏散。病房中的消防、照明器材应专人管理，工作人员应清楚器材位置及使用方法。安全出口要保持通畅。新生儿病室及监护室要加强人员管理和设置门禁外，还可引入射频识别技术。

（5）家属管理：为了防止交叉感染，保持病室清洁、整齐，护士应向患儿家属介绍医院的探视制度。护士应向患儿家属耐心解释患儿病情，讲解有关患儿疾病的基础知识及预防知识。

第二节　住院患儿的心理护理及家庭应对

 工作情景与任务

导入情景：
患儿，男，3岁，因支气管肺炎住院治疗，入院后一直哭闹要回家，不配合治疗。
工作任务：
1. 作为护士，怎样才能让患儿尽快适应住院生活？
2. 家长应该怎么做，才能缓解患儿对住院产生的焦虑？

（一）住院患儿的心理护理

住院使患儿离开熟悉的生活环境，患儿常出现各种心理反应，护士应为患儿提供有针对性的心理护理，使患儿得到情感上的满足，消除或减轻患儿的焦虑反应。

1. 入院前教育　在日常生活中，应鼓励父母、教师等利用图书、视频等多种媒体与患儿进行沟通，简单介绍人体结构，学习简单的健康知识，让孩子对所患疾病有简单的认识，注意引导孩子对医院的印象。

2. 防止或减少被分离的情况　有条件时，应鼓励父母和照顾者对住院患儿进行陪护，对婴幼儿和学龄前儿童分离焦虑的效果尤为明显。护士应注意满足陪护者的生活需求，对患儿关心爱护，勤于沟通。

3. 减少分离的副作用　当住院导致的分离难以避免时,护士应与家长协作,采用积极的方式来应对分离。

(1) 护士在患儿入院时积极主动介绍自己,并且介绍医院的环境和同病室的其他患儿,鼓励和帮助患儿结交新朋友,有利于患儿较快适应医院环境,缓解不安和焦虑。

(2) 家长向患儿耐心解释分离的原因,并鼓励家长尽可能多探视和陪伴孩子。

(3) 患儿对陌生的环境和护士感到焦虑、恐惧,护士可将病房布置为患儿熟悉的环境,建议家长准备患儿喜欢的日常用品,如玩具、毯子、玩偶、图书等,提高患儿适应分离的能力。护士还可利用拥抱、轻拍等身体的接触,以及分散注意力的技巧,提供舒适和安全感,建立信任感。

(4) 鼓励学龄期患儿与学校老师和同学保持联络,允许同学和老师来院探视,交流学习进展情况,可利用床边教学的方式,尽可能继续学业,减少因生病而中断学业带来的内疚和自责。

(5) 鼓励青少年与朋友保持联络,鼓励朋友来访,并为会面安排舒适的环境。病情允许时,尽量安排同年龄层、同性别者住在相同或相邻的房间,便于互相交流,减轻患儿的恐惧。

4. 缓解失控感

(1) 在不违反医院规定,以及在患儿病情允许的情况下,应鼓励患儿自由活动,鼓励其表达自主性。

(2) 可尽量维持患儿住院前的日常活动,如收看患儿喜欢的电视节目、从事其喜爱的娱乐活动等。

(3) 容许患儿表达其反抗、生气的情绪和行为反应,以及退化性行为,学龄期以上的儿童,尽可能让患儿参与护理计划的制订及执行,给予患儿一定的自主权。

(4) 在诊疗活动中,护士可以给患儿提供一些自我决策的机会缓解失控感。如在打针前询问患儿,是选择坐在凳子上打还是躺在床上打,这些都能缓解住院带来的失控感。但要注意,护士在提供选择时,应避免询问患儿不能进行选择的情景,例如询问患儿"要不要打针?"会让患儿觉得也可以不打针。

5. 应用游戏或表达性活动来减轻焦虑或恐惧　适度游戏不仅有助于患儿的生长发育,也有助于缓解患儿应对住院带来的各种压力。

6. 发掘住院的潜在正性心理效应　护士应积极地引导和发挥这种潜在的正性心理效应。

(1) 住院虽然是不愉快的经历,但住院作为患儿生活中的一个应激事件,反而是一个良好的契机,可以促进父母和患儿亲子关系的发展。

(2) 住院是一个教育过程,根据患儿及其家庭的需要和理解程度,护士能为其提供相关疾病的健康指导。

(3) 成功地应对疾病能提高患儿的自我管理能力。患儿能发挥其独立能力,自我护理,从而在以后的生活中更加自信。

（4）住院为患儿提供了一个特殊的接触社会的机会,能够拉近与护士的距离,了解护士的工作,增加同其他患儿和家长沟通交流的机会,他们之间互相支持,共同面对疾病,增强战胜疾病的信心。

 知识拓展

儿童看病游戏化,住院就医不再怕

根据相关研究数据显示,绝大多数住院儿童会出现消极行为,部分儿童在出院2周后还会持续出现各种心理问题,包括沮丧、不安、焦虑的消极情绪,严重的还会产生失眠、做噩梦、恐惧、进食退化等心理问题。"儿童医疗游戏"项目是将医疗与游戏巧妙地结合,根据医疗过程,有目的地设计医疗主题游戏,通过游戏使儿童认识和了解医院环境、疾病和治疗程序,向儿童传递与自身疾病相关的信息,缓解儿童的医疗恐惧,提升患儿诊疗过程中的依从性,已取得了一定的治疗效果。

（二）患儿住院的家庭应对

患儿住院不但给自己带来极大的压力,同时使家庭成员的日常生活以及角色责任等发生变化,打破了家庭原有的生活秩序,给整个家庭带来危机,使家庭进入应激状态。家庭必须作出调整以应对危机,使得患儿住院对家庭产生的影响降到最低。

1. 患儿住院对家庭功能的影响

（1）确诊疾病和住院的初期:这一时期,整个家庭为了应对危机,会作出适当的调整和妥协,家庭成员较之前会更关心家庭事务,兄弟姐妹可能会分担部分家务以支持父母照顾患儿。疾病可能会帮助一些家庭暂缓所面临的危机,但是也有可能加剧矛盾。

（2）患病和住院的延续期:随着患儿住院时间的延长,家庭的重心可能从患儿身上逐渐转移,家庭成员希望并逐渐恢复日常生活。如果患儿疾病未能好转或持续恶化,家庭需要接受由此导致的永久改变,家庭成员可能会因患儿的疾病感到筋疲力尽。

2. 住院患儿的家庭支持　以家庭为中心的整体护理是儿童护理的重点,护士应与患儿家庭合作,通过满足家庭需要,帮助家庭应对危机,来营造患儿良好的住院环境,促进家庭合作以获得最佳治疗效果。

（1）对患儿父母的支持

1）向父母介绍医院的环境、熟悉相关医护人员,讲解患儿所患疾病知识,解释目前患儿的情况,用药的目的等,帮助父母缓解因患儿住院带来的无措感。

2）鼓励父母探视或陪护患儿,并提供父母院内陪护的各项便利措施,如陪护的床、简便的生活设施等。

3）提醒父母注意休息、摄取足够营养,以保持身体健康,强调只有保证自己身体健康才是对患儿最大的帮助和支持。

4）提醒或与家庭成员讨论,安排家庭成员轮流陪护照顾患儿,使父亲或母亲能得到休息。

5）邀请父母参与患儿的日常护理,并指导父母主动参与对患儿的照顾。

6）提供医院的联系方式,在父母有疑问的时候可随时与医院联系。

7）组织住院患儿的父母们座谈,分享患儿入院后的感受和经验,家庭之间互相提供支持。

8）安排恰当的时间与父母沟通,使用开放式问题向父母提问,倾听患儿父母的内心感受,减轻父母的心理压力。

 护理学而思

患儿,女,7岁,被初步诊断为肾病综合征入院治疗。自患儿入院后,其父母感到非常自责、内疚。

请思考:

作为护士,如何减轻家长的压力,并对他们进行心理上的支持?

（2）对患儿兄弟姐妹的支持

1）鼓励和提醒父母向患儿的兄弟姐妹解释目前患儿的情况,并公开地讨论,了解同胞内心的想法和感受,使内心疑惑能得到解答,避免兄弟姐妹因父母忙于照顾患儿,自觉被家庭隔绝在外,产生嫉妒心理。

2）允许兄弟姐妹到医院探视或通过电话与患儿进行交流,减轻兄弟姐妹对患儿的思念与担心。如果不能到医院探视,可以给兄弟姐妹提供近期患儿的照片;如到医院探视,应注意向兄弟姐妹介绍医院环境和设备,避免产生恐惧或发生意外。

3）鼓励兄弟姐妹积极参与对患儿的日常生活护理,增进同胞间的感情。

4）鼓励组织家庭集体活动,如家庭聚餐、集体游戏等。

5）帮助父母理解、应对患儿兄弟姐妹所产生的心理反应,如果兄弟姐妹有内疚感,应注意评估,给予关注,如果内疚感持续存在,则需要进一步的心理干预。

第三节　儿童用药护理

工作情景与任务

导入情景：

患儿，男，1岁，因发热、流涕1d到医院就诊。患儿被初步诊断为急性上呼吸道感染，给予治疗上呼吸道感染的口服药物。

工作任务：

1. 请向家长示范口服给药的正确方法。

2. 向家长讲解口服给药的注意事项。

药物治疗是防治疾病综合措施中的一个重要组成部分和手段，合理、正确地使用药物在治疗中起关键作用。由于儿童的解剖和生理特点、器官结构及代谢能力随其年龄的增长而有差异，故对药物的反应亦不同。所以，儿童时期用药在药物选择、给药剂量、途径及间隔时间等方面均应综合考虑，尽力做到合理用药，严格执行查对制度，并注意观察药物效果及不良反应。

知识拓展

儿童用药原则

儿童用药的八个原则：①明确诊断、全盘考虑。②选用疗效确切的成熟药物。③要掌握影响药物的因素。④选用安全性高的药物。⑤科学制订剂量和疗程。⑥提高用药依从性。⑦尽量简便。⑧遵医嘱。

（一）儿童用药特点

1. 儿童肝、肾功能及某些酶系发育不完善，对药物的代谢及解毒功能较差　儿童肝的解毒功能尚未发育成熟，尤其是新生儿及早产儿，延长了药物的半衰期，增加了药物的血浓度及毒性作用。如氯霉素在体内可与肝内葡糖醛酸结合后排出，而生后1周内的新生儿和早产儿葡糖醛酸含量少，故对氯霉素解毒能力较低，肾排泄能力也较差，因此易引起药物在体内蓄积中毒。儿童肾排泄功能发育尚未成熟，使得药物及代谢产物在体内滞留时间延长，增加了药物毒副作用，如庆大霉素、巴比妥类药物等。

2. 儿童血脑屏障不完善，药物容易通过血脑屏障到达神经中枢　药物进入儿童体内后,与血浆蛋白结合较少,游离药物浓度较高,通过血脑屏障容易引起中枢神经系统症状,因此使用中枢神经系统药物应慎重。如婴幼儿对阿片类药物(吗啡、可待因等)较敏感,易产生呼吸中枢抑制,婴幼儿禁用阿片类药物;用洛贝林可引起婴儿运动性烦躁、不安及一过性呼吸暂停等。

3. 儿童年龄不同,对药物反应不一,药物的毒副作用也有所差异　儿童不同年龄阶段,对药物的反应也不同。如3个月以内的婴儿慎用退热药,因为会导致小婴儿大量出汗出现虚脱。

4. 胎儿、乳儿可因母亲用药而受到影响　孕妇用药时,药物可通过胎盘屏障,进入胎儿体内,其体内的血药浓度与药物剂量、用药时间、是否易于通过胎盘呈正相关,用药剂量越大、用药时间越长、越易通过胎盘的药物,到达胎儿的血药浓度亦越高、越持久,影响越大。如孕妇临产前使用吗啡、哌替啶等镇痛剂或麻醉剂,会导致新生儿呼吸中枢受到抑制。某些药物在乳汁中浓度相当高,可引起乳儿发生毒性反应,如苯巴比妥、阿托品、水杨酸盐等药物,故应慎用;而放射性药物、抗肿瘤药物、抗甲状腺激素等药物,哺乳期应禁用。

5. 儿童易发生水、电解质及酸碱平衡紊乱　儿童体液占体重的比例较大,其肾功能发育不成熟,对水、电解质的调节功能不完善,对影响水、电解质代谢和酸碱代谢的药物特别敏感,因此,儿童应用利尿剂后极易发生低钠或低钾血症。

(二)儿童药物的选择

1. 抗生素　应严格掌握适应证,避免滥用抗生素,以免造成鹅口疮、肠道菌群失调及消化功能紊乱等不良反应。要正确选择药物的种类、剂量和疗程,并充分考虑它们的毒副作用,如氨基糖苷类可导致听神经和肾的损害。

2. 退热药　发热是儿童疾病的常见症状,婴幼儿发热应采取多饮水及物理降温的措施,必要时可应用对乙酰氨基酚、布洛芬等,但剂量不可过大,可以反复使用,时间不能过长。用药后注意观察患儿体温及出汗情况,及时补充液体。婴儿不宜使用阿司匹林,以免发生瑞氏综合征(Reye syndrome,RS)。

 知识拓展

瑞氏综合征

瑞氏综合征主要发生于儿童、是以脑水肿和肝脂肪变性导致的肝功能障碍为主要表现的临床综合征。瑞氏综合征是儿童在病毒感染(如感冒或水痘)康复过程中发生的一种罕见疾病,服用水杨酸类药物(如阿司匹林)为重要病因,如果不及时治疗,会很快导致肝肾衰竭、脑损伤,甚至死亡。

3. 镇静止惊药　患儿在高热、烦躁、惊厥、剧咳等情况下,使用镇静药物可以使其得到充分休息,有利于病情恢复。临床上常用苯巴比妥、地西泮、水合氯醛等,但应特别注意观察呼吸状况,以免患儿发生呼吸抑制。

4. 止咳平喘药　婴幼儿支气管较窄,炎症时容易发生阻塞,引起呼吸困难,故一般不用镇咳药,可应用祛痰药或雾化吸入稀释分泌物,并配合体位引流排痰;茶碱类药物可引起精神兴奋,导致新生儿或小婴儿惊厥,应慎用,并于使用时密切观察病情。

5. 止泻药和泻药　儿童腹泻不主张使用止泻药,多采用调整饮食及补充液体等方法进行改善。使用止泻药后虽然腹泻得到暂时缓解,但肠蠕动减慢,增加肠道内毒素的吸收,加重全身中毒症状。对便秘患儿可增加蔬菜饮食或应用开塞露等外用药通便。

6. 肾上腺糖皮质激素　肾上腺糖皮质激素在临床广泛应用,但应严格掌握使用指征、剂量、疗程,在诊断未明确时避免滥用,以免掩盖病情。用药后不可随意减量或停药。长时间使用,可抑制骨骼生长,影响水、盐、蛋白质、脂肪、糖代谢,降低机体免疫力。水痘患儿禁用糖皮质激素,用药可致病情加重。

(三) 儿童药物剂量的计算

儿童用药剂量较成人更应计算准确,可按下列方法计算:

1. 按体重计算　是目前临床上最常用、最基本的计算方法,其计算公式为:

每日(次)剂量 = 患儿体重(kg) × 每日(次)每千克体重所需的药量

需连续数日用药的患儿,如抗生素、维生素等,按每日剂量计算,再分为每日 2~3 次应用;临时对症治疗用药的患儿,如退热药、催眠药等,常按每次剂量计算。

患儿体重应以实际测量值为准,如按体重计算超过成人用量则以成人用量为上限。

2. 按体表面积计算　按体表面积计算药物剂量较其他方法更为准确,但计算过程相对复杂。计算公式为:

每日(次)剂量 = 患儿体表面积(m^2) × 每日(次)每平方米体表面积所需药量

儿童体表面积的计算公式为:

体重≤30kg:儿童体表面积(m^2) = 体重(kg) × 0.035+0.1

体重 >30kg:儿童体表面积(m^2) = [体重(kg)−30] × 0.02+1.05

3. 按年龄计算　方法简单易行,用于剂量幅度大、不需十分精确的药物,如糖浆、营养类药物等。

4. 按成人剂量折算　仅用于未提供儿童剂量的药物,所得剂量一般偏小,故不常用。计算公式为:

儿童剂量 = 成人剂量 × 儿童体重(kg)/50

(四) 儿童给药方法

1. 口服法　是临床最常用的给药方法,其特点是使用方便,对患儿身心的不良影响较小,故只要条件允许应尽量使用口服。小婴儿可用滴管或者去掉针头的注射器给药。如果用小匙喂药,应从婴儿一侧口角处顺面颊方向慢慢流入药液,待药液咽下后,才可将药匙拿开,以防患儿将药液吐出,每次喂药量不超过 1ml。也可用拇指和示指轻轻捏住婴儿双颊,使之吞咽。注意不要在患儿平躺或哽咽时喂药。喂药时禁止捏住鼻子灌药,以防呛咳,最好将儿童抱起或抬高头部进行。对较大患儿应鼓励其自己吃药,并指导患儿将药片放于舌中后部,然后用温开水送服。婴儿多选用水剂、冲剂、滴剂或干糖浆制剂,或将药片压碎加水溶化后再喂服,药物不能混入奶或主食中喂服,以免影响药物吸收或者引起拒食,造成喂养困难。注意观察患儿服药后的反应,若吐出药物应立即处理,并使患儿安静,必要时酌情补充给药。

2. 注射法   多用于急、重症患儿或不宜口服药物的患儿。主要采用肌内注射和静脉注射。肌内注射特点是起效快,但刺激大,引起疼痛,造成患儿恐惧,故使用前应对患儿做适当的解释,注射中给予鼓励。肌内注射次数过多可造成臀肌挛缩,影响下肢功能,故非病情必需不宜采用。由于婴幼儿未能独立行走前臀部肌肉发育不完善,臀大肌注射会有损伤坐骨神经的危险,故2岁以内的婴幼儿多采用臀中肌、臀小肌注射。注射时避开瘢痕、硬结等部位,并使肌肉完全放松。3岁以上儿童小剂量药物注射部位选择上臂三角肌,如疫苗接种。对不合作、哭闹挣扎的婴幼儿,可采取"三快"的注射技术,即进针快、注药快、拔针快,以缩短时间,防止发生意外。

 护理学而思

患儿,女,18个月。因病情需要,护士需要立即对其进行肌内注射。
请思考:
该患儿肌内注射的部位如何选择?

静脉注射可分为静脉推注和静脉输液。药效作用迅速。静脉推注多在抢救时使用,在推注过程中速度要慢,避免药液外渗。静脉输液在临床上应用广泛,不仅用于静脉给药,而且还用于补充水分及各种营养、热量等,应用时要注意保持静脉的通畅,根据病情需要调整滴速,必要时可使用输液泵。

3. 外用药   外用药有水剂、粉剂、膏剂、混悬剂等,以软膏多用。应用时可根据用药部位的不同,对患儿的手进行适当的约束,以免因患儿抓、摸使药物误入眼、口而发生意外。

4. 其他   雾化吸入主要用于呼吸系统疾病的患儿,较常应用。灌肠给药应用较少,含剂、漱剂主要用于年长儿。

章末小结   本章的学习重点是儿童给药途径以及儿童药物剂量的计算。学习的难点是儿童药物剂量的计算方法。在学习的过程中注意掌握对住院患儿进行心理护理的方法。

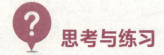

思考与练习

1. 患儿,女,2岁,因发热、咳嗽1d到医院就诊。患儿被初步诊断为急性上呼吸道感染,并给予治疗上呼吸道感染的口服药物。

问题:

(1) 家长询问是否可以自行添加"消炎药"进行治疗,你该如何回答?

(2) 告知家长不使用镇咳药物的原因。

2. 患儿,男,18个月。因病情需要,护士准备对其进行肌内注射,该患儿拒不配合,哭闹不止。

问题:

(1) 如何对该患儿尽快完成肌内注射?

(2) 如需接种疫苗,注射部位应如何选择?

3. 患儿,女,10岁,被初步诊断为急性肾小球肾炎入院治疗。入院后该女童出现恐惧、不配合治疗的情况,家长也因为该女童住院而产生自责、内疚的心理。

问题:

(1) 如何做好住院患儿的心理护理?

(2) 如何做好住院患儿的家庭支持?

(李　霞)

第六章 | 新生儿和新生儿疾病患儿的护理

06章 数字内容

学习目标

1. 具有爱心、责任心,关爱新生儿,理解新生儿及家长,具备共情能力。
2. 掌握新生儿的特点及护理,新生儿常见疾病的身体状况、护理诊断与护理措施。
3. 熟悉新生儿常见疾病的病因与治疗要点。
4. 了解新生儿常见疾病的发病机制、辅助检查。
5. 学会识别新生儿常见疾病;能对新生儿常见疾病患儿家长进行健康宣教。

第一节 新生儿黄疸

 工作情景与任务

导入情景:

患儿,女,日龄 3d,胎龄 36 周出生,因皮肤、巩膜黄染 1d 入院。查体:皮肤、黏膜及巩膜明显黄染,T 36.5℃,R 37 次/min,P 169 次/min,双肺(-),肝肋下 2cm,脾未触及,肌张力及神经反射正常。辅助检查:血清胆红素 200μmol/L。

工作任务:

1. 该患儿的初步诊断是什么?
2. 该患儿存在哪些护理问题?
3. 针对该患儿应采取哪些护理措施?

新生儿黄疸是新生儿期因胆红素在体内积聚引起的皮肤或其他器官的黄染现象,也称为新生儿高胆红素血症。超过80%的正常新生儿可在生后出现皮肤黄染,分为生理性黄疸和病理性黄疸,生理性黄疸是由新生儿胆红素代谢特点所致;病理性黄疸病因复杂,严重者引起胆红素脑病(核黄疸)而造成永久性神经系统后遗症。未结合胆红素增高是新生儿黄疸最常见的表现形式。

【概述】

(一)新生儿胆红素代谢特点

1. 胆红素生成较多　多数胆红素来源于衰老红细胞。胎儿血氧分压低,红细胞代偿性增多,出生后血氧分压升高,过多的红细胞迅速破坏;新生儿红细胞寿命相对短(早产儿 <70d,足月儿约80d),比成人短40~50d,胆红素周期缩短;其他来源的胆红素生成也增加。

2. 血浆蛋白联结胆红素的能力不足　新生儿常有不同程度的酸中毒,导致血中胆红素与白蛋白的联结能力降低;早产儿白蛋白的含量较足月儿低,联结胆红素的量也越少。

3. 肝细胞处理胆红素的能力差　未结合胆红素进入肝细胞后与Y蛋白、Z蛋白结合,但肝细胞内Y蛋白、Z蛋白含量低(生后5~7d达正常),使肝对胆红素摄取不足;肝细胞内尿苷二磷酸葡糖苷酸基转移酶的含量低且活力不足,形成结合胆红素的能力差;排泄结合胆红素的能力不足,易致胆汁淤积。

4. 肝肠循环增加　新生儿刚出生时肠道内菌群尚未建立,不能将肠道内的胆红素还原成粪胆原、尿胆原;肠腔内β-葡糖醛酸糖苷酶活性较高,将结合胆红素转变成未结合胆红素,又被肠道重吸收,经门静脉而达肝,导致肝肠循环增加,血胆红素水平增高。另外,如胎粪排出延迟,也可导致胆红素重吸收增加。

尤其当新生儿处于饥饿、缺氧、脱水、酸中毒、头颅血肿或颅内出血等状态时,更易出现黄疸或使原有黄疸加重。

(二)引起病理性黄疸的常见原因

1. 新生儿溶血病　因母、子血型不合引起的免疫性溶血。以A、B、O血型不合最常见(多见于母亲O型,婴儿A型或B型),其次为Rh血型系统(较严重)。生后24h内出现黄疸,并迅速加重,伴不同程度的贫血及肝大、脾大。

 知识拓展

预防Rh血型不合的新生儿溶血症的方法

Rh阴性妇女在流产或分娩Rh阳性第一胎后,应尽早注射相应的抗Rh免疫球蛋白,以中和进入母血的Rh抗原。临床上目前常用的预防方法是对Rh阴性妇女在孕28周和分娩Rh阳性胎儿后72h内分别肌内注射抗D球蛋白300μg,这样可使第二胎不发病的保护率高达95%。

2. 新生儿肝炎　大多为胎儿在宫内病毒感染所致,常见有巨细胞病毒、乙型肝炎病毒、风疹病毒、单纯疱疹病毒等。生后 1～3 周出现黄疸,并且逐渐加重,伴有厌食、体重不增、大便色淡、肝大、脾大等。

3. 新生儿败血症　由于细菌毒素的作用加快红细胞破坏及损害肝细胞所致。表现为黄疸迅速加重或退而复现,伴全身中毒症状及感染灶。

4. 胆道闭锁　多数是先天性胆道闭锁或先天性胆总管囊肿所导致的肝内、外胆管阻塞。生后 2～4 周出现黄疸,进行性加重,皮肤呈黄绿色,大便呈灰白色,肝进行性增大、边缘光滑、质硬。

5. 母乳性黄疸　大约 1% 母乳喂养的婴儿可发生母乳性黄疸。目前认为是因为母乳内 β- 葡糖醛酸糖苷酶活性过高,使胆红素在肠道内重吸收增加而引起黄疸。一般不需任何治疗,停喂母乳 24～48h,黄疸可明显减轻。

6. 其他　遗传性疾病,如葡萄糖 -6- 磷酸脱氢酶(G6PD)缺乏症等;药物性黄疸,如维生素 K_3、磺胺、水杨酸盐、毛花苷丙等所致;缺氧、低血糖、酸中毒等均可引起病理性黄疸。

【护理评估】

（一）健康史

评估母亲既往有无不明原因死胎、流产史,有无肝炎病史;母亲产前用药和新生儿用药情况。询问新生儿出生后是否患有新生儿溶血病、新生儿败血症、先天性胆管阻塞、缺氧、酸中毒及低血糖等情况。

（二）身体状况

1. 生理性黄疸　①足月儿常在生后 2～3d 出现,4～5d 达高峰,5～7d 消退,最迟不超过 2 周;早产儿多在生后 3～5d 出现,5～7d 达高峰,7～9d 消退,最迟延至 3～4 周。②一般情况良好。③每日血清胆红素上升 <85µmol/L 或每小时上升 <8.5µmol/L。④通常认为血清胆红素足月儿 <221µmol/L,早产儿 <257µmol/L。

2. 病理性黄疸　①黄疸在生后 24h 内出现。②黄疸程度重,血清胆红素大于 205.2～256.5µmol/L。③每日血清胆红素上升 >85µmol/L 或每小时上升 >8.5µmol/L。④黄疸持续时间长(足月儿 >2 周,早产儿 >4 周)或黄疸退而复现。⑤血清结合胆红素 >34µmol/L。

3. 胆红素脑病　当总胆红素水平过高(>342µmol/L),透过血 - 脑脊液屏障,造成中枢神经系统功能障碍。一般发生在生后 4～7d,早产儿易发生,病死率高,存活者多留有神经系统后遗症。24h 内病情发展较快,临床可分为 4 个阶段,见表 6-1。

表 6-1　胆红素脑病典型临床表现

分期	表现	持续时间
警告期	嗜睡、反应低下、吸吮力弱、拥抱反射减弱、肌张力减低	12～24h
痉挛期	出现抽搐、角弓反张和发热,肌张力增高,呼吸不规则等	12～48h

分期	表现	持续时间
恢复期	抽搐次数减少,角弓反张逐渐消失,肌张力恢复	2周
后遗症期	手足徐动、眼球运动障碍、听力障碍、牙釉质发育不良等	终身

（三）心理－社会状况

评估家长对新生儿黄疸的发生原因、并发症及预后的认知程度,尤其胆红素脑病患儿家长的心理状况和有无焦虑。

（四）辅助检查

血清胆红素浓度增高;新生儿溶血病患儿可见母、婴血型不合,血红细胞及血红蛋白降低,网织红细胞增加,新生儿溶血三项试验阳性。

 知识拓展

新生儿溶血三项试验

新生儿溶血三项试验包括改良直接抗人球蛋白试验、抗体释放试验和游离抗体实验。

（五）治疗要点

去除病因,积极治疗原发病;采用光照疗法、输入血浆和白蛋白等,以降低血清胆红素浓度。

【常见护理诊断/问题】

1. 潜在并发症:胆红素脑病。
2. 知识缺乏:家长缺乏有关新生儿黄疸的护理知识。

【护理目标】

1. 患儿胆红素脑病得到及时发现并及时处理。
2. 家长能根据黄疸的病因,出院后给予正确护理。

【护理措施】

（一）预防胆红素脑病

1. 保暖　低体温时游离脂肪酸浓度升高,与未结合胆红素争夺白蛋白,可使未结合胆红素水平升高。新生儿生后置于适中温度的环境中,加强保暖,维持体温稳定。

2. 喂养调整　提早喂养可刺激肠蠕动,有利于排出胎粪,同时能避免低血糖,并建立肠道菌群,减少肝肠循环。若为母乳性黄疸,可隔次母乳喂养,待黄疸好转后,逐步过渡到正常母乳喂养;若黄疸较重,患儿一般情况差,可暂停母乳,待黄疸消退后再继续母乳喂养。

3. 光照疗法　详见第十七章第二节。

4. 按医嘱用药　给予白蛋白和肝酶诱导剂(苯巴比妥),降低游离胆红素。纠正酸中毒,以利于胆红素和白蛋白的结合,减少胆红素脑病的发生。合理安排补液计划,切忌快速输入高渗性药物,以免血－脑脊液屏障暂时开放,使已与白蛋白联结的胆红素进入脑组织。

5. 换血疗法　用于严重新生儿溶血病所致的黄疸,目的是降低未结合胆红素的浓度。护士应与患儿家长沟通并做好换血前的准备。换血量一般为患儿全血量的2倍,多选用脐静脉或其他较大静脉进行。

6. 密切观察病情　注意皮肤黏膜、巩膜的色泽,根据患儿皮肤黄染的部位和范围,评价进展情况。注意神经系统的表现,如患儿出现拒食、嗜睡、肌张力减退等胆红素脑病的早期表现,立即通知医生,做好抢救准备。

(二)健康指导

1. 使家长了解病情,取得家长配合。

2. 向家长介绍黄疸的预防知识,如预防新生儿肝炎、败血症等的发生;宣传孕期保健知识,对曾有过死胎、流产史的母亲,强调产前检查的重要性,如发现异常及时采取措施。

3. 若为葡萄糖－6－磷酸脱氢酶缺乏症者,需忌食蚕豆及其制品。

4. 患儿衣物保管时勿放樟脑丸,并注意药物的选择,以免诱发溶血。

5. 向家长说明生理性黄疸无需处理。

6. 发生胆红素脑病者,如出现后遗症,给予康复治疗和护理。

 护理学而思

患儿,男,日龄3d,第一胎足月顺产儿,出生18h发现皮肤黄染,吃奶好。查体:反应好,皮肤、巩膜中度黄染,肝肋下2cm。患儿血型为B型,其母亲血型为O型,血清胆红素257μmol/L。

请思考:

1. 该患儿最可能的诊断是什么?

2. 护士观察病情的重点是什么?

【护理评价】

通过治疗与护理,患儿:

1. 是否黄疸消退、胆红素脑病得到及时发现并处理。

2. 家长是否能给予正确护理。

第二节 新生儿寒冷损伤综合征

 工作情景与任务

导入情景：

患儿，男，日龄 4d，胎龄 35 周出生，因哭声低微，不吃奶 1d，发绀，呼吸差 2h 入院。查体：T 28.0℃，呼吸不规则，紫绀，哭声低微，全身冷，皮肤呈紫红色，双下肢、臀部、会阴、下腹部、面颊皮肤发硬，压之微凹陷。

工作任务：

1. 该患儿的初步诊断是什么？

2. 根据临床表现判断该患儿病情分度。

3. 针对该患儿应采取哪些护理措施？

新生儿寒冷损伤综合征，又称新生儿硬肿病，是由寒冷、早产、感染、窒息等多种因素所致，主要表现为低体温、皮肤硬肿，常伴有多器官功能损伤。

【概述】

1. 病因　寒冷、早产、感染、窒息均是本病的主要病因。多发生在冬、春寒冷季节，多见于出生 3d 内或早产儿。

2. 发病机制

（1）体温调节功能不足：①体温调节中枢发育不成熟。②体表面积相对较大、皮下脂肪少、血管丰富，易于散热。③体内储存热量少，产热不足，尤以早产儿、低出生体重儿和小于胎龄儿明显。④棕色脂肪是产热的主要物质，胎龄越小含量越少；缺乏寒战等产热方式，易致体温下降。

（2）皮肤硬肿：新生儿皮下脂肪的饱和脂肪酸含量高，由于其熔点高，在低体温时易于凝固而出现皮肤硬肿。

（3）寒冷损伤：低体温引起外周小血管收缩，出现肢端发冷和微循环障碍，导致出现缺氧，各种能量代谢紊乱和代谢性酸中毒，严重时发生多器官功能损伤。

（4）其他：新生儿严重感染（如肺炎、败血症等）、早产、颅内出血等也易发生体温调节和能量代谢紊乱，出现低体温和硬肿。

【护理评估】

（一）健康史

评估患儿胎龄、出生体重、分娩方式、保暖及喂养情况，有无窒息史、感染史等，体温改变、皮肤硬肿发生情况，有无拒乳、不哭、少尿等。

(二) 身体状况

多发生于寒冷季节,但由早产、感染、窒息引起者,亦可见于其他季节。发病初期表现为体温降低、吸吮差或拒乳、哭声弱等症状;病情加重时发生皮肤硬肿和多器官损伤。

1. 低体温　肛温常降至 35℃ 以下,重者 <30℃。腋－肛温差由正值变为负值可作为判断棕色脂肪产热状态的指标。

2. 皮肤硬肿　其特点是皮肤冷凉、光滑、变硬而紧贴皮下组织,不易捏起或移动,按之似硬橡皮样,呈暗红色或青紫色,伴水肿者压之有凹陷。硬肿发生顺序:小腿→大腿外侧→双下肢→臀部→面颊→上肢→全身。硬肿范围可按:头颈部20%,双上肢18%,前胸及腹部14%,背及腰骶部14%,臀部8%,双下肢26%计算。

3. 多器官功能损伤　早期心率减慢,微循环障碍,严重时休克、心力衰竭、弥散性血管内凝血(DIC)、肺出血、肾衰竭等。

 知识拓展

弥散性血管内凝血

弥散性血管内凝血(DIC)是由多种原因引起的一种获得性出血综合征,主要特征为血液凝固机制被激活,凝血功能亢进,同时血小板凝聚,形成广泛的微血栓,继而导致纤维蛋白溶解亢进,出现广泛性出血、循环障碍、栓塞、溶血等,主要表现为淤斑、淤点。

4. 病情分度　根据临床表现,病情可分为轻、中、重3度,见表6-2。

表6-2　新生儿寒冷损伤综合征的病情分度

分度	肛温/℃	腋－肛温差	硬肿范围	全身情况及器官功能改变
轻度	≥35	>0	<20%	无明显改变
中度	<35	≤0	20%～50%	反应差、功能明显低下
重度	<30	<0	>50%	休克、心力衰竭、DIC、肺出血、肾衰竭

(三) 心理－社会状况

评估家长对本病的病因、护理、预后等知识的了解程度,有无焦虑和自责;家庭经济状况、环境温度,有无保暖措施。

(四) 辅助检查

分析血酸碱值(pH)、血糖、尿素氮、血小板、凝血活酶时间;分析心电图及 X 线检查情况等。

（五）治疗要点

复温是治疗的关键,逐渐使患儿体温恢复正常;保证热量及液体的供给;积极治疗原发病及并发症。

【常见护理诊断／问题】

1. 体温过低　与新生儿体温调节功能低下、寒冷、早产、窒息、感染等因素有关。

2. 有感染的危险　与新生儿免疫功能低下、皮肤黏膜屏障功能低下有关。

3. 营养失调:低于机体需要量　与吸吮无力、摄入不足有关。

4. 潜在并发症:肺出血、休克、DIC 等。

5. 知识缺乏:家长缺乏正确保暖等育儿知识。

【护理目标】

1. 患儿体温逐渐恢复正常。

2. 患儿不发生感染或感染得到及时处理。

3. 患儿能够获得充足营养。

4. 患儿无并发症发生或发生时得到及时发现与处理。

5. 家长能说出新生儿保暖等育儿知识。

【护理措施】

（一）复温

1. 若肛温 >30℃,腋－肛温差≥0,提示棕色脂肪产热较好,可通过减少散热使体温回升。将患儿置于预热至中性温度的温箱中,一般在 6～12h 内恢复正常体温。

2. 当肛温 <30℃时,腋－肛温差 <0,提示棕色脂肪耗尽,或靠棕色脂肪自身产热难以恢复正常体温,且易造成多器官功能损伤。一般应将患儿置于比肛温高 1～2℃的温箱中进行复温,每小时提高箱温 1～1.5℃,箱温不超过 34℃,在 12～24h 内恢复正常体温。

3. 无条件者可采用温水浴、热水袋、热炕、电热毯或成人怀抱等方式保暖复温,但避免烫伤。

（二）预防感染

实行保护性隔离,与感染性疾病患儿分收在不同病室;做好病室、温箱的清洁、消毒工作;严格执行无菌操作;加强皮肤护理,经常更换体位,尽量避免肌内注射,防止由于吸收不良或皮肤破损引起的感染。

（三）合理喂养

能吸吮者可经口喂养,吸吮无力者用滴管、鼻饲或静脉营养,保证能量和水分的供给。有明显心、肾功能损害者应严格控制输液量及输液速度。供给的能量和液体需加温至35℃左右。

（四）观察病情

注意监测体温、脉搏、呼吸、皮肤硬肿范围及程度、尿量,有无肺出血、DIC 等,详细记录护理单,如有异常及时报告医生,并准备好药物和设备,配合医生进行急救。

（五）健康指导

向家长介绍新生儿寒冷损伤综合征的相关知识,指导家长对新生儿的护理,说明新生儿生后保暖、合理喂养、预防感染的重要性。

 护理学而思

患儿,女,日龄5d,胎龄34周出生,发现不哭、拒乳、反应低下入院。查体:T 29.0℃,腋-肛温差1℃,双面颊、肩部、臀部、下腹部、大腿及小腿外侧皮肤发硬,按之如橡皮样。患儿被初步诊断为新生儿寒冷损伤综合征。

请思考:

1. 该患儿损伤的面积为多少?

2. 为患儿恢复体温的护理措施有哪些?

【护理评价】

通过治疗与护理,患儿:

1. 是否体温逐渐恢复正常。

2. 是否发生感染或感染得到及时处理。

3. 是否获得能够维持充足营养摄入。

4. 是否无并发症发生或发生时得到及时发现与处理。

5. 家长是否能给予正确护理。

第三节 新生儿脐炎

 工作情景与任务

导入情景:

患儿,男,日龄3d。家长今早发现患儿脐窝有脓性分泌物前来就诊。

工作任务:

1. 评估患儿的健康史,确定发病原因。

2. 指导家长注意观察患儿的临床表现。

3. 针对该患儿应采取哪些护理措施?

新生儿脐炎是细菌入侵脐部残端并生长繁殖所引起的急性炎症。

【概述】

多因断脐时或出生后处理不当所致,任何化脓性细菌都可引起,但最常见的是金黄色葡萄球菌,其次为大肠埃希氏菌、铜绿假单胞菌、溶血性链球菌等。

【护理评估】

（一）健康史

评估患儿出生时及生后脐部是否存在消毒不严、被污染等情况。评估患儿的一般反应、体温、吃奶情况等。

（二）身体状况

轻者脐部与脐周皮肤红肿,脐窝可有少量脓性分泌物,或脱落后伤口不愈合,脐窝湿润。严重者脐部及脐周明显红肿、发硬,脓性分泌物较多且有臭味。炎症向周围组织扩散可形成蜂窝织炎,病情危重者可发生败血症,出现全身感染中毒症状,如发热、吃奶差、精神差、烦躁不安等。慢性脐炎常形成脐肉芽肿,表现为樱红色肿物,表面可有脓性溢液,经久不愈。

（三）心理－社会状况

评估家长对本病知识及新生儿护理知识的了解程度,有无自责、焦虑;了解家庭卫生环境、居住习惯等。

（四）辅助检查

1. 血常规　白细胞降低或升高。

2. 细菌培养　找到脐部分泌物的致病菌,可明确诊断。

（五）治疗要点

清除局部感染灶;有明显脓液、脐周有扩散、有全身症状者需根据细菌药物敏感试验结果,选择敏感抗菌药物;慢性脐肉芽肿可用 10% 硝酸银溶液或硝酸银棒涂擦,大的肉芽肿可电灼、激光治疗、手术切除。

【常见护理诊断／问题】

1. 皮肤完整性受损　与脐部感染有关。

2. 潜在并发症:败血症、蜂窝织炎等。

【护理目标】

1. 患儿脐部皮肤完整性恢复。

2. 患儿无并发症发生或发生时得到及时发现与处理。

【护理措施】

（一）脐部护理

保持脐部清洁、干燥,严格执行无菌操作。局部有脓性分泌物时,轻者局部先用 3% 过氧化氢清洗,再用 0.2%～0.5% 碘伏棉签擦拭,自脐根部由内向外环形彻底清洗消毒,每日 2～3 次;重者遵医嘱选择敏感抗菌药物。

（二）观察病情，防止并发症发生

密切观察患儿体温、脉搏、呼吸、精神状况、面色、食欲等，如患儿出现面色灰白、发热或体温不升、不吃、不哭、不动，黄疸加重等败血症表现，及时报告医生，积极配合医生进行处理。

护理学而思

新生儿，男，日龄8d，脐带未脱落，脐窝可见少许脓性分泌物。
请思考：
1. 该患儿存在哪些护理诊断和问题？
2. 如何处理其脐部？

（三）健康指导

教会家长护理新生儿脐部的正确方法，勤换尿布，避免脐部受污染，洗澡时不要洗湿脐部，保持脐部清洁、干燥，脐部护理时应先洗手。
【护理评价】
通过治疗与护理，患儿：
1. 脐部皮肤完整性是否恢复。
2. 是否无并发症发生或发生时得到及时发现与处理。

第四节　新生儿败血症

工作情景与任务

导入情景：

患儿，女，日龄7d，早产儿。家长发现患儿发热、吃奶差2d就诊。查体：T 38.8℃，嗜睡，皮肤、巩膜轻度黄染，脐部见脓性分泌物，有臭味，双肺呼吸音粗，未闻及干湿啰音，心率（HR）128次/min，心律齐，心音有力。

工作任务：
1. 患儿应做哪些辅助检查？
2. 患儿存在哪些护理问题？
3. 患儿妈妈非常担忧孩子的病情，作为护士应如何更好地帮助她？

新生儿败血症是病原体侵入新生儿血液循环并生长繁殖、产生毒素而引起的全身感染。胎龄越小,出生体重越低,发病率及病死率越高。常见病原体为细菌,也可为真菌、病毒等。

【概述】

1. **新生儿免疫特点** 新生儿免疫系统功能不完善,屏障功能差,血中补体成分含量少,中性粒细胞吞噬和灭菌能力不足,单核细胞杀菌力低下,T 细胞对特异抗原反应差,细菌一旦侵入易引起全身感染。

2. **病原菌** 随地区和年代不同而异。我国仍以葡萄球菌最为常见,其次为大肠埃希氏菌。近年来由于围生医学的发展、新生儿重症监护室的建立,极低出生体重儿和超低出生体重儿存活率显著提高,但静脉留置针、血管导管、气管插管技术的广泛使用,致表皮葡萄球菌、克雷伯菌、铜绿假单胞菌等条件致病菌败血症逐渐增多。

3. **感染途径** 新生儿败血症感染可发生在产前、产时或产后,尤以产后感染最多见。产前感染与妊娠期妇女有明显感染有关,尤其羊膜腔的感染更易引起本病;产时感染与胎儿通过产道时被细菌感染有关,如产程延长、胎膜早破、消毒不严格等;产后感染与细菌经脐部、皮肤黏膜损伤处、呼吸道、消化道等侵入有关。

【护理评估】

(一)健康史

评估母亲孕期有无感染性疾病;有无胎膜早破、羊膜囊穿刺等创伤性操作、难产、滞产、消毒不严格等;产后是否严格执行无菌操作,新生儿有无脐带感染、皮肤黏膜感染、呼吸道感染等。评估患儿一般反应、体温变化、体重增长及有无黄疸、出血倾向等。

(二)身体状况

患儿无特征性表现。出生 7d 内起病者称为早发型败血症,感染通常发生在出生前或出生时,病原菌以大肠埃希氏菌为主,常伴有肺炎,病死率高;出生 7d 后起病者称为晚发型败血症,感染通常发生在出生后,病原菌以葡萄球菌、机会致病菌为主,常有肺炎或脐炎等局灶性感染,病死率较早发型低。早期表现为反应差、食欲缺乏、哭声低弱、发热或体温不升等,继而发展为精神萎靡、嗜睡、不吃、不哭、不动、体重不增、面色欠佳、出现病理性黄疸、呼吸异常,常伴有肝大、脾大。少数严重者很快发展至循环衰竭、呼吸衰竭、DIC、中毒性肠麻痹、酸碱平衡紊乱和胆红素脑病等。常并发化脓性脑膜炎。

(三)心理-社会状况

评估家长对本病的认知程度及心理状况,有无焦虑、恐惧、自责等。若为产时感染引起,会对医护人员产生抱怨、不信任及不愿合作。评估其家庭居住环境及经济状况。

(四)辅助检查

外周血检测,血培养,直接涂片找细菌,病原菌抗体检测,急相蛋白和血沉检查等有助于明确诊断。

（五）治疗要点

1. 抗菌药物治疗　早期、联合、足量、静脉应用,疗程 10~14d,有并发症者治疗时间需延长至 3~4 周。病原菌已明确者根据药物敏感试验结果选用;病原菌未明确者,结合当地菌种流行病学特点和耐药菌株情况选择两种抗菌药物联合使用。

2. 对症、支持治疗　保暖、供氧、纠正酸中毒及低氧血症,抗休克;及时清除脐炎、脓疱疮等局部感染灶;保证能量和液体的供给,维持血糖和电解质在正常水平;必要时输新鲜血、粒细胞、血小板,早产儿可给予免疫球蛋白静脉注射。

【常见护理诊断 / 问题】

1. 体温调节无效　与感染有关。

2. 皮肤完整性受损　与脐部感染、脓疱疮等局部感染灶有关。

3. 营养失调:低于机体需要量　与吸吮无力、食欲缺乏及摄入不足有关。

4. 潜在并发症:化脓性脑膜炎、感染性休克、DIC 等。

【护理目标】

1. 患儿体温正常。

2. 患儿皮肤完整性恢复。

3. 患儿获得充足的营养与水分。

4. 患儿无并发症发生或发生并发症得到及时发现与处理。

【护理措施】

（一）维持体温稳定

密切观察体温变化,体温过低时及时保暖,使体温恢复正常;体温过高时可通过调节环境温度、解开包被、多喂水、温水浴等物理措施降温,不宜用药物、乙醇擦浴等方法降温。

（二）清除局部感染灶

及时处理局部感染灶,如脐炎、脓疱疮、皮肤黏膜破损等,促进皮肤黏膜早日愈合,防止感染蔓延扩散。遵医嘱应用抗菌药,保证药物能有效进入体内,同时注意药物毒副作用。

（三）保证营养供给

有吸吮和吞咽能力的患儿,继续母乳喂养,少量多次,耐心喂哺;吸吮及吞咽能力差者,可管饲;不能经口喂养者,可结合病情考虑静脉内营养。

（四）密切观察病情,防止并发症

注意观察患儿生命体征变化及神志、面色、皮肤、前囟张力、哭声、呕吐情况、有无惊厥等。如患儿出现面色青灰、呕吐、脑性尖叫、两眼凝视、前囟饱满,提示可能并发化脓性脑膜炎;如患儿面色青灰、皮肤发花、四肢厥冷、脉搏细弱、皮肤有出血点等应考虑感染性休克或 DIC,立即联系医生,积极处理,必要时专人护理。

新生儿败血症患儿出现面色青灰、惊厥、前囟饱满。

请思考：

1. 该患儿出现哪种并发症？

2. 若体温高达 39.0℃，应采取何种降温措施？

（五）健康指导

向家长介绍本病的预防知识和护理要点，指导家长正确喂养和护理新生儿，保持皮肤清洁，避免损伤口腔黏膜，及早发现感染灶并及时彻底清除，以防感染扩散引起败血症。

【护理评价】

通过治疗与护理，患儿：

1. 体温是否恢复正常。

2. 皮肤完整性是否恢复。

3. 是否获得充足的营养及水分。

4. 是否无并发症发生或发生时得到及时发现与处理。

第五节　新生儿低血糖

工作情景与任务

导入情景：

患儿，男，日龄 2d，胎龄 35 周剖宫产儿，脐带绕颈 2 周。查体：体重 4.2kg，P 110 次 /min，R 30 次 /min，反应差，呼吸表浅，刺激哭声低弱，血糖 1.5mmol/L。患儿被初步诊断为新生儿低血糖。

工作任务：

1. 评估患儿的健康史，确定发病原因。

2. 找出患儿的护理问题。

3. 请为家长进行健康指导。

新生儿正常血糖值与出生体重、胎龄、日龄、机体糖原储备情况、喂养方式及疾病状态等有关，一般全血血糖 <2.2mmol/L 即诊断为新生儿低血糖。

【概述】

新生儿低血糖分为暂时性低血糖和持续性低血糖。

1. 暂时性低血糖　一般不超过新生儿期。原因有:①糖原和脂肪储备不足。②葡萄糖消耗增加。③高胰岛素血症。

2. 持续性低血糖　可持续至婴儿或儿童期。主要见于先天性高胰岛素血症、内分泌缺陷、遗传代谢性疾病等。

【护理评估】

(一)健康史

评估患儿是否为早产儿、小于胎龄儿,有无葡萄糖消耗增加的疾病,如窒息、严重感染、寒冷损伤、先天性心脏病等,有无新生儿溶血病,母亲是否患有糖尿病等。

(二)身体状况

患儿多无症状或无特异性症状,表现为反应差或烦躁、喂养困难、哭声异常、激惹、惊厥、呼吸暂停等。经补充葡萄糖后症状消失、血糖恢复正常。

(三)心理－社会状况

评估家长对本病病因、预后及护理等知识的了解程度,评估家长有无焦虑、自责等心理反应。

(四)辅助检查

血糖测定是确诊和早期发现低血糖的主要手段。常用微量纸片法测定血糖,异常者采静脉血测定血糖。对新生儿可能发生低血糖者可在生后进行持续血糖监测。持续性低血糖者应进一步检测血胰岛素、胰高血糖素、三碘甲状原氨酸(T_3)、甲状腺素(T_4)、促甲状腺激素(TSH)、生长激素及皮质醇等。

(五)治疗要点

无症状低血糖可进食葡萄糖,如无效则静脉输注葡萄糖。有症状者均应静脉输注葡萄糖 $6 \sim 8mg/(kg \cdot min)$。持续或反复低血糖者除静脉输注葡萄糖外,应结合病情给予氢化可的松静脉滴注、胰高糖素肌内注射或泼尼松口服。

【常见护理诊断/问题】

1. 营养失调:低于机体需要量　与摄入不足、消耗增加有关。

2. 潜在并发症:呼吸暂停等。

【护理目标】

1. 患儿获得充足的营养,血糖水平正常。

2. 患儿无并发症发生或发生时得到及时发现与处理。

【护理措施】

(一)维持血糖稳定

生后能进食者尽早喂养,根据病情给予 10% 葡萄糖或吸吮母乳。早产儿或窒息儿尽快建立静脉通道,保证葡萄糖输入。

（二）监测血糖

定期监测血糖,并根据病情及时调整输注量及速度,用输液泵控制滴速,每小时观察记录1次。

（三）观察病情

注意观察生命体征、有无反应差或烦躁、喂养困难、哭声异常、激惹、惊厥、呼吸暂停等,一旦发现呼吸暂停立即给予刺激皮肤、托背、吸氧等措施。

 护理学而思

患儿,男,日龄2d,正常分娩儿,生后Apgar评分正常。患儿出现反应差、食欲缺乏、惊厥及呼吸异常、发绀。患儿被初步诊断为新生儿低血糖。

请思考:

1. 医嘱给予10%葡萄糖静脉滴注,静脉滴注速度应为多少?

2. 发现患儿出现呼吸暂停,护士应立即采取什么措施?

（四）健康指导

指导家长合理喂养,新生儿出生后能进食者宜尽早喂养,避免高危因素。患儿出院后家长密切观察患儿有无异常表现,尤其对反复发生低血糖者,发现异常及时就诊。

【护理评价】

通过治疗与护理,患儿:

1. 是否获得充足的营养,血糖是否正常。

2. 是否无并发症发生或发生时得到及时发现与处理。

第六节　新生儿低钙血症

 工作情景与任务

导入情景:

患儿,男,日龄3d,胎龄34周出生,因今早发生惊厥就诊,辅助检查:血钙1.3mmol/L。

工作任务:

1. 评估患儿的健康史,确定发病原因。

2. 找出患儿存在的护理问题。

3. 针对该患儿应采取哪些护理措施?

新生儿低钙血症是新生儿惊厥的常见原因之一，主要与暂时的生理性甲状旁腺功能低下有关。血清总钙 <1.75mmol/L，游离钙 <0.9mmol/L 即为低钙血症。

【概述】

胎盘能主动向胎儿转运钙，故胎儿通常血钙不低。妊娠晚期母血甲状旁腺激素（PTH）水平高，分娩时脐血总钙和游离钙均高于母血水平，使胎儿和新生儿甲状旁腺功能暂时受抑制。出生后，母体血供钙停止，外源性供钙不足，新生儿甲状旁腺功能低下，骨质钙不能入血，导致低钙血症。

早期低钙血症指发生于生后 3d 内，多见于早产儿、小于胎龄儿、糖尿病患儿及患妊娠高血压综合征的母亲所生的婴儿。

晚期低血钙指出生 3d 后发生，多见于牛乳喂养的足月儿，主要是由于牛乳中钙、磷比例不适宜，血磷过高，血钙沉积于骨，出现低钙血症。

其他还可见于先天性永久性甲状腺旁腺功能不全等。

【护理评估】

（一）健康史

评估患儿出生史，是否早产儿或小于胎龄儿、是否牛乳喂养；患儿出生前母亲是否患有糖尿病、妊娠高血压综合征等。

（二）身体状况

患儿症状轻重不同，多出现于生后 5～10d，主要是神经、肌肉兴奋性增高，表现为烦躁不安、肌肉抽动及震颤，可有惊跳、惊厥等，手足搐搦、喉痉挛少见，惊厥发作时可出现呼吸暂停、发绀。发作间期一般情况良好。早产儿生后 3d 内易出现血钙降低，通常无明显体征，可能与其发育不完善、血浆蛋白低和酸中毒时血清游离钙相对较高有关。

（三）心理 - 社会状况

评估家长对本病知识的了解程度，有无焦虑、恐惧心理。

（四）辅助检查

血清总钙 <1.75mmol/L，游离钙 <0.9mmol/L，血磷 >2.6mmol/L，碱性磷酸酶多正常。必要时可检测母亲血钙、血磷和 PTH 水平。心电图 QT 间期延长（早产儿 >0.2s，足月儿 >0.19s）提示低钙血症。

（五）治疗要点

静脉或口服补钙。晚期低血钙患儿应给予母乳或配方乳。甲状旁腺功能不全者除补钙外，加服维生素 D。

【常见护理诊断 / 问题】

1. 有窒息的危险　与低血钙造成惊厥、喉痉挛有关。

2. 有受伤的危险　与惊厥发作及手足搐搦有关。

3. 知识缺乏：家长缺乏有关新生儿低钙血症的知识。

【护理目标】

1. 患儿不发生窒息或窒息得到及时处理。

2. 患儿不受伤或受伤得到及时处理。

3. 家长能说出惊厥和喉痉挛的相关护理知识。

【护理措施】

（一）遵医嘱补钙

1. 10% 葡萄糖酸钙静脉注射或静脉滴注均要用 5%～10% 葡萄糖溶液稀释至少 1 倍，推注要缓慢，推注速度 <1ml/min，并予心电监护，以免注入过快引起呕吐和心脏停搏而导致死亡等。如心率 <80 次 /min，应停用。

2. 静脉补钙时尽量选择粗直、避开关节、易于固定的静脉，确保输液通畅，以免药物外溢造成局部组织坏死。一旦发现药物外溢，立即停止注射，局部用 25%～50% 硫酸镁湿敷。

3. 口服补钙应在两次喂奶间，禁忌将钙剂与牛奶搅拌在一起，影响钙吸收。

 护理学而思

某新生儿确诊为低钙血症，医嘱：静脉注射 10% 葡萄糖酸钙。

请思考：

1. 推注过程中护士重点要注意观察什么？

2. 发现患儿输液部位有外渗，护士应立即采取什么措施？

（二）观察病情

观察患儿有无惊厥、喉痉挛等，是否出现呼吸暂停。备好吸引器、氧气、气管插管、气管切开等急救物品，一旦发生紧急情况，便于组织抢救。

（三）健康指导

向家长介绍育儿知识，鼓励母乳喂养，多晒太阳。无法母乳喂养者，应给予母乳化配方奶粉喂养，保证钙的摄入。牛奶喂养者，指导父母学会给予婴儿加服钙剂和维生素 D。

【护理评价】

通过治疗与护理，患儿：

1. 是否发生窒息或窒息得到及时处理。

2. 是否受伤或受伤得到及时处理。

3. 家长是否能说出惊厥和喉痉挛的相关护理知识。

【章末小结】本章的学习重点是新生儿常见疾病的身体状况、护理诊断与护理措施。学习难点是生理性和病理性黄疸的鉴别。在学习的过程中注意知识的前后联系比较,学会根据护理评估内容推导护理诊断,从而制订相应的护理措施。

? 思考与练习

1. 患儿,男,日龄 4d,胎龄 33 周早产儿。反应差,哭声弱,吸吮无力。查体:T 34.0℃,P 110 次 /min,R 40 次 /min,患儿小腿、双下肢皮肤硬肿。

问题:

(1)该患儿的首优护理诊断是什么?

(2)该患儿主要的护理措施有哪些?

2. 患儿,男,日龄 13d,足月分娩儿。近日出现不吃、不哭、反应差,体温不升 3d。查体:皮肤巩膜黄染,前囟平软,心肺无异常,脐部有少量黄色分泌物。血常规:白细胞(WBC)$19×10^9$/L,中性粒细胞(N)65%。入院后完善各项检查,积极处理。3h 后护士发现患儿出现抽搐,伴面色发灰,双眼凝视,前囟饱满,克尼格征(+)。

问题:

(1)该患儿皮肤黄染,属生理性黄疸还是病理性黄疸? 为什么?

(2)入院 3h 后患儿发生了什么并发症?

3. 患儿,男,日龄 2d,足月顺产儿,生后第 1d 出现黄疸,今日迅速加重,并出现肝大、脾大。辅助检查:血清总胆红素 342μmol/L。

问题:

(1)为明确诊断,该患儿还需要做哪些辅助检查?

(2)该患儿的初步诊断是什么?

(3)列出该患儿的主要护理诊断。

(4)请为家长进行健康指导。

(田　洁　冷丽梅)

第七章 | 营养缺乏性疾病患儿的护理

07章 数字内容

第一节　蛋白质－能量营养不良

 工作情景与任务

导入情景:

　　患儿,男,12个月,生后因母乳不足,以米糊喂养,未添加其他辅食。查体:精神萎靡,体重6.0kg,身长70cm,腹壁皮下脂肪消失,皮肤稍苍白。因晨起患儿突然出现神志不清、面色苍白、出冷汗等表现,家长急送患儿至医院就诊。

工作任务:

1. 该患儿的初步诊断是什么? 可能出现了哪种并发症?
2. 给家长讲解发病原因,找出护理问题。
3. 应如何配合医生进行急救?

蛋白质 – 能量营养不良是因能量和 / 或蛋白质长期摄入不足或消耗增多引起的营养缺乏性疾病。多见于 3 岁以下婴幼儿。主要表现为体重减轻、皮下脂肪减少和皮下水肿，常伴有各器官系统功能紊乱。

【概述】

（一）病因

1. 喂养不当　是我国儿童原发性营养不良的最主要原因，如母乳不足又未及时添加其他乳制品；奶粉配制过稀，突然停奶又未及时添加辅食；长期以淀粉类食品喂养。年长儿的不良饮食习惯，如长期偏食、挑食、吃零食过多等引起。

2. 消化吸收障碍　消化系统异常可影响食物的消化吸收。

3. 需要量增加　早产、多胎等均可因需要量增多而造成相对不足。

4. 消耗量过大　长期发热，急、慢性传染病及慢性消耗性疾病等均可致消耗增加，引起营养不良。

（二）发病机制

1. 新陈代谢异常　由于蛋白质不足，使体内蛋白质代谢处于负平衡，可发生低蛋白性水肿。大量脂肪消耗导致血清胆固醇浓度下降。碳水化合物由于摄入不足和消耗增多，致糖原不足和血糖偏低，重者可引起低血糖甚至猝死。水、盐代谢紊乱可出现低渗性脱水、酸中毒、低血钾、低血钠、低血钙和低镁血症。体温调节能力下降，体温偏低。

2. 各系统功能低下　消化功能低下，易发生腹泻。心脏收缩力减弱，心输出量减少，血压偏低，脉细弱。肾小管重吸收功能减低，尿量增加而尿比重下降。神经兴奋性降低，但有时烦躁不安、表情淡漠、反应迟钝、记忆力减退、条件反射不易建立。免疫功能明显降低，患儿极易并发各种感染。

【护理评估】

（一）健康史

评估患儿的喂养史、患病史及生长发育史。注意是否存在母乳不足、喂养不当以及不良的饮食习惯；是否有消化道解剖或功能上的异常；是否为早产儿或双胎儿等。

（二）身体状况

营养不良的早期表现是活动减少、精神较差、体重不增，继之出现体重下降，主要表现为消瘦，皮下脂肪减少以至消失。皮下脂肪层厚度是判断营养不良程度的重要指标之一。皮下脂肪消耗的顺序依次为腹部→躯干→臀部→四肢→面颊。皮肤干燥、苍白、逐渐失去弹性，肌张力逐渐降低、肌肉松弛、肌肉萎缩，四肢可有挛缩。营养不良初期，身高（长）不受影响，但随病情加重，身高（长）低于正常。重度营养不良可有精神萎靡，食欲减退，体温偏低，脉细无力等表现，也可有重要脏器功能损害。血浆白蛋白明显下降时，可有凹陷性水肿。

根据临床症状不同，将营养不良划分为轻度、中度、重度，见表 7-1。

表7-1　婴幼儿不同程度营养不良的临床表现

项目	Ⅰ度(轻)	Ⅱ度(中)	Ⅲ度(重)
实际体重为理想体重百分比	80%～89%	70%～79%	<70%
腹部皮下脂肪厚度	0.4～0.8cm	<0.4cm	消失
肌张力	正常	降低、肌肉松弛	低下、肌肉萎缩
身长(高)	正常	低于正常	明显低于正常
精神状态	无明显变化	烦躁	萎靡、抑制与烦躁交替
水肿	无	无	有

常见的并发症有营养性贫血,以缺铁性贫血最常见。易患各种感染,如呼吸道、消化道的感染。可有多种维生素及微量元素的缺乏,以维生素A缺乏最常见,也可伴维生素D及钙、锌等缺乏。还可并发自发性低血糖,常发生在夜间或清晨,表现为突然面色灰白、神志不清、呼吸暂停、脉搏减慢及体温不升等,若诊治不及时,可危及生命。

(三)心理－社会状况

了解患儿家庭经济状况及父母角色是否称职;了解父母的育儿知识水平以及对疾病的认识程度。

(四)辅助检查

人血清白蛋白浓度降低是特征性改变。胰岛素样生长因子1(IGF-1)水平下降,被认为是早期诊断灵敏可靠的指标。此外,脂肪酶等活性下降,胆固醇、各种电解质及微量元素浓度皆可下降,生长激素水平升高。

 知识拓展

营养不良患者营养干预
五阶梯模式

营养不良患者营养干预五阶梯模式首先选择健康教育,然后依次向上晋级选择口服营养补充(ONS),全肠内营养(TEN),部分肠内营养(PEN)和部分肠外营养(PPN),全肠外营养(TPN)。当下一阶梯不能满足60%目标能量需求3～5d时,应该选择上一阶梯(图7-1)。

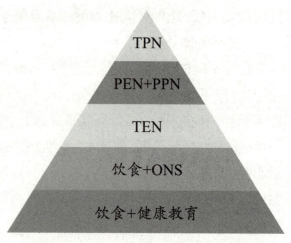

图7-1　营养不良患者营养干预
五阶梯模式

（五）治疗要点

治疗原则是处理并发症、去除病因、调整饮食及促进消化功能等。

【常见护理诊断／问题】

1. 营养失调：低于机体需要量　与能量、蛋白质摄入不足和／或需要、消耗过多有关。

2. 有感染的危险　与机体免疫功能低下有关。

3. 生长发育迟缓　与营养物质缺乏，不能满足生长发育的需要有关。

4. 潜在并发症：营养性缺铁性贫血、自发性低血糖、维生素 A 缺乏。

5. 知识缺乏：家长缺乏营养相关知识及育儿经验。

【护理目标】

1. 患儿增加能量及营养素的摄入。

2. 患儿不发生感染或感染得到及时处理。

3. 患儿的体重、身高（长）等体格发育指标能达到正常儿童的水平。

4. 患儿不发生并发症或发生时得到及时发现与处理。

5. 家长了解营养不良的原因，能正确选择合适的婴幼儿食品，合理喂养儿童。

【护理措施】

（一）调整饮食，补充营养物质

饮食调整的量和内容应根据营养不良的程度、消化能力和对食物的耐受情况逐步完成，其饮食调整的原则是：由少到多、由稀到稠、循序渐进，逐渐增加饮食，直至恢复正常。

1. 能量的供给

（1）轻度营养不良：患儿能量供给从每日 250～330kJ/kg（60～80kcal/kg）开始，以后逐渐递增至每日 585kJ/kg（140kcal/kg）。待体重接近正常后，恢复供给生理需要量。

（2）中重度营养不良：患儿能量供给从每日 165～230kJ/kg（45～55kcal/kg）开始，逐步少量增加；若消化吸收能力较好，可逐渐增加至每日 500～727kJ/kg（120～170kcal/kg），并按实际体重计算所需能量。待体重接近正常后，恢复到正常生理需要量。

2. 蛋白质的供给　蛋白质从每日 1.5～2.0g/kg 开始，逐步增加到 3.0～4.5g/kg，过早给予高蛋白食物可引起腹胀、肝大。食品除乳制品外，可给予蛋类、肝泥、肉末等高蛋白食物。

3. 维生素及微量元素的补充　食物中应富含维生素和微量元素。

4. 尽量保证母乳喂养　对还能母乳喂养的儿童，要特别注意尽量母乳喂养，添加的辅食最好是半流质和固体食物。

5. 选择合适的补充途径　如果胃肠道功能好，要尽量选择口服补充的方法；也可根据情况选择鼻胃管喂养、静脉营养。

6. 建立良好的饮食习惯　纠正患儿挑食、偏食、吃零食的不良习惯，保证供给足够的能量和蛋白质。

（二）促进消化、改善食欲

遵医嘱给予消化酶和 B 族维生素；给予苯丙酸诺龙，可促进蛋白质合成，增加食欲；对食欲缺乏的患儿可给予胰岛素注射，增加饥饿感以提高食欲；给予锌制剂，每日口服元素锌 0.5~1mg/kg，可提高味觉敏感度、增加食欲。

 护理学而思

患儿，女，2 岁，体重 10kg，身长 81cm。查体：腹壁皮下脂肪厚度 0.6cm，皮肤稍苍白。遵医嘱调整饮食、给予苯丙酸诺龙。

请思考：

1. 说出该患儿营养不良的分度。

2. 对家长解释给予苯丙酸诺龙的目的。

（三）预防感染

保持皮肤清洁、干燥，防止皮肤破损；做好口腔护理，保持生活环境清洁，注意做好保护性隔离，防止交叉感染。

（四）观察病情

密切观察患儿的病情变化。观察有无低血糖、维生素 A 缺乏、酸中毒等临床表现并及时报告，做好抢救准备。如患儿出现面色灰白、神志不清、呼吸暂停、脉搏减慢及体温不升等低血糖表现，应立即静脉推注 25%~50% 的葡萄糖。治疗及护理开始后应每日记录进食情况，定期测量体重、身高（长）及皮下脂肪厚度，以判断治疗效果。

（五）健康指导

向家长介绍科学育儿知识，辅食添加应循序渐进，纠正不良饮食习惯；保证充足睡眠，坚持户外活动；预防感染，按时进行预防接种；先天畸形患儿应及时手术治疗；做好发育监测。

【护理评价】

通过治疗与护理，患儿：

1. 是否增加能量及营养素的摄入。

2. 是否发生感染或感染得到及时处理。

3. 体重、身高（长）等体格发育指标是否能达到正常儿童的水平。

4. 是否无并发症发生或发生时得到及时发现与处理。

5. 家长是否了解营养不良的原因，能正确选择合适的婴幼儿食品，合理喂养儿童。

第二节　营养性维生素 D 缺乏性佝偻病

 工作情景与任务

导入情景:

患儿,女,12 个月,早产儿,冬季出生,因"夜间睡眠不安、多汗 1 个月,尚不能扶站"入院。查体:体重 8.5kg,前囟 2.0cm × 1.5cm,可见枕秃,肋骨串珠,轻度 O 形腿,肌张力正常,神经系统未见异常。辅助检查:血清钙、磷稍低,血碱性磷酸酶升高。

工作任务:

1. 患儿的初步诊断是什么? 依据有哪些?

2. 评估患儿的健康史,确定发病原因。

3. 患儿现存的护理诊断 / 问题有哪些?

4. 针对该患儿应采取哪些护理措施?

营养性维生素 D 缺乏性佝偻病是由于儿童体内维生素 D 不足引起钙、磷代谢紊乱,产生的一种以骨骼病变为特征的全身慢性营养性疾病。营养性维生素 D 缺乏性佝偻病主要见于 2 岁以下婴幼儿,是我国儿童重点防治的"四病"之一。近年来,随社会经济文化水平的普遍提高,我国营养性维生素 D 缺乏性佝偻病发病率逐年降低,病情也趋于轻度。

【概述】

(一)维生素 D 的来源、转运、生理功能

1. 维生素 D 的来源

(1)母体 – 胎儿的转运:胎儿可通过胎盘从母体获得维生素 D,胎儿体内 25- 羟维生素 D_3［25(OH)D_3］的储存可满足生后一段时间的生长需要。早期新生儿体内维生素 D 水平与母体的维生素 D 的营养状况及胎龄有关。

(2)食物中的维生素 D:天然食物及母乳中含维生素 D 很少。婴幼儿可从维生素 D 强化的配方奶粉等食物中获得维生素 D。

(3)皮肤的光照合成:人类皮肤中的 7- 脱氢胆固醇经日光中紫外线照射后变为维生素 D_3,即内源性维生素 D_3。皮肤的光照合成是儿童和青少年维生素 D 的主要来源。

2. 维生素 D 的转运　食物中的维生素 D_2 和皮肤合成的维生素 D_3 在人体内都没有生物活性,维生素 D 在体内必须经两次羟化作用后才能发挥生物效应。首先经肝细胞发生第一次羟化,生成 25(OH)D_3,循环中的 25(OH)D_3 与 a- 球蛋白结合被运到肾,再次羟化,生成有生物活性的 1,25(OH)$_2D_3$。

3. 维生素 D 的生理功能　1,25$(OH)_2D_3$ 是维持钙、磷代谢平衡的主要激素之一,主要通过作用于靶器官(肠、肾、骨)而发挥其抗佝偻病的生理功能。①促进小肠黏膜细胞合成钙结合蛋白,增加钙、磷的吸收,促使骨钙沉积。②增加肾近曲小管对钙、磷的重吸收,特别是磷的重吸收,提高血钙、血磷浓度,利于骨的矿化作用。③使破骨细胞成熟,促进骨重吸收,旧骨中钙盐释放入血;另一方面刺激成骨细胞促进骨样组织成熟和钙盐沉积。

(二)病因

1. 围生期维生素 D 不足　母亲妊娠期特别是妊娠后期维生素 D 营养不足,如母亲严重营养不良、肝肾疾病、慢性腹泻,以及早产、双胎均可导致婴儿体内储存不足。

2. 日光照射不足　因紫外线不能透过玻璃窗,婴幼儿缺乏户外活动,可使内源性维生素 D 不足。城市高大建筑、烟雾、尘埃、气候等因素,均影响内源性维生素 D 的生成。

3. 需要量增加　骨骼生长速度与维生素 D 和钙的需要量成正比。早产或双胎婴儿体内储存的维生素 D 不足,且出生后生长发育快,易发生本病。

4. 摄入不足　因天然食物及母乳中含维生素 D 较少,婴儿若户外活动少,也易患本病。

5. 疾病及药物影响　胃肠道或肝胆疾病影响维生素 D 吸收;肝肾严重损害可致维生素 D 羟化障碍。长期服用抗惊厥药物使体内 25$(OH)D_3$ 加速分解,导致维生素 D 不足。糖皮质激素有对抗维生素 D 对钙的转运作用。

(三)发病机制

维生素 D 缺乏性佝偻病可以看成是机体为维持血钙水平而对骨骼造成的损害。长期严重维生素 D 缺乏造成肠道吸收钙、磷减少,血钙、血磷水平降低,以致甲状旁腺功能代偿性亢进,甲状旁腺激素(PTH)分泌增加,以动员骨钙释出,同时也抑制肾小管对磷的重吸收,导致血清钙浓度维持在正常或接近正常的水平,但血磷明显降低;钙、磷乘积降低,导致钙在骨骼组织上的沉积障碍,成骨细胞代偿增生,碱性磷酸酶分泌增加,骨样组织堆积于干骺端,骨质疏松等,临床即出现一系列佝偻病症状和血生化改变(图 7-2)。

【护理评估】

(一)健康史

评估患儿母亲妊娠期健康状况及患儿的出生史、喂养史、患病史、生活习惯及用药史。母亲妊娠期,特别是妊娠后期是否存在有营养不良、肝肾疾病、慢性腹泻,患儿是否为早产儿、双胎儿,日照是否充足等。

(二)身体状况

本病最常见于 3 月龄~2 岁的婴幼儿,主要表现为生长最快部位的骨骼改变、肌肉松弛及神经兴奋性改变。由于不同年龄的骨骼生长速度不一样,所以年龄不同,临床表现也不同,见表 7-2。

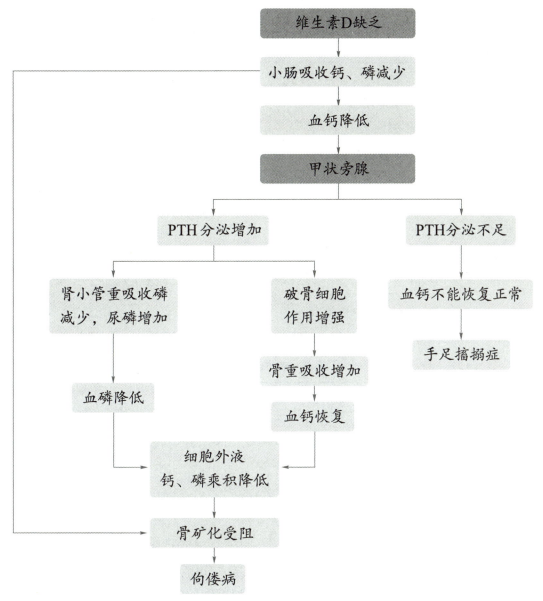

图7-2　维生素 D 缺乏性佝偻病及手足搐搦症的发病机制

表7-2　营养性维生素 D 缺乏性佝偻病活动期骨骼畸形与好发年龄

部位	名称	好发年龄
头部	颅骨软化	3～6个月
	方颅	7～8个月
	前囟增大及闭合延迟	迟于1.5岁
	出牙延迟	满13月龄尚未萌芽,2.5岁仍未出齐
胸部	肋骨串珠	1岁左右
	肋膈沟	
	鸡胸、漏斗胸	

部位	名称	好发年龄
四肢	手镯、足镯	>6 个月
	O 形腿、X 形腿	>1 岁
脊柱	后弯、侧弯	学坐后
骨盆	扁平	

临床上可分为 4 期,见表 7-3。

表 7-3 营养性维生素 D 缺乏性佝偻病临床四期的表现

	初期	活动期	恢复期	后遗症期
发病年龄	<6 个月	>3 个月		>2 岁
身体状况	非特异性神经精神症状	骨骼改变和运动功能发育迟缓、肌肉松弛	症状减轻或接近消失	症状消失

1. 初期(早期) 多见于 6 个月以内。主要表现为神经兴奋性增高,如夜惊、易激惹、烦躁不安、与室温季节无关的多汗,头部汗多致婴儿摇头擦枕,出现枕秃(图 7-3)。

2. 活动期(激期) 常见于 3 个月至 2 岁的婴幼儿,早期未经治疗,症状继续加重,主要表现为骨骼改变,运动功能和神经、精神发育迟缓。

(1)骨骼改变

1)头部:6 个月以内的婴儿可见颅骨软化,即用双手固定婴儿头部,指尖轻压顶骨后部或枕骨,可有压乒乓球的感觉;7~8 月龄时,变成"方盒样"头型,即额骨和顶骨双侧骨样组织增生呈对称性隆起(图 7-4),严重时呈马鞍状或十字状头型。患儿前囟闭合延迟,出牙延迟,牙釉质缺乏并易患龋齿。

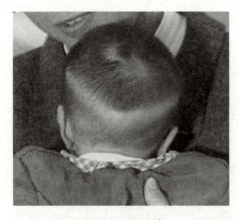

图 7-3 枕秃

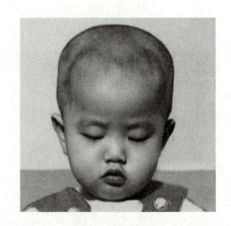

图 7-4 方颅

2)胸部:胸廓畸形多见于 1 岁左右婴儿。肋骨与肋软骨交界处因骨样组织堆积而膨大呈钝圆形隆起,上下排列如串珠状,称为肋骨串珠;第7、第8、第9肋骨与胸骨相连处软化内陷,致胸骨柄前突,形成鸡胸(图7-5);如胸骨剑突部向内凹陷,可形成漏斗胸(图7-6);膈肌附着处的肋骨长期受膈肌牵拉而内陷,形成一条沿肋骨走向的横沟,称为肋膈沟(图7-7)。

3)四肢:6个月以上患儿腕、踝部肥厚的骨骺形成钝圆形环状隆起,称佝偻病手镯(图7-8)、足镯;能站立或会行走的1岁左右患儿,由于骨质软化与肌肉关节松弛,双下肢因负重可出现下肢弯曲,形成O形腿、X形腿(图7-9、图7-10)。

4)脊柱、骨盆:婴幼儿会坐或站立后,可出现脊柱畸形。重者可形成扁平骨盆。

(2)运动功能发育迟缓:全身肌肉松弛,肌张力降低和肌力减弱,坐、立、行等运动功能发育落后,腹肌张力低下、腹部膨隆如蛙腹(图7-11)。

(3)神经、精神发育迟缓:重症患儿神经系统发育迟缓,表情淡漠,语言发育落后,条件反射形成缓慢;免疫力低下,易合并感染及贫血。

3. 恢复期　患儿经治疗及日光照射后,临床症状和体征逐渐减轻或消失。

4. 后遗症期　多见于2岁以后的儿童。临床症状消失,仅残留不同程度的骨骼畸形。

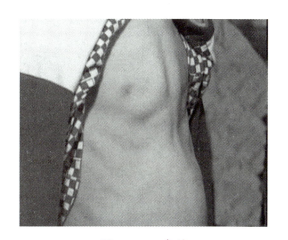

图 7-5　鸡胸

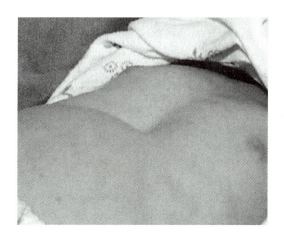

图 7-6　漏斗胸

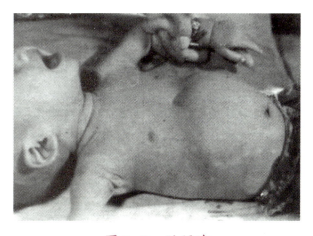

图 7-7　肋膈沟

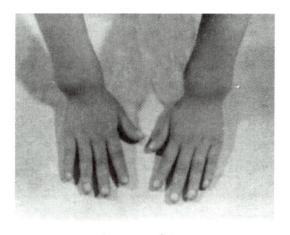

图 7-8　手镯征

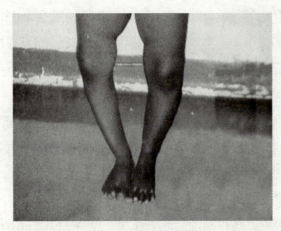

图 7-9　O 形腿

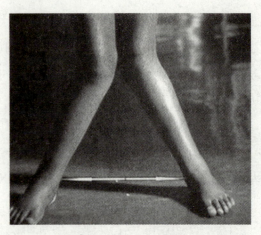

图 7-10　X 形腿

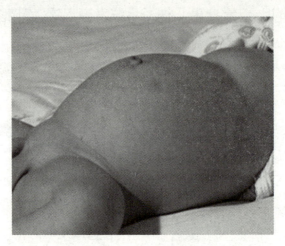

图 7-11　蛙腹

（三）心理－社会状况

3 岁以上出现骨骼畸形，对自身形象和运动能力的认识以及与同龄儿产生的差异，容易引起患儿自卑等不良心理活动，影响其心理健康及社会交往。患儿家长因担心骨骼畸形而焦虑。

（四）辅助检查

主要是骨骼 X 线检查和血生化检查，见表 7-4。

1. X 线检查　初期骨骼 X 线可正常或钙化带稍模糊。激期长骨钙化带消失，干骺端呈毛刷样、杯口状改变，骨骺软骨带增宽，骨密度减低，骨皮质变薄（图 7-12），可有骨干畸形或青枝骨折。治疗 2～3 周后，恢复期骨骼 X 线出现不规则的钙化线，以后骨骺软骨带、骨质密度逐渐恢复正常。后遗症期骨骼干骺端病变消失。

2. 血生化检查　初期血清 25(OH)D$_3$ 下降，PTH 升高，血钙正常或稍低，血磷降低，碱性磷酸酶（AKP）正常或稍高。激期除血钙稍低外，其余指标改变更加明显。恢复期血钙、血磷逐渐恢复正常，碱性磷酸酶需 1～2 个月降至正常。后遗症期血生化正常。

表7-4　营养性维生素D缺乏性佝偻病各期血生化改变和X线表现

	初期	激期	恢复期	后遗症期
血钙	正常或稍低	稍低	数日内恢复正常	正常
血磷	降低	明显降低	数日内恢复正常	正常
AKP	正常或稍高	明显升高	1~2个月后恢复正常	正常
25(OH)D$_3$	下降	<12ng/ml(<30nmol/L)，可诊断	数日内恢复正常	正常
骨骼X线	多正常	长骨钙化带消失，干骺端呈杯口状、毛刷样改变，骨骺软骨带增宽(>2mm)，骨密度减低，骨皮质变薄	长骨干骺端临时钙化带重现、增宽、密度增加，骨骺软骨带增宽<2mm	干骺端病变消失

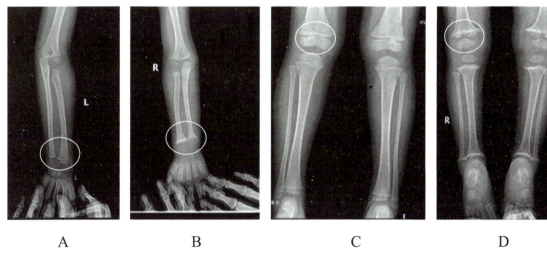

A　　　　　　B　　　　　　C　　　　　　D

图7-12　佝偻病骨骼X线表现

A和C分别为正常腕部和膝部；B和D分别为佝偻病腕部和膝部。

（五）治疗要点

加强护理，合理饮食，坚持经常晒太阳。补充维生素D，每日口服为首选治疗方法，治疗剂量为2 000~6 000IU/d，疗程至少3个月，之后再以400~600IU/d维持；口服困难或腹泻等影响吸收时，采用肌内注射（大剂量冲击疗法）。补充维生素D的同时，可从膳食摄取或口服适量钙剂，钙元素推荐量为500mg/d。及时适量地补充微量元素，也是防治佝偻病的重要措施之一。严重的骨骼畸形可采取外科手术矫正畸形。

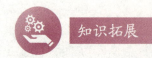

维生素 D 中毒

维生素 D 预防量过大,短期内多次给予大剂量维生素 D 治疗佝偻病,长期大剂量摄入维生素 D,敏感儿童每日给予维生素 D 4 000IU 连续 1~3 个月即可中毒。

早期症状为厌食、恶心、倦怠、烦躁不安、低热、呕吐、顽固性便秘,体重下降。重症可出现惊厥、血压升高、心律不齐、烦渴、尿频、夜尿,甚至脱水、酸中毒;尿中出现蛋白质、红细胞、管型等改变,继而发生慢性肾衰竭。应立即停用维生素 D 和钙剂。

【常见护理诊断/问题】

1. 营养失调:低于机体需要量　与日光照射不足和维生素 D 摄入不足有关。

2. 有感染的危险　与免疫功能低下有关。

3. 生长发育迟缓　与钙、磷代谢异常致骨骼、神经发育迟缓有关。

4. 潜在并发症:骨骼畸形、药物副作用。

5. 知识缺乏:患儿家长缺乏佝偻病的预防及护理知识。

【护理目标】

1. 患儿获得充足的维生素 D。

2. 患儿不发生感染或感染得到及时处理。

3. 患儿的生长发育达到正常标准。

4. 患儿无骨骼畸形、维生素 D 中毒发生或发生时能得到及时发现与处理。

5. 家长能说出佝偻病的预防及护理知识。

【护理措施】

（一）户外活动

指导家长每日带患儿进行一定时间的户外活动。生后 2~3 周即可带婴儿进行户外活动,冬季也要保证每日 1~2h 户外活动时间。夏季气温太高,可在阴凉处活动,尽量暴露皮肤。冬季室内活动时开窗,让紫外线能够透过。

（二）补充维生素 D

1. 提倡母乳喂养,按时引入辅食,给予富含维生素 D、钙、磷和蛋白质的食物。

2. 遵医嘱供给维生素 D 制剂,注意维生素 D 过量的中毒表现,如出现厌食、恶心、烦躁不安、体重下降和顽固性便秘等表现,应立即停用维生素 D,并通知医生。

（三）加强生活护理,预防感染

保持室内空气清新,温、湿度适宜,阳光充足,避免交叉感染。

（四）预防骨骼畸形和骨折

衣着柔软、宽松,避免过早过久坐、立、行。护理操作时应避免强力牵拉和重压,以防骨折。

（五）加强体格锻炼

对已有骨骼畸形的患儿可采取主动和被动的方法矫正。如胸廓畸形，可作俯卧位抬头展胸运动；下肢畸形可进行肌肉按摩，O形腿可以按摩外侧肌，X形腿可按摩内侧肌。对于行外科手术矫治者，指导家长正确使用矫形器具。

 护理学而思

患儿，女，9个月，有方颅和X形腿，前囟增宽，牙釉质缺乏。

请思考：

1. 说出该患儿佝偻病的临床分期。
2. 避免骨骼畸形和骨折的护理措施有哪些？
3. 维生素D治疗期间若出现食欲减退、烦躁、呕吐、便秘，考虑发生了什么情况？

（六）健康指导

给妊娠期妇女及家长讲述有关疾病的预防、护理知识，鼓励妊娠期妇女多进行户外活动，选择富含维生素D、钙、磷和蛋白质的食物，可于妊娠后3个月补充维生素D 800～1 000IU/d，同时服用钙剂。指导家长进行户外活动和调整饮食的方法，建议每日户外活动时间平均在1～2h。婴儿一般在生后每日给予400IU/d的维生素D，含钙丰富的辅食添加不晚于26周。在预防用药的同时，告知家长避免过量服用，注意观察有无维生素D中毒的表现。

【护理评价】

通过治疗与护理，患儿：

1. 是否获得充足的维生素D。
2. 是否发生感染或感染得到及时处理。
3. 生长发育是否达到正常标准。
4. 是否无骨骼畸形及维生素D中毒发生或发生时得到及时发现与处理。
5. 家长能否说出佝偻病的预防及护理知识。

第三节 维生素 D 缺乏性手足搐搦症

 工作情景与任务

导入情景：

患儿，女，8个月，单纯牛乳喂养，未添加辅食，因惊厥急诊入院。查体：T 36.7℃，枕秃，前囟 1.8cm×1.8cm。今日患儿突然出现神志不清，双眼上翻，四肢抽动，持续数秒后停止，意识恢复，活泼如常。辅助检查：血钙 1.6mmol/L。患儿被初步诊断为维生素 D 缺乏性手足搐搦症。

工作任务：

1. 向家长讲解发病原因，找出护理问题。

2. 如何配合医生急救？

维生素 D 缺乏性手足搐搦症是由于维生素 D 缺乏致血钙降低，而出现惊厥、手足搐搦或喉痉挛等神经肌肉兴奋性增高症状，多见于 6 个月以内的小婴儿。目前因预防工作的普遍开展，该病已较少发生。

【概述】

维生素 D 缺乏时，血钙下降而甲状旁腺不能代偿性分泌增加，血钙继续降低，当血清总钙小于 1.75～1.88mmol/L 或离子钙小于 1.0mmol/L 时即可引起神经肌肉兴奋性增高，出现手足搐搦、喉痉挛，甚至全身性惊厥的症状。

维生素 D 缺乏时，机体出现甲状旁腺功能低下的原因推测为婴儿体内维生素 D 缺乏的早期，甲状旁腺急剧代偿分泌增加，以维持血钙正常水平；当维生素 D 继续缺乏，甲状旁腺功能反应过度而疲惫，出现血钙降低。因此本病患儿同时存在甲状旁腺功能亢进所产生的佝偻病的表现和甲状旁腺功能低下的低血钙所致的临床表现。

【护理评估】

（一）健康史

评估患儿有无维生素 D 缺乏的病史，患儿近期是否接受日光照射较多或补充大量维生素 D，有无发热、感染、饥饿等。

（二）身体状况

身体状况主要为惊厥、喉痉挛和手足搐搦，并有不同程度的活动性佝偻病表现。

1. 隐匿型　血清总钙多在 1.75～1.88mmol/L，没有典型发作症状，但可通过刺激神经、肌肉引出下列体征：

（1）面神经征：以指尖或叩诊锤轻叩患儿颧弓与口角间的面颊部，引起眼睑和口角抽动者为阳性。

（2）腓反射：以叩诊锤叩击膝下外侧腓骨小头上腓神经处，引起足向外展者为阳性。

（3）陶瑟征：以血压计袖带包裹上臂，充气使血压维持在收缩压与舒张压之间，5min之内该手出现痉挛症状为阳性。

2. 典型发作　血清总钙低于 1.75mmol/L 时可出现惊厥、手足搐搦和喉痉挛，其中惊厥最常见。

（1）惊厥：多见于婴儿期，突然四肢抽动，两眼上翻，面肌颤动，神志不清，发作时间持续数秒至数分钟。发作时间长者可伴口周发绀。发作停止后多入睡，醒后活泼如常。发作次数可数日 1 次或 1d 数次。一般不发热，发作轻时仅有短暂的眼球上翻和面肌颤动，神志清楚。

（2）手足搐搦：多见于较大的婴幼儿，发作时手足痉挛呈弓状，双手腕部屈曲，手指强直，拇指向掌心内收（图 7-13）；踝关节伸直，足趾同时向下弯曲（图 7-14）。

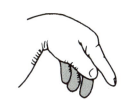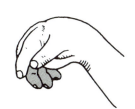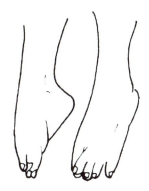

图 7-13　手足搐搦症的手痉挛　　　　图 7-14　手足搐搦症的足痉挛

（3）喉痉挛：婴儿多见，喉部肌肉及声门突发痉挛，呼吸困难，有时可突然发生窒息，甚至死亡。

 知识拓展

常见无热惊厥性疾病

低血糖症：常发生于清晨空腹时，血糖 <2.2mmol/L，口服或静脉注射葡萄糖后立即恢复。

低镁血症：常见于新生儿或年幼婴儿，可有惊厥、手足搐搦，血镁 <0.58mmol/L。

婴儿痉挛症：为癫痫的一种表现。多见于 1 岁以内，发作数秒至数十秒自停，伴智力异常，脑电图有异常节律波。

原发性甲状旁腺功能减退：表现为间歇性惊厥或手足搐搦，间隔几日或数周发作 1 次，血钙 <1.75mmol/L，碱性磷酸酶正常或稍低，颅骨 X 线可见基底核钙化灶。

（三）心理－社会状况

评估家长对本病知识的了解程度，是否缺乏对惊厥的急救处理等方面的知识，有无焦虑、恐惧心理。

（四）辅助检查

血清总钙低于 1.75～1.88mmol/L，离子钙低于 1.0mmol/L。

（五）治疗要点

1. 急救处理　立即吸氧，喉痉挛者须将舌头拉出口外，并进行口对口呼吸或加压给氧，必要时作气管插管以保证呼吸道通畅。迅速控制惊厥或喉痉挛，可用 10% 水合氯醛保留灌肠，每次 40～50mg/kg；或地西泮每次 0.1～0.3mg/kg 肌内注射或缓慢静脉注射。

2. 钙剂治疗　尽快给予 10% 葡萄糖酸钙 5～10ml 加入 10% 葡萄糖液 5～20ml 中，缓慢静脉注射（>10min）或滴注，用药过程中注意监测心率，惊厥停止后改口服钙剂，不可皮下或肌内注射钙剂以免造成局部坏死。

3. 维生素 D 治疗　急诊情况控制后，按营养性维生素 D 缺乏性佝偻病治疗方法给予维生素 D。

 护理学而思

患儿，男，10 个月，因"维生素 D 缺乏性手足搐搦症经常性发作"入院。患儿突然出现四肢抽动，两眼上翻，面肌颤动，神志不清。

请思考：

1. 对患儿的治疗步骤是什么？
2. 在使用钙剂的过程中重点要注意什么？

【常见护理诊断/问题】

1. 有窒息的危险　与惊厥发作及喉痉挛有关。
2. 有受伤的危险　与惊厥发作及手足搐搦有关。
3. 营养失调：低于机体需要量　与维生素 D 缺乏有关。
4. 知识缺乏：家长缺乏有关惊厥及喉痉挛的护理知识。

【护理目标】

1. 患儿不发生窒息或窒息得到及时处理。
2. 患儿不受伤或受伤得到及时处理。
3. 患儿获得充足的维生素 D。
4. 家长能说出惊厥和喉痉挛的相关护理知识。

【护理措施】

（一）控制惊厥及喉痉挛

惊厥发作时,应就地抢救,使患儿平卧,松开衣领,颈部伸直,头后仰,以保持呼吸道通畅,同时呼叫医生。遵医嘱立即给予镇静剂、钙剂。静脉注射钙剂时需缓慢推注或滴注,并监测心率,以免血钙骤升,发生呕吐甚至心搏骤停;避免药液外渗,不可皮下或肌内注射,以免造成局部坏死。

（二）防止窒息

出现惊厥或喉痉挛者立即吸氧,做好气管插管或气管切开前准备。喉痉挛者立即将舌头拉出口外,同时将患儿头偏向一侧,清除口鼻分泌物,保持呼吸道通畅,避免窒息;对已出牙的患儿,应在上、下门齿间放置牙垫,避免舌被咬伤。必要时行气管插管或气管切开。

（三）户外活动,补充维生素 D

鼓励家长坚持带孩子进行户外活动,补充维生素 D。

（四）健康指导

向家长介绍合理喂养的知识和户外活动的重要性,教会家长惊厥、喉痉挛发作的处理方法。

【护理评价】

通过治疗与护理,患儿:

1. 是否发生窒息或窒息得到及时处理。

2. 是否受伤或受伤得到及时处理。

3. 是否获得充足的维生素 D。

4. 家长是否能说出惊厥和喉痉挛的相关护理知识。

章末小结

　　本章的学习重点是营养缺乏性疾病的身体状况、护理诊断与护理措施。学习难点是维生素 D 的转运、营养性维生素 D 缺乏性疾病的发病机制。在学习的过程中注意归纳营养不良的分度、营养性维生素 D 缺乏性佝偻病骨骼的改变。加强理论联系实际,开展健康教育,预防营养性疾病的发生。

？ 思考与练习

1. 患儿,女,12 个月,早产儿,生后混合喂养,未添加辅食。查体:神志清楚,面色稍苍白,体重 7.2kg,腹软,腹壁皮下脂肪 0.6cm。患儿被初步诊断为营养不良。

问题:

（1）营养不良最早的表现是什么?

（2）说出该患儿皮下脂肪最先消失的部位。

2. 患儿，男，15个月，人工喂养，平时易惊、多汗。查体：前囟增宽、枕秃、出牙延迟，肋骨串珠，O形腿。X线检查：临时钙化带消失。患儿被初步诊断为维生素D缺乏性佝偻病。

问题：

（1）说出骨样组织堆积导致的骨骼畸形。

（2）为预防骨骼畸形或骨折可采取哪些护理措施？

3. 患儿，女，7个月，冬季出生，人工喂养，平时睡眠不安、多汗。今日晒太阳后突然出现惊厥2～3次，每次1min左右，抽搐间期活泼如常，体温36.8℃。

问题：

（1）为明确诊断应给患儿做哪项辅助检查？

（2）该患儿的首优护理诊断是什么？

（唐秀英　田　洁）

第八章 | 消化系统疾病患儿的护理

08章 数字内容

1. 具有良好的沟通能力,人文关怀理念,具备对消化性疾病患儿的初步评估能力和评判性思维。
2. 掌握口炎、腹泻病、肠套叠的身体状况、常见护理诊断及护理措施。
3. 熟悉口炎、腹泻病、肠套叠的病因、辅助检查及治疗要点。
4. 了解儿童消化系统解剖生理特点、腹泻病的发病机制。
5. 学会运用护理程序对口炎、腹泻病及肠套叠患儿实施整体护理。

第一节 儿童消化系统解剖、生理特点

(一)口腔

足月新生儿出生时已具有较好的吸吮和吞咽功能,早产儿则较差;新生儿及婴幼儿口腔黏膜薄嫩,唾液腺发育不够完善,口腔黏膜干燥,容易发生损伤和局部感染;<3个月婴儿因唾液中淀粉酶含量低,不宜喂淀粉类食物;3~4个月婴儿唾液分泌开始增加,5~6个月时明显增加,但由于婴儿口底浅,不能及时吞咽所分泌的全部唾液,故易出现生理性流涎。

(二)食管

食管长度在新生儿时为8~10cm,1岁时约为12cm,5岁时约为16cm,学龄儿童时为20~25cm,插胃管时需注意不同年龄的长度区别。婴儿的食管呈漏斗状,黏膜薄,腺体缺乏,弹力组织和肌层不发达,食管下端贲门括约肌发育不完善,控制能力差,易发生胃食管反流,8~10个月时症状消失。婴儿喂养时如吞入大量空气,易发生溢乳现象。

(三)胃

婴儿胃呈水平位,当开始行走后渐变为垂直位。贲门和胃底部肌张力低,幽门括约肌

发育较好,故易发生幽门痉挛而出现呕吐。胃容量在新生儿时为 30～60ml,1～3 个月时为 90～150ml,1 岁时为 250～300ml,5 岁时为 700～850ml,成人时约为 2 000ml。哺乳后不久幽门即开放,胃内容物逐渐流入十二指肠,故实际哺乳量常超过上述胃容量。胃排空时间因食物种类不同而异,水 1.5～2h,母乳 2～3h,牛乳 3～4h。早产儿胃排空慢,易发生胃潴留。

(四)肠

儿童肠管相对比成人长,一般为身长的 5～7 倍,黏膜血管丰富,小肠绒毛发育较好,有利于消化吸收。但肠黏膜肌层发育差,肠系膜柔软而长,固定差,易发生肠套叠和肠扭转。肠壁薄,通透性高,屏障功能差,故肠内毒素、消化不全产物及过敏原等易通过肠黏膜吸收进入体内,引起全身感染和过敏性疾病。

(五)肝

年龄越小,肝相对越大。婴幼儿在右肋下可触及 1～2cm 肝,质地软,无压痛,6～7 岁后则不易触及。婴儿肝血管丰富,肝细胞再生能力强,不易发生肝硬化,但肝功能不成熟,解毒能力差,故在感染、缺氧、药物、中毒等情况下易发生肝大和变性。婴儿期胆汁分泌较少,故对脂肪的消化和吸收功能较差。

(六)胰腺

新生儿出生时胰液分泌量少,3～4 个月时随着胰腺的快速发育而随之增多,6 个月内胰淀粉酶活性较低,1 岁后才接近成人,故不宜过早添加淀粉类食物。新生儿胰脂肪酶的活性较低,故对脂肪的消化和吸收不够完善,易发生消化不良。婴幼儿胰液及消化酶的分泌容易受炎热天气和各种疾病的影响而被抑制,导致消化不良。

(七)肠道细菌

胎儿肠道是无菌的,生后数小时细菌开始进入肠道。肠道菌群受食物成分影响,母乳喂养儿以双歧杆菌为主;人工喂养和混合喂养儿肠内的大肠埃希氏菌、嗜酸杆菌、双歧杆菌及肠球菌所占比例几乎相等。正常肠道菌群对侵入肠道的致病菌有一定的拮抗作用,而婴幼儿肠道正常菌群脆弱,易受许多内、外因素的影响而致菌群失调,导致消化道功能紊乱。

 知识拓展

肠道菌群

人体肠道内寄生着 10 万亿个细菌,它们能影响体重和消化能力,抵御感染和自体免疫疾病的患病风险,还能控制人体对抗癌药物的反应。肠道中的细菌依据其数量多少可以分为优势菌群(主要菌群)和次要菌群。优势菌群是对人体发挥生理功能的菌群,包括双歧杆菌、乳酸杆菌、类杆菌等;次要菌群有潜在致病性,包括大肠埃希氏菌、肠球菌等。

人体的健康与肠道内的菌群结构息息相关。

（八）健康儿童粪便

1. 胎便　生后 3d 内排出的粪便，质稠，呈橄榄绿色，无臭味。由脱落的肠上皮细胞、消化液、咽下的羊水组成，2～3d 内转变为婴儿粪便。

2. 母乳喂养儿粪便　黄色或金黄色、糊状，偶有细小乳凝块，或较稀薄、绿色、不臭，每日排便 2～4 次，呈酸性反应。

3. 人工喂养儿粪便　呈淡黄色或灰黄色，较干稠，有臭味，呈中性或碱性反应，每日排便 1～2 次，易发生便秘。

4. 部分母乳喂养儿粪便　与人工喂养儿粪便相似，但较软、黄色。添加谷类、蛋、肉、蔬菜、水果等食物后，粪便性状逐渐接近成人，每日排便 1 次。

第二节　口　炎

 工作情景与任务

导入情景：

患儿，女，2 个月，因肺炎住院，用抗生素治疗 10d，晨间护理时护士发现其口腔黏膜出现较多的白色乳凝块样物，无全身不适，无局部疼痛。患儿被初步诊断为鹅口疮。

工作任务：

1. 如何预防口炎的发生？

2. 针对该患儿应采取哪些护理措施？

【概述】

口炎是由各种感染引起的口腔黏膜炎症，若病变仅局限于舌、齿龈、口角，亦可称为舌炎、齿龈炎或口角炎，由病毒、真菌、细菌等引起，多见于婴幼儿。本病可单独发生，亦可继发于全身性疾病如急性感染、腹泻、营养不良、维生素 B 或维生素 C 缺乏等。食具消毒不严、口腔卫生不良或各种疾病导致机体抵抗力下降均有利于口炎发生。

【护理评估】

（一）健康史

评估患儿有无口腔黏膜受损的病史；奶瓶、奶嘴是否清洁、消毒，哺乳前是否清洁乳头；患儿有无长期腹泻及营养不良等疾病；有无长期应用肾上腺糖皮质激素及广谱抗生素史；有无与疱疹性口炎患儿接触史等。评估患儿是否有烦躁、哭闹、发热、拒乳等症状出现。

(二)身体状况

临床常见口炎包括鹅口疮、疱疹性口炎、溃疡性口炎,见表8-1。

表8-1 三种常见口炎的区别

	鹅口疮(雪口病)	疱疹性口炎	溃疡性口炎
病原体	白念珠菌	单纯疱疹病毒1型	链球菌,金黄色葡萄球菌等
致病因素	长期应用广谱抗生素或激素、营养不良、腹泻,新生儿多因产道感染、乳头不洁、奶具污染	婴幼儿抵抗力低下,无明显季节性,传染性强	急性感染、抵抗力低下或口腔不洁
局部表现	口腔黏膜覆盖白色乳凝块样物,不易拭去,强行剥离后局部黏膜可有渗血	齿龈、舌、唇内、颊黏膜处散在或成簇的小疱疹,周围有红晕,破溃后形成溃疡,有黄白色纤维素性分泌物覆盖	口腔黏膜可见大小不等的糜烂或溃疡,表面覆盖灰白色或黄色假膜
全身表现	一般无全身症状,患处不痛、不流涎、不影响吃奶;重者可蔓延到咽、喉、食管、气管和肺等处	发热(38~40℃)、局部疼痛剧烈、拒食、流涎、烦躁,颌下淋巴结肿大	发热(39~40℃)、局部疼痛、拒食、流涎、烦躁,局部淋巴肿大
治疗要点	用2%碳酸氢钠溶液清洁口腔,局部涂10万~20万U/ml制霉菌素溶液	多饮水,可用3%过氧化氢溶液清洁口腔,局部可涂碘苷、西瓜霜、锡类散等,对疼痛明显者,可在进食前局部涂2%利多卡因	抗生素控制感染,可用3%过氧化氢溶液或0.1%依沙吖啶溶液清洁口腔,局部涂5%金霉素或锡类散等

(三)心理-社会状况

家长常因患儿口腔疼痛造成的哭闹、烦躁、拒食等症状而焦虑,急于寻求解决办法,愿意接受健康指导。疱疹性口炎因传染性强,常在托幼机构造成小流行。

(四)辅助检查

1. 血常规 细菌感染可有白细胞计数增高,以中性粒细胞计数增高为主,病毒感染白细胞计数正常或降低。

2. 口腔黏膜渗出物涂片可找到病原体。

(五)治疗要点

以清洁口腔及局部涂药为主,有继发细菌感染时可用抗生素,发热时可用退热药等对症处理。

【常见护理诊断/问题】

1. 口腔黏膜受损　与口腔感染有关。

2. 疼痛　与口腔黏膜糜烂、溃疡有关。

3. 体温过高　与口腔感染有关。

4. 营养失调:低于机体需要量　与疼痛引起拒食有关。

【护理目标】

1. 患儿口腔黏膜逐渐恢复正常。

2. 患儿疼痛减轻或消失。

3. 患儿体温逐渐恢复正常。

4. 患儿恢复正常食欲。

【护理措施】

（一）促进口腔黏膜修复

1. 清洁口腔　根据不同病因选择适合的溶液清洁口腔,每日 2～4 次,以餐后 1h 为宜;鼓励患儿多饮水,进食后漱口,以保持口腔黏膜湿润和清洁。对流涎较多者,保持皮肤干燥、清洁,避免引起皮肤湿疹及糜烂。

2. 按医嘱正确涂药　涂药前先清洁口腔,然后用无菌纱布或干棉球放在颊黏膜腮腺管口处或舌系带两侧,以隔断唾液,再用干棉球将病变部黏膜表面吸干后方能涂药,用棉签在溃疡面上滚动式涂药,不可擦拭,涂药后嘱患儿闭口 10min,不可立即漱口、饮水或进食。

（二）减轻疼痛

给予温凉、流质或半流质饮食为宜,避免酸、辣、热、粗、硬或过咸等刺激性食物,以减轻疼痛。对疼痛明显者,可按医嘱在进食前局部涂 2% 利多卡因。

（三）维持体温正常

密切监测体温变化,体温 >38.5℃时,给予松解衣服、置冷水袋、冰袋等物理降温,必要时给予药物降温。

（四）保证营养供给

供给高热量、高蛋白、富含维生素的流质或半流质食物,对不能进食者,可管饲喂养或给予肠道外营养,以确保能量与液体的供给。

 护理学而思

患儿,男,日龄 5d,因感染给予抗生素治疗。今日发现患儿口腔有乳凝块样附着物,白膜不易拭去,强行剥落后,局部黏膜潮红、粗糙,并可渗血。患儿被初步诊断为鹅口疮。

请思考：

1. 鹅口疮的病原体是什么？

2. 应选用哪种溶液清洁口腔？

3. 清洁口腔后局部涂哪种药物？

（五）健康指导

1. 培养孩子养成良好的卫生习惯，教育年长儿进食后漱口。

2. 宣传均衡饮食对提高机体抵抗力的重要性，避免偏食、挑食，培养良好的饮食习惯。

3. 指导家长患儿使用过的物品要及时消毒。鹅口疮患儿使用过的食具先用 5% 碳酸氢钠溶液浸泡 30min，洗净再煮沸消毒。

4. 疱疹性口炎应注意隔离，避免传染。

5. 指导家长清洁口腔及局部涂药的方法。

【护理评价】

通过治疗与护理，患儿：

1. 口腔黏膜是否逐渐恢复正常。

2. 疼痛是否减轻或消失。

3. 体温是否逐渐恢复正常。

4. 是否恢复正常食欲。

第三节　腹　泻　病

 工作情景与任务

导入情景：

患儿，男，5 岁，因食欲减退、腹泻伴呕吐 2d，加重 1d 来院就诊。患儿 2d 前出现腹泻，大便每日 10 余次，为黄色稀水样便，伴呕吐，有低热。查体：T 37.8℃，P 120 次 /min，R 28 次 /min，神志清楚，精神萎靡，皮肤弹性差，前囟、眼窝凹陷，四肢稍凉。辅助检查：WBC 7.0×10^9/L，血 Na^+135mmol/L，血 K^+4.0mmol/L，血 HCO_3^-16mmol/L；大便常规可见 WBC 0～1/HP，脂肪球（++）。

工作任务：

1. 该患儿属于轻型还是重型腹泻？

2. 如何做好该患儿臀部的皮肤护理？

腹泻病是由多种病原、多种因素引起的,以大便次数增多和大便性状改变为特点的消化道综合征,严重者可引起水、电解质和酸碱平衡紊乱,是我国儿童重点防治的"四病"之一,6个月~2岁婴幼儿发病率高,一年四季均可发病,但夏、秋季发病率最高。

【概述】

(一)分类

1. 根据病因　可分为感染性腹泻和非感染性腹泻。

2. 根据病程　可分为急性腹泻(病程 <2 周)、迁延性腹泻(病程 2 周~2 个月)和慢性腹泻(病程 >2 个月)。

3. 根据病情　可分为轻型腹泻和重型腹泻。

(二)病因

1. 易感因素

(1)消化系统发育不成熟:胃酸和消化酶分泌不足,消化酶活性低,对食物耐受性差。

(2)生长发育快:所需营养物质相对较多,消化道负担较重。

(3)机体防御功能差:婴儿胃酸少,杀菌能力较弱;血清免疫球蛋白和胃肠道 SIgA 均较低,对感染的防御能力差。

(4)肠道菌群失调:新生儿出生后尚未建立正常肠道菌群或滥用广谱抗生素等导致肠道菌群失调而引起肠道感染。

(5)人工喂养:因牛乳中缺乏 SIgA、乳铁蛋白、巨噬细胞、粒细胞和溶菌酶等免疫活性物质,且人工喂养的食物和食具易受污染,故人工喂养儿肠道感染发生率明显高于母乳喂养儿。

2. 感染因素

(1)肠道内感染

1)病毒感染:儿童腹泻 80% 由病毒感染引起,以轮状病毒引起的秋、冬季腹泻最为常见,其他如诺如病毒、埃可病毒和柯萨奇病毒等。

2)细菌感染(不包括法定传染病):以致腹泻大肠埃希氏菌为多见,多发生在夏季,包括致病性大肠埃希氏菌、产毒性大肠埃希氏菌、侵袭性大肠埃希氏菌、出血性大肠埃希氏菌和黏附 - 集聚性大肠埃希氏菌。其次是空肠弯曲菌、耶尔森菌、金黄色葡萄球菌等。

3)真菌感染:以白念珠菌多见。

4)寄生虫感染:常见的有蓝氏贾第鞭毛虫、阿米巴原虫和隐孢子虫等。

(2)肠道外感染:因发热及病原体毒素作用使消化功能紊乱,或肠道外感染的病原体(主要是病毒)同时感染肠道,患儿如有中耳炎、肺炎、上呼吸道感染、泌尿道及皮肤感染时,可伴有腹泻。

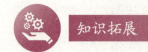

抗生素相关性腹泻

抗生素相关性腹泻是长期、大量应用广谱抗生素导致肠道正常菌群紊乱,耐药性金黄色葡萄球菌、难辨梭状芽孢杆菌或白念珠菌等大量繁殖引起的腹泻。杜绝滥用抗生素是预防的关键。

3. 非感染因素

（1）饮食因素

1）喂养不当:多为人工喂养,喂养不定时、食物的质和量不适宜、突然改变饮食、过早给予淀粉类或脂肪类食物等均可引起腹泻。

2）过敏:个别婴儿对牛奶、大豆及某些食物成分过敏或不耐受而引起腹泻。

3）其他:原发性或继发性双糖酶(主要为乳糖酶)缺乏或活力降低,肠道对糖的消化吸收不良而引起腹泻。

（2）气候因素:天气突然变冷、腹部受凉使肠蠕动增加;天气过热致消化液分泌减少或吃奶过多,都可诱发消化功能紊乱而引起腹泻。

（三）发病机制

1. 感染性腹泻

（1）病毒性肠炎:病毒感染肠道后,使小肠绒毛上皮细胞受损,导致小肠黏膜回吸收水、电解质能力下降,肠液在肠腔内大量积聚而引起腹泻;同时发生病变的肠黏膜细胞分泌双糖酶不足且活性低,使肠腔内的糖类消化不完全并积滞在肠腔内,肠腔的渗透压增高,出现水样便。

（2）细菌性肠炎:产毒性大肠埃希氏菌主要通过其产生的肠毒素使水及电解质向肠腔内转移,肠道分泌物增加,导致水样腹泻,侵袭性大肠埃希氏菌可侵入肠黏膜组织,产生广泛的炎性反应,导致血便或黏液样便。

2. 非感染性腹泻　主要是由饮食不当引起。当摄入食物的质和量突然改变,食物不能被充分消化和吸收而积滞于小肠上部,使肠腔局部酸度减低,有利于肠道下部细菌上移和繁殖,使食物发酵和腐败而产生短链有机酸,致肠腔的渗透压增高,并协同腐败性毒性产物刺激肠壁致肠蠕动增加,引起腹泻,进而发生脱水和电解质紊乱。

【护理评估】

（一）健康史

评估患儿喂养史,如喂养方式、添加辅食及断奶情况;注意有无不洁饮食史、食物过敏史,有无腹部受凉等;有无肠道外感染病史,有无长期应用抗生素史,既往是否有腹泻史等。评估患儿腹泻开始时间,大便次数、颜色、性状、气味及量,有无发热、呕吐、腹痛、腹胀等。

（二）身体状况

1. 轻型腹泻多由饮食因素或肠道外感染引起。起病可急可缓，以胃肠道症状为主，表现为食欲缺乏，呕吐，大便稀薄或水样，呈黄色或黄绿色，有酸味，常有奶瓣和泡沫。大便次数增加，每次大便量不多，一般无脱水及全身中毒症状。

2. 重型腹泻多由肠道内感染引起，起病常较急。除有较重的胃肠道症状外，还有明显的脱水、电解质紊乱及全身中毒症状。

（1）胃肠道症状：腹泻频繁，大便呈黄色水样或蛋花汤样，每日大便十余次至数十次，呕吐、腹胀、腹痛、食欲减退等。

（2）全身中毒症状：面色苍白、发热或体温不升、精神烦躁不安或萎靡、嗜睡，进而意识模糊，甚至昏迷、休克等。

（3）水、电解质和酸碱平衡紊乱症状：脱水、代谢性酸中毒、低钾血症、低钙血症及低镁血症等。

1）脱水：由于腹泻、呕吐丢失体液及摄入不足，导致不同程度的脱水（图 8-1，表 8-2）；因腹泻、呕吐时水和电解质丢失的比例不同而导致不同性质的脱水，见表 8-3。

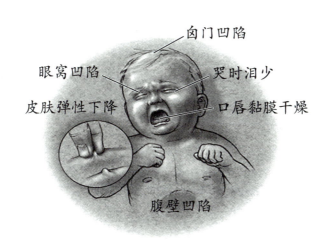

图 8-1　婴幼儿脱水的表现

2）代谢性酸中毒：是腹泻患儿最常见的酸碱平衡紊乱类型。发生的原因有腹泻丢失大量碱性物质；进食少及肠吸收不良，摄入热量不足，体内脂肪分解增加，产生大量酮体；脱水时血液浓缩，组织灌注不足和缺氧，致乳酸堆积；脱水使肾血流量不足，尿量减少，体内酸性代谢产物滞留体内。可根据 HCO_3^- 的测定结果，将代谢性酸中毒分为轻、中、重三度，见表 8-4。

表 8-2　不同程度脱水的临床表现

项目	轻度	中度	重度
失水占体重比例	3%～5%	5%～10%	>10%
精神状态	稍差或稍烦躁	烦躁或萎靡	昏睡甚至昏迷
皮肤	稍干燥、弹性稍差	干燥、弹性差	干燥、出现花纹、弹性极差
口腔黏膜	稍干燥	干燥	极干燥或干裂
前囟和眼窝	稍凹陷	明显凹陷	极凹陷
眼泪	有	少	无
尿量	稍减少	明显减少	极少或无尿
四肢	温暖	稍凉	厥冷
周围循环衰竭	无	不明显	明显
体液丢失	30～50ml/kg	50～100ml/kg	100～120ml/kg

表 8-3　不同性质脱水的临床表现

项目	等渗性脱水	低渗性脱水	高渗性脱水
病因	呕吐、腹泻	营养不良伴腹泻	腹泻时补充含钠液过多,高热、大量出汗,摄入水分不足
水、电解质丢失比例	成比例丢失	电解质丢失＞水丢失	电解质丢失＜水丢失
血清钠浓度	130～150mmol/L	<130mmol/L	>150mmol/L
皮肤弹性	稍差	极差	尚可
口渴	明显	不明显	极明显,烦渴
血压	低	显著降低,易发生休克	正常或稍低
精神状态	萎靡	嗜睡、昏迷或惊厥	烦躁、肌张力增高、惊厥
主要丢失体液	细胞外液	细胞外液	细胞内液

表 8-4　代谢性酸中毒的分度

项目	轻度	中度	重度
HCO_3^-	13～18mmol/L	9～13mmol/L	<9mmol/L
精神状态	正常	精神萎靡或烦躁不安	昏睡或昏迷

続表

项目	轻度	中度	重度
呼吸改变	呼吸稍快	呼吸深快	呼吸深快、节律不整、有丙酮味
口唇颜色	正常	樱桃红	发绀

3）电解质紊乱

A. 低钾血症：原因有腹泻、呕吐时丢失钾及钾摄入不足；输入不含钾的溶液后，随着脱水的纠正，血钾被稀释；酸中毒纠正后和输入的葡萄糖合成糖原等，钾由细胞外向细胞内转移；利尿后钾排出增加。因此，低钾血症易发生于脱水、酸中毒被纠正后。当血清钾<3.5mmol/L 时，出现低钾血症表现，如精神不佳、全身无力、腱反射减弱或消失、腹胀及肠鸣音减弱；心率增快、心音低钝、心电图可出现 U 波等。

B. 低钙血症和低镁血症：由于腹泻患儿进食少，吸收不良，大便丢失钙、镁离子等因素，可使体内钙、镁离子减少，营养性维生素 D 缺乏性佝偻病和营养不良患儿更多见。当脱水、酸中毒纠正后易出现手足搐搦和惊厥，极少数病程长和营养不良患儿输液后出现震颤、抽搐，补钙治疗无效时应考虑有低镁血症的可能。

3. 几种常见类型肠炎的临床特点见表 8-5。

表 8-5 几种常见类型肠炎的临床特点

	发病特点	大便特点	全身症状	大便检查
轮状病毒肠炎	以秋、冬季节发病为多，多发生在 6 个月~2 岁的儿童，为自限性疾病，病程 3~8d	多见黄色水样或蛋花汤样，少量黏液，无腥臭味	常伴有上呼吸道感染症状，如发热、咳嗽等；常伴脱水、电解质紊乱和酸中毒	偶有少量白细胞
诺如病毒肠炎	全年散发，暴发高峰为 11 月~次年 2 月，为自限性疾病，病程 12~72h	阵发性腹痛、恶心、呕吐和腹泻	畏寒、发热、头痛、乏力和肌痛；可有呼吸道症状，吐泻频繁者可发生脱水、低钾血症和酸中毒	无特殊发现
产毒性细菌性肠炎	多见于夏季，为自限性疾病，病程 3~7d 或较长	水样或蛋花汤样便，含有黏液	伴呕吐、脱水、电解质紊乱和酸中毒	无白细胞

	发病特点	大便特点	全身症状	大便检查
侵袭性细菌性肠炎	全年均可发病，多见于夏季	大便呈黏液脓血便，有腥臭味	常伴恶心、呕吐、腹痛、里急后重及全身中毒症状，甚至休克	大量白细胞、数量不等红细胞
出血性大肠埃希氏菌肠炎		黄色水样便转为血水便，有特殊臭味	伴腹痛	大量红细胞，常无白细胞
抗生素相关性腹泻 金黄色葡萄球菌肠炎	多继发使用大量广谱抗生素后，引起菌群失调	大便呈暗绿色，量多，带黏液，少数为血便	不同程度的全身中毒症状，发热、呕吐、脱水、电解质紊乱，甚至休克	可见大量脓细胞和成簇的革兰氏阳性球菌
假膜性小肠结肠炎	难辨梭状芽孢杆菌引起	轻症大便每日数次，停用抗生素后很快痊愈；重症频繁腹泻，黄绿色水样便，可有假膜排出	伴腹痛、腹胀和全身中毒症状，甚至休克	厌氧菌培养
真菌性肠炎	多为白念珠菌所致，见于<2岁儿童	黄色稀便，泡沫较多，带黏液，有时可见豆腐渣样细块	病程迁延，常伴鹅口疮	可见真菌孢子和菌丝

4. 迁延性腹泻和慢性腹泻 多与急性期治疗不彻底或治疗不当有关，以人工喂养、营养不良的儿童多见。表现为腹泻迁延不愈，病情反复，大便次数和性质不稳定。由于营养不良患儿腹泻易迁延不愈，持续腹泻又加重了营养不良，易继发维生素缺乏、感染等。

5. 生理性腹泻 多见于6个月以内的婴儿，外观虚胖，常有湿疹，表现为生后不久即出现腹泻，但除大便次数增多外，无其他症状，食欲好，不影响生长发育，添加辅食后，大便即逐渐转为正常。近年研究发现此类腹泻可能为乳糖不耐受的一种特殊类型或与食物过敏相关。

（三）心理－社会状况

评估家长对本病的认知程度，是否缺乏儿童喂养、饮食卫生、疾病护理等方面的知识，是否因担心危重患儿的预后而焦虑。

（四）辅助检查

1. 大便常规　观察大便外观、颜色等性状；有无脂肪球、白细胞、红细胞等。

2. 血液生化　血钠测定可了解脱水的性质；血钾测定可了解有无低钾血症；血气分析或碳酸氢盐测定可了解体内酸碱平衡失调的性质及程度。

3. 病原学检查　细菌性肠炎大便培养可检出致病菌；真菌性肠炎大便镜检可见真菌孢子和菌丝；病毒性肠炎可做病毒分离等检查。

（五）治疗要点

治疗原则为调整饮食，预防和纠正脱水，合理用药，控制感染，预防并发症。

1. 调整饮食　继续进食，需根据病情进行适当调整；严重呕吐者，可暂禁食4~6h，但不禁水；病毒性肠炎可能继发双糖酶缺乏，可改喂淀粉类食品或去乳糖配方奶。

2. 纠正水、电解质及酸碱平衡紊乱（参见第八章第四节）　口服补液盐（ORS）溶液可预防脱水及纠正轻、中度脱水，中、重度脱水需静脉补液，纠正脱水、酸中毒及电解质紊乱。

知识拓展

人文关怀

腹泻的患儿常伴有脱水，需要进行静脉补液，因为儿童年龄较小，血管较细，给穿刺增加一定的难度，护士在穿刺前要做好相关的沟通工作，以免引起患儿父母过度焦虑。良好的沟通既体现了人文关怀，也可以减少不必要的护患矛盾。

3. 药物治疗

（1）控制感染：病毒性肠炎以饮食疗法和支持疗法为主，一般不用抗生素。细菌性肠炎可选用敏感抗生素积极控制感染。抗生素相关性腹泻应停用原使用抗生素，可选用万古霉素、甲硝唑或抗真菌药物等。

（2）微生态疗法：有助于恢复肠道正常菌群的生态平衡，抵御病原菌侵袭，控制腹泻。常用双歧杆菌、嗜酸乳杆菌等制剂。

（3）肠黏膜保护剂：腹泻与肠黏膜屏障功能破坏有密切关系，因此维护和修复肠黏膜屏障功能是治疗腹泻的方法之一，常用蒙脱石粉。

（4）补锌治疗：对于急性腹泻患儿，年龄>6个月者，应每日给予元素锌20mg；年龄<6个月者，应每日给予元素锌10mg，疗程为10~14d。

（5）对症治疗：避免使用止泻剂，因止泻会增加毒素的吸收。腹胀明显者可肌内注射新斯的明或肛管排气；呕吐严重者可肌内注射氯丙嗪或针刺足三里等。

4. 预防并发症　迁延性、慢性腹泻常伴营养不良或其他并发症，必须采取综合治疗措施。

1. 腹泻　与感染、喂养不当、肠道功能紊乱等有关。

2. 体液不足　与腹泻、呕吐致体液丢失过多和摄入不足有关。

3. 有皮肤完整性受损的危险　与大便刺激臀部皮肤有关。

4. 营养失调:低于机体需要量　与腹泻、呕吐丢失过多和摄入不足有关。

【护理目标】

1. 患儿腹泻次数逐渐减少或停止,大便性状正常。

2. 患儿脱水及电解质紊乱得到纠正。

3. 患儿臀部皮肤保持完整。

4. 家长能对患儿进行合理喂养,患儿体重恢复正常。

【护理措施】

（一）减轻腹泻

1. 调整饮食　母乳喂养者可继续哺乳,暂停辅食;人工喂养者,可予以米汤或稀释牛奶等,待腹泻次数减少后逐步过渡到正常饮食;病毒性肠炎多有双糖酶缺乏,可暂停乳类喂养,改用豆浆等。腹泻停止后逐渐恢复营养丰富的饮食,并每日加餐 1 次,共 2 周。

2. 控制感染　遵医嘱选用敏感抗生素控制感染。感染性腹泻与非感染性腹泻患儿应分室居住,护理患儿前、后应洗手,患儿用的餐具、尿布、便盆应分类严格消毒,防止交叉感染。发热患儿根据情况选择物理或药物降温。

（二）维持水、电解质及酸碱平衡

1. 口服补液　适用于腹泻时预防脱水和纠正轻、中度脱水。

2. 静脉补液

（1）补液前的准备阶段

1）补液前全面了解患儿的病史、病情、补液目的及其临床意义。熟悉常用液体的种类、成分及配制。

2）做好家长工作,取得配合,对于患儿要做好鼓励与解释,以消除其恐惧心理,不合作患儿加以适当的约束或给予镇静剂。

（2）输液过程中的注意事项

1）按医嘱要求全面安排 24h 的输液总量,按照先快后慢、先浓后淡、先盐后糖、见尿补钾、防惊补钙的原则分批输入。

2）严格掌握输液速度,明确每小时输液量,计算出每分钟输液滴数,有条件者最好使用输液泵。

3）严密观察病情

A. 监测生命体征,如体温、脉搏、呼吸、血压等。观察并记录大便次数、颜色、性状、量,做好动态比较,为输液方案和治疗提供可靠依据。

B. 观察有无代谢性酸中毒、低钾血症和低钙血症,如患儿出现精神萎靡、口唇樱桃红、呼吸深长、呼出的气体有丙酮味、血 HCO_3^- 降低时,提示代谢性酸中毒;出现全身乏力、肌张力下降、反应迟钝、恶心、呕吐、腹胀、肠鸣音减弱或消失时,提示低钾血症;出现惊厥、手足搐搦时,提示低钙血症。应及时报告医生,予以相应处理。

（3）准确记录出入量:补液过程中,应准确记录 24h 出入量。婴幼儿大小便不易收集,可用"秤尿布法"计算液体排出量。

（三）维持皮肤完整性

观察记录患儿皮肤受损的情况,保持臀部皮肤清洁干燥,每次便后用温水清洗臀部并擦干,涂护臀膏保护皮肤;用吸水性强、柔软布质或纸质尿布,勤更换,避免使用不透气塑料布或橡皮布;尿布清洗后消毒;如发生臀红,按臀红护理(参见第十七章第二节)。

 护理学而思

患儿,男,8个月,呕吐、腹泻 3d,每日大便 6～8 次,水样便,每次量较多,无腥臭味,皮肤稍干燥,弹性稍差,前囟、眼窝稍凹陷,心肺无异常,臀部皮肤潮红,无皮疹,无溃烂。血生化检查:血 Na^+ 134mmol/L,血 K^+ 3.4mmol/L。

请思考:

1. 该患儿腹泻的可能病因是什么?

2. 判断该患儿脱水的程度及性质。

3. 说出该患儿的主要护理诊断。

（四）健康指导

1. 指导护理　向家长介绍腹泻的病因、治疗、预防和护理要点;说明调整饮食的重要性。指导家长配制和使用 ORS 溶液,强调应少量多次饮用,呕吐不是禁忌证。

2. 指导合理喂养　提倡母乳喂养,避免在夏季断奶,按时逐步添加换乳期食物,防止过食、偏食及饮食结构突然变动。注意饮食卫生,食具要定时消毒。教育儿童饭前、便后洗手,勤剪指甲,培养良好的卫生习惯。

3. 其他　加强体格锻炼,适当户外活动。注意气候变化,防止受凉或过热。避免长期滥用广谱抗生素。

【护理评价】

通过治疗与护理,患儿:

1. 大便次数是否减少。

2. 脱水及电解质紊乱是否得到纠正。

3. 臀部皮肤是否保持完整。

4. 体重是否恢复正常。

5. 家长是否掌握合理喂养、腹泻的护理及预防知识。

第四节 儿童体液平衡特点及液体疗法

 工作情景与任务

导入情景：

患儿，女，9个月，因腹泻伴呕吐2d入院。患儿2d前出现呕吐、腹泻，大便每日10余次，黄色水样便，量多，入院前6h无尿。查体：体重7.5kg，T 37.0℃，P 150次/min，R 46次/min，BP 70/40mmHg，精神萎靡，意识模糊，面色苍白，哭时无泪，皮肤弹性极差，脉细弱，四肢厥冷，可见花纹，前囟眼窝明显凹陷，口唇黏膜干燥。辅助检查：WBC 7.0×10^9/L，N 37%；pH 7.28，血 Na^+ 125mmol/L，血 K^+ 3.5mmol/L；大便常规可见 WBC 0～2/Hp。

工作任务：

1. 判断患儿脱水的程度和性质。

2. 协助医生制订第1d的液体疗法方案。

体液是人体的重要组成部分，保持体液平衡是维持生命的重要条件。正常情况下，体液的动态平衡依赖于神经、内分泌、呼吸系统，特别是肾、肺等器官的正常调节功能。儿童时期各器官系统处于发育阶段，功能尚未成熟，较易发生水、电解质和酸碱平衡紊乱。

一、儿童体液平衡的特点

（一）体液总量及分布

体液由血浆、间质液、细胞内液三部分组成，前二者合称为细胞外液。细胞内液和血浆液量相对稳定，但间质液量变化较大。年龄越小，体液总量占体重的百分比越高，间质液量所占比例也越大，见表8-6。儿童急性失水时，由于细胞外液首先丢失，脱水症状可在短期内立即出现。

表8-6 不同年龄的体液分布（占体重的百分比）

年龄	体液总量/%	细胞外液/%		细胞内液/%
		血浆	间质	
足月新生儿	78	6	37	35
1岁	70	5	25	40

112

年龄	体液总量 /%	细胞外液 /%		细胞内液 /%
		血浆	间质	
2~14 岁	65	5	20	40
成人	55~60	5	10~15	40~45

（二）体液的电解质组成

细胞内液和细胞外液的电解质组成有显著差别。细胞外液的阳离子主要是 Na^+,阴离子主要是 Cl^-、HCO_3^- 及蛋白质;细胞内液的阳离子主要是 K^+,阴离子主要是 HPO_4^{2-} 及蛋白质。它们对维持细胞内、外液的渗透压起着重要作用。

（三）水的代谢特点

由于生长发育和新陈代谢的需要,年龄越小,需水量相对越多。正常婴儿水的交换率快,为成人的 3~4 倍,即婴儿每日体内外水的交换量约等于细胞外液的 1/2,而成人仅为 1/7。儿童体表面积相对较大、呼吸频率较快,不显性失水量相对愈多,对缺水的耐受力也愈差,容易发生脱水。

（四）体液调节的特点

儿童时期肾功能发育尚不成熟,肾小球滤过率低,肾小管浓缩、稀释功能不足,处理水、钠的能力不完善,年龄越小,肾排钠、排酸、产氨能力也越差,因此容易发生水、电解质和酸碱平衡紊乱。

二、常用液体种类、成分及配制

（一）非电解质溶液

非电解质溶液常用 5% 和 10% 的葡萄糖溶液,5% 葡萄糖溶液为等渗溶液,10% 葡萄糖溶液为高渗溶液。葡萄糖溶液输入体内被迅速氧化为二氧化碳和水,同时提供能量或转变为糖原储存,故属于无张力溶液,主要用于补充水分和提供部分热量。

（二）电解质溶液

电解质溶液主要用于补充体液及所需的电解质,纠正体液的酸碱平衡失调。

1. 0.9% 氯化钠溶液（即生理盐水） 0.9% 氯化钠溶液含 Na^+ 和 Cl^- 各为 154mmol/L,与血浆离子渗透压相似故为等渗液,但氯的含量比血浆高(血浆中 Cl^- 为 103mmol/L),若大量或长期应用,可造成高氯性酸中毒。

2. 碱性溶液 常用于纠正酸中毒。

（1）碳酸氢钠溶液:5% 碳酸氢钠溶液为高渗溶液,可加入 5% 或 10% 葡萄糖溶液稀释 3.5 倍,即配成 1.4% 碳酸氢钠等渗溶液。在紧急抢救严重酸中毒时,可直接静脉注射 5% 碳酸氢钠溶液,但不宜多用。

（2）乳酸钠溶液：11.2%乳酸钠溶液为高渗溶液，加入5%或10%葡萄糖溶液稀释6倍，即为1.87%乳酸钠等渗溶液。乳酸钠需要在有氧环境中，经肝脏代谢分解产生HCO_3^-而发挥作用，效果产生得较缓慢。因此，有肝功能不全、新生儿期、缺氧、休克及乳酸潴留性酸中毒时，不宜选用。

3. 氯化钾溶液　可用于纠正低钾血症，常用10%氯化钾溶液，静脉输入时配成0.2%~0.3%的浓度，应注意肾功能和排尿情况。不可直接静脉推注，否则可引起心肌抑制、心搏骤停而导致死亡。

（三）混合溶液

将各种溶液按不同比例配制成混合溶液，可减少或避免单一溶液的缺点，更适合于不同液体疗法的需要。常用混合溶液见表8-7。

表8-7　常用混合溶液

溶液种类	张力	0.9%氯化钠溶液/份	5%或10%葡萄糖溶液/份	1.4%碳酸氢钠溶液/份	用途
1:1液	1/2	1	1	—	轻、中度等渗性脱水
1:2液	1/3	1	2	—	高渗性脱水
1:4液	1/5	1	4	—	高渗性脱水
2:1液	1	2	—	1	重度或低渗性脱水
2:3:1液	1/2	2	3	1	轻、中度等渗性脱水
4:3:2液	2/3	4	3	2	中度或低渗性脱水

（四）口服补液盐

2006年WHO公布的口服补液盐（ORS）配方是氯化钠2.6g、氯化钾1.5g、枸橼酸钠2.9g、无水葡萄糖13.5g，加水1 000ml溶解配成。总渗透压为245mmol/L，张力为1/2张。一般适用于轻度或中度脱水、无严重呕吐者。

 知识拓展

口服补液盐

口服补液盐（ORS）是WHO推荐用于治疗急性腹泻合并脱水的一种口服药物。目前有多种配方，1967年制定的配方是氯化钠3.5g、碳酸氢钠2.5g、氯化钾1.5g和葡萄糖20g，加水至1 000ml后饮用，张力为2/3张。1984年将配方更改为氯化钠1.75g、氯化钾0.75g、枸橼酸钠1.45g、无水葡萄糖10g。2006年推荐的低渗透压ORS与传统的配方相比同样有效，且更安全。

三、液 体 疗 法

（一）儿童液体疗法的基本方法

液体疗法的目的在于通过补充不同种类的液体来纠正脱水、电解质和酸碱平衡紊乱，以恢复机体的生理功能。在补液的实施过程中需做到三定（定量、定性、定速），三先（先快后慢、先浓后淡、先盐后糖）及两补（见尿补钾、防惊补钙）。

1. 口服补液　ORS 适用于轻或中度脱水无严重呕吐的患儿。轻度脱水口服补液量为 50ml/kg，中度脱水 100ml/kg，于 4h 内用完；继续补充量根据腹泻的继续丢失量而定，一般每次大便后给 10ml/kg。新生儿和有明显呕吐、腹胀、休克、严重并发症的患儿不宜采用 ORS。在用于补充继续损失量和生理需要量时，ORS 液需稀释后口服。

2. 静脉补液　适用于中度以上脱水、呕吐严重或腹胀的患儿。

（1）定量：包括累积损失量、继续损失量、生理需要量。

1）累积损失量：可根据脱水的程度判定补液量，轻度脱水为 30～50ml/kg、中度脱水为 50～100ml/kg、重度脱水为 100～120ml/kg。

2）继续损失量：补液开始后，因腹泻、呕吐、发热、出汗等继续损失的体液，应按实际损失量来补充，即"丢多少、补多少"。但腹泻患儿的大便量较难准确计算，一般按每日 10～40ml/kg 估计，适当增减。

3）生理需要量：主要是维持基础代谢所需要的量，有不同的估计方法，如按体重估计的"100/50/20 法"见表 8-8。

综合上述三方面，第 1d 的补液总量为：轻度脱水 90～120ml/kg、中度脱水 120～150ml/kg、重度脱水 150～180ml/kg。第 2d 及以后的补液需根据病情轻重估计情况来决定，一般只需补充继续损失量和生理需要量，尽量口服补充。

（2）定性：主要是补充不同比例的水和电解质。

1）累积损失量：可根据脱水的性质，低渗性脱水应补充 2/3 张液；等渗性脱水应补充 1/2 张液；高渗性脱水应补充 1/5～1/3 张液。

2）继续损失量：应视病情，根据继续损失的情况可补充 1/3～1/2 张液。

3）生理需要量：可给予 1/5～1/4 张液。

（3）定速：补液速度取决于脱水程度，原则上应先快后慢。对伴有循环不良和休克的重度脱水患儿，开始应快速输入等渗含钠液（2:1 液），按 20ml/kg（总量不超过 300ml）于 30～60min 内静脉推注或快速滴入。其余累积损失量在 8～12h 内完成，每小时 8～10ml/kg。继续损失量和生理需要量于 12～16h 内补完，约每小时 5ml/kg。

表 8-8　第 1d 液体疗法方案

项目	定量 /(ml·kg⁻¹)			定性(补液种类)	定速
	轻度	中度	重度		
累积损失量	30～50	50～100	100～120	低渗性脱水(2/3)	8～12h
				等渗性脱水(1/2)	8～10ml/
				高渗性脱水(1/5～1/3)	(kg·h)
继续损失量		10～40		1/3～1/2	
生理需要量	体重 <10kg:100			1/5～1/4	12～16h 5ml/(kg·h)
	体重 11～20kg:1 000 +(体重 −10)×50				
	体重 >20kg:1 500 +(体重 −20)×20				
总量	90～120	120～150	150～180		

注:对伴循环不良和休克的重度脱水患儿,先给予 2:1 液 20ml/kg 于 30～60min 快速静脉输入。

（4）纠正酸中毒:轻、中度酸中毒因输入的液体中已含有一部分碱性液,输液后循环和肾功能得到改善,酸中毒即可纠正。如仍有酸中毒症状或重度酸中毒患儿,遵医嘱补充碱性药物。

（5）纠正低钾血症:补钾原则是见尿补钾。一般每日给氯化钾 3mmol/kg,重度每日给氯化钾 4～6mmol/kg;口服补钾更安全;静脉点滴时浓度不应超过 0.3%、时间不应少于 8h;切忌静脉推注;纠正低钾血症,一般要持续 4～6d,能进食者应改为口服补钾。

（6）纠正低钙血症、低镁血症:低钙症状可用 10% 葡萄糖酸钙溶液缓慢静脉推注,要避免药液外渗;如仍不见好转,应考虑低镁血症,可用 25% 硫酸镁深部肌内注射。

（二）液体疗法的注意事项

1. 静脉输液前,要全面了解患儿的病情,制订输液方案,熟悉所输液体的组成、配制、性质、用途及配伍禁忌,按医嘱分批输入液体。

2. 静脉输液中,应严格掌握输液速度,随时检查输液是否通畅、针头有无滑脱、局部有无红肿及液体外渗、有无输液反应等情况。应警惕输液量过多或输液速度过快而发生肺水肿、心力衰竭。如补液合理,一般于补液后 3～4h 排尿,此时说明血容量恢复;补液后 24h 皮肤弹性恢复,眼窝凹陷消失,口舌湿润,无口渴,表明脱水已经得到纠正。补液后眼睑出现水肿,可能是输入钠盐过多;补液后尿多而脱水未纠正,则可能是葡萄糖溶液补充过多。另外还需观察有无酸中毒、低钾血症、低钙血症、低镁血症的情况。

3. 静脉输液后,计算并记录 24h 出入量。液体入量包括静脉输液量、口服液体量及食物中含水量,液体出量包括尿量、呕吐和大便丢失的水量、不显性失水量。

患儿,女,1个月,因呕吐、腹泻3d入院,被初步诊断为腹泻伴重度低渗性脱水。

请思考:

1. 补液首选哪种混合液体?

2. 补液3h后排尿,但出现精神萎靡,四肢无力,腹胀,肠鸣音减弱,应考虑出现了什么情况?

3. 此时输液瓶内有不含钾的液体300ml,最多可加入多少10%氯化钾溶液?

(三)几种特殊情况的液体疗法

1. 新生儿由于新生儿心、肝、肾的功能发育不完善,补液时总量应少,一般用1/5张的含钠液,补液的速度宜慢。新生儿一般在出生开始的几日不补钾;易发生低血钙和低血糖等,应注意补充。

2. 婴幼儿肺炎重症肺炎常为高渗性脱水、常伴混合性酸中毒、心力衰竭等。补液时尽量采用口服,静脉补液时严格控制输液总量,伴脱水时按计算量的2/3补充。一般用1/5～1/3张的含钠液。补液的速度宜慢,一般为5ml/kg。

3. 营养不良伴腹泻常为低渗性脱水;易出现低钾、低钙、低镁、低血糖;心功能差,易发生心力衰竭;脱水程度易估计过重。补液总量应比计算量减少1/3,分2～3d补完。一般用2/3张的含钠液。补液的速度宜慢,一般为3～5ml/kg。注意补钾、钙、镁和热量。

第五节 肠 套 叠

导入情景:

患儿,男,1.5岁,腹泻3d,腹胀2h伴哭闹不安来院就诊。查体:T 37.2℃,腹胀,肠鸣音减弱,腹部拒按。腹部B超:左侧腹部肠管扩张,蠕动减弱;右侧腹部胀气,少量腹腔积液。部分肠管疑似"同心圆"状改变。

工作任务:

1. 说出该患儿的初步诊断。

2. 针对该病对家长做健康宣教。

肠套叠是部分肠管及其肠系膜套入邻近肠腔内造成的一种绞窄性肠梗阻,是婴幼儿时期常见急腹症之一。尤其多见于2岁内儿童,新生儿罕见;男孩发病率多于女孩,为3:1～2:1,健康肥胖儿多见。

【概述】

（一）病因

肠套叠分为原发性和继发性两种。约95%为原发性,多见于婴幼儿,病因尚不清楚,目前认为与婴幼儿回盲部系膜未完全固定、活动度较大有关。约5%为继发性,多为年长儿,多与机械原因,如肠息肉、肠肿瘤等牵拉肠壁有关,其他因素如饮食改变、腹泻及病毒感染等导致肠蠕动节律发生紊乱,诱发肠套叠。

（二）发病机制

肠套叠一般为顺行的,多为近端肠管套入远端肠腔内。依据套入部位不同分为回盲型、回结型、回回结型、小肠型、结肠型和多发型。其中回盲型最常见,占总数的50%～60%;其次为回结型,约占30%。肠套叠时由于鞘层肠管持续痉挛,致使套入部肠管发生循环障碍。初期静脉回流受阻,组织充血、水肿、静脉曲张,细胞分泌大量黏液,进入肠腔内,与血液及粪质混合成果酱样大便排出。肠壁水肿、静脉回流障碍,引起动脉供血不足,导致肠壁坏死并出现全身中毒症状,严重者可并发肠穿孔和腹膜炎。

【护理评估】

（一）健康史

评估患儿的喂养史及添加辅食情况,有无腹泻、肠肿瘤等,有无腹痛、呕吐、血便等。

（二）身体状况

分急性和慢性肠套叠,2岁以下婴幼儿多为急性起病。

1. 急性肠套叠

（1）腹痛:患儿突然发生剧烈的阵发性绞痛,哭闹不安,屈膝缩腹,面色苍白,出汗,拒食。持续数分钟后腹痛缓解,可安静或入睡,间歇10～20min又反复发作。

（2）呕吐:在腹痛后数小时发生。初为反射性呕吐,呕吐物为胃内容物,含乳汁、乳块或食物残渣,后可含胆汁,晚期为梗阻性呕吐,可吐出粪便样液体。

（3）血便:为重要症状,约85%患儿在发病后6～12h排出果酱样黏液血便,或作直肠指检时发现血便。

（4）腹部包块:多数患儿在右上腹部触及腊肠样肿块,表面光滑,略有弹性,稍可移动。晚期发生肠坏死或腹膜炎时,可出现腹胀、腹腔积液、腹肌紧张及压痛,不易扪及肿块。

（5）全身情况:患儿在早期一般状况尚好,体温正常,无全身中毒症状。随着病程延长,病情加重,并发肠坏死或腹膜炎时,全身情况恶化,常有严重脱水、高热、嗜睡、昏迷及休克等中毒症状。

2. 慢性肠套叠　主要表现为阵发性腹痛,腹痛时上腹或脐周可触及肿块,缓解期腹部平坦无包块,病程有时长达十余日。年长儿肠腔较宽阔可无梗阻现象,肠管不易坏死。呕吐少见,血便发生也较晚。

（三）心理－社会状况

患儿因疾病不适常有哭闹、不安及恐惧，家长因担心病情而焦虑。

（四）辅助检查

1. 腹部 B 超在肠套叠部位横断扫描可见同心圆或靶环状肿块图像，纵断扫描可见套筒征。

2. B 超监视下水压灌肠可见靶环状肿块影退至回盲部，半岛征由大到小，最后消失，诊断治疗同时完成。

3. 空气灌肠由肛门注入气体，X 线透视下可见杯口状影，能清楚看见套叠头的块影，并可同时进行复位治疗。

4. 钡剂灌肠可见套叠部位充盈缺损和钡剂前端的杯口状影，以及钡剂进入鞘部与套入部之间呈现的线条状或弹簧状阴影。只用于慢性肠套叠的疑难病例。

（五）治疗要点

1. 非手术治疗灌肠疗法适用于病程在 48h 以内，全身情况良好，无腹胀、明显脱水及电解质紊乱者。非手术治疗包括 B 超监视下水压灌肠、空气灌肠、钡剂灌肠复位三种。首选空气灌肠。

2. 手术治疗用于灌肠不能复位的失败病例、肠套叠超过 48～72h、疑有肠坏死、肠穿孔及小肠型肠套叠的病例。手术治疗包括单纯手法复位、肠切除吻合术或肠造瘘术等。

【常见护理诊断／问题】

1. 疼痛　与肠系膜受牵拉和肠管强烈收缩有关。

2. 知识缺乏：家长缺乏有关疾病的护理知识。

【护理目标】

1. 患儿疼痛减轻或消失。

2. 患儿及家长了解肠套叠的相关知识。

【护理措施】

1. 密切观察病情　健康婴幼儿突然发生阵发性腹痛、呕吐、便血和腹部扪及腊肠样肿块时可确诊肠套叠，应密切观察腹痛的特点及部位，以助于诊断。

2. 非手术治疗效果观察　密切观察患儿腹痛、呕吐、腹部包块情况。灌肠复位成功的表现：①拔出肛管后排出大量带臭味的黏液血便或黄色粪水。②患儿安静入睡，不再哭闹及呕吐。③腹部平软，触不到原有的包块。④复位后给予口服 0.5～1g 活性炭，6～8h 后可见大便内炭未排出。如患儿仍然烦躁不安，阵发性哭闹，腹部包块仍存，应怀疑是否套叠还未复位或又重新发生套叠，应立即通知医生作进一步处理。

3. 手术护理　术前密切观察生命体征、意识状态，特别注意有无水、电解质紊乱，出血及腹膜炎等征象，做好术前准备。向家长说明选择治疗方法的目的，消除其心理负担，争取对治疗和护理的支持与配合。对于术后患儿，注意维持胃肠减压功能，保持胃肠道通畅；预防感染及吻合口瘘。患儿排气、排便后可拔除胃肠引流管，逐渐恢复经口进食。

患儿,男,6个月,因阵发性哭闹、呕吐3h入院。查体:右中上腹扪及腊肠样肿块。怀疑为肠套叠。

请思考:

1. 为明确诊断首选的辅助检查是什么?

2. 该患儿大便性状可能出现什么改变?

4. 健康指导　避免急性肠套叠发生,一定要积极预防消化道和呼吸道感染;婴幼儿要科学喂养,避免突然改变儿童饮食习惯;餐后不宜剧烈活动。要注意气候的变化,随时增减衣服,避免各种容易诱发肠蠕动紊乱的不良因素;观察孩子的情况,如出现哭闹不安、屈膝缩腹、面色苍白、出汗、拒食及便中带血等,应及时就诊。

【护理评价】

通过治疗与护理,患儿:

1. 疼痛是否减轻或消失。

2. 家长是否了解肠套叠的相关知识。

章末小结

　　本章的学习重点是口炎、腹泻病、肠套叠的护理评估、护理诊断与护理措施。学习难点是不同口炎的治疗要点和腹泻病的液体疗法。在学习的过程中注意区别轻、重型腹泻及不同口炎的特点。密切联系生活实际,学会根据护理评估结果提炼护理诊断,据此制订相应护理措施。工作过程中具有不怕脏、不怕累的职业素养,感悟人文关怀的重要性。

 ## 思考与练习

1. 患儿,男,6个月,因发热、咳嗽,在社区医院就诊。患儿家长自述口服抗生素治疗7d,病情好转,今日发现患儿口腔黏膜有白色乳凝块样物,不易拭去,来医院就诊。

问题:

(1)引起患儿口腔病变的病原体是什么?

(2)该患儿存在的首优护理问题是什么?

(3)为患儿清洁口腔时应选用哪种溶液?

2. 患儿,男,8个月,腹泻3d入院。3d前患儿出现腹泻,为黄色水样便,6~7次/d,伴流涕、发热,T 39.5℃。昨日起患儿烦躁不安、口干、尿量明显减少。查体:T 38.5℃,

P 133次/min，R 30次/min，体重8kg，精神萎靡，前囟眼窝凹陷明显，皮肤干燥、弹性差，心肺（-），腹平软，肠鸣音活跃，四肢稍凉。血生化检查：血Na^+ 130mmol/L，血K^+ 3.3mmol/L，Ca^{2+} 2.2 mmol/L。

问题：

（1）判断该患儿的脱水程度。

（2）该患儿第一个24h内补液的总量是多少？

（3）静脉补钾时有哪些注意事项？

3. 患儿，男，10个月，因呕吐、腹泻2d入院，查体：体重9kg，精神萎靡，前囟眼窝凹陷，皮肤干燥、弹性差，哭时泪少，四肢稍凉，脉有力，心肺（-），肠鸣音活跃。血生化检查：血Na^+ 125mmol/L，血K^+ 4.8 mmol/L，Cl^- 105 mmol/L。

问题：

（1）判断该患儿的脱水性质。

（2）补充累积损失量应首选哪种混合液体？

（3）如何判断补液是否合理？

（田　洁）

第八章　消化系统疾病患儿的护理　**121**

第九章 | 呼吸系统疾病患儿的护理

09章 数字内容

学习目标

1. 具有高度的责任心、耐心、严谨的工作态度,富有同理心,体现对呼吸系统疾病患儿的关心和爱护。
2. 掌握儿童呼吸系统疾病患儿的身体状况、护理诊断与护理措施。
3. 熟悉儿童呼吸系统解剖、免疫特点,呼吸系统疾病的辅助检查、治疗要点。
4. 了解呼吸系统疾病的病因与发病机制。
5. 学会运用护理程序为呼吸系统疾病患儿实施整体护理,为儿童、家庭、社区提供保健指导和健康教育。

第一节 儿童呼吸系统解剖、生理特点

儿童呼吸系统疾病的发生与其呼吸系统的解剖、生理、免疫特点密切相关。

(一)解剖特点

呼吸系统以环状软骨下缘为界分为上、下呼吸道。上呼吸道包括鼻、鼻窦、咽、咽鼓管、会厌、喉,下呼吸道包括气管、支气管、毛细支气管、呼吸性细支气管、肺泡管、肺泡。儿童呼吸系统解剖特点及临床意义见表9-1。

表9-1 儿童呼吸系统解剖特点及临床意义

部位	特点	临床意义
鼻	鼻腔短小、无鼻毛,后鼻道狭窄,黏膜嫩,血管丰富	易感染,感染时易鼻塞而致呼吸困难,影响吸吮
鼻窦	上颌窦和筛窦2岁后迅速增大,至12岁充分发育。额窦2~3岁开始出现,12~13岁	婴幼儿较少发生鼻窦炎,学龄前儿童鼻窦炎不少见,鼻腔炎症易

部位	特点	临床意义
鼻窦	发育完全,蝶窦3岁时出现,6岁很快增大。鼻窦口相对大,鼻窦黏膜与鼻腔黏膜相连续	累及鼻窦,上颌窦、筛窦最易感染
鼻泪管	婴幼儿鼻泪管短,开口接近内眦,瓣膜发育不全	鼻腔感染易引起结膜炎
咽	狭窄、垂直。腭扁桃体在1岁内发育差,4~10岁发育达高峰,14~15岁后逐渐退化。咽扁桃体又称腺样体,位于鼻咽顶部与后壁交界处,6个月时已发育	扁桃体炎多见于年长儿,1岁内少见。严重的腺样体肥大为儿童阻塞型睡眠呼吸暂停综合征的重要原因
咽鼓管	宽、短、直,呈水平位	咽炎时易致中耳炎
喉	呈漏斗形,较狭窄,声门狭小,软骨柔软,黏膜嫩、富有血管和淋巴组织	炎症时局部充血、水肿,易致吸气性呼吸困难、声音嘶哑
气管、支气管	短,管腔狭窄,黏膜嫩且富含血管,软骨柔软,缺乏弹力组织;黏液腺分泌不足;纤毛运动差;右主支气管短而粗,为气管的直接延伸;毛细支气管平滑肌3岁后才明显发育	易发生感染,并易因黏膜肿胀、分泌物堵塞而致气道梗阻;气管异物易进入右侧主支气管,引起完全或不全阻塞致肺不张或肺气肿
肺	肺泡数量少且体积小,弹力组织发育较差,血管丰富,间质发育旺盛,致使肺含血量多而含气量少	易感染,并易黏液阻塞,引起间质性肺炎、坠积性肺炎、肺不张和肺气肿等
胸廓、纵隔	胸廓较短,前后径相对较长,呈桶状;肋骨呈水平位,膈肌位置较高;胸腔容积小,呼吸肌发育差;纵隔相对较大,周围组织松软	肺的扩张受到限制,不能充分通气、换气,肺部病变时易出现呼吸困难,致缺氧和二氧化碳潴留;胸腔积液、积气时易致纵隔移位

(二) 生理特点

1. **呼吸频率与节律** 儿童呼吸频率较快,年龄越小,频率越快(表9-2)。婴幼儿呼吸中枢发育不完善,调节能力较差,可出现深、浅呼吸交替,呼吸节律不整、间歇、暂停等,尤其早产儿、新生儿更为明显。

表 9-2　各年龄儿童呼吸频率

年龄	新生儿	~1岁	~3岁	~7岁	~14岁	~18岁
呼吸频率/（次·min⁻¹）	40~44	30	24	22	20	16~18

2. 呼吸类型　婴幼儿呼吸肌发育不全,肌纤维细,间质较多,肌肉组织中耐疲劳的肌纤维占比少,故呼吸肌肌力弱,易疲劳,较易发生呼吸衰竭。肋骨呈水平位,肋间隙小,膈肌较肋间肌相对发达,呈腹式呼吸。随着年龄的增长,肋骨由水平位逐渐变为斜位,胸廓体积增大,呼吸肌发育渐趋完善,膈肌、腹腔脏器下降,逐渐转化为胸腹式呼吸。7岁后逐渐接近成人。

3. 呼吸功能

（1）肺活量:儿童肺活量为 50~70ml/kg,为成人肺活量的1/3。安静状态下,年长儿仅用肺活量的 12.5% 来呼吸,而婴幼儿则需用 30% 左右,说明婴幼儿呼吸储备量小,发生呼吸障碍时其代偿呼吸量不超过正常的 2.5 倍,而成人则可达 10 倍。

（2）潮气量:儿童潮气量为 6~10ml/kg,年龄越小,潮气量越小。

（3）每分钟通气量:按体表面积计算,与成人相近。

（4）气体弥散量:按单位肺容积计算,与成人相近。

（5）气道阻力:儿童气道管径细小,气道阻力大于成人,因此发生喘息的机会较多。随着年龄增长,气道管径渐大,阻力递减。

4. 血气分析　反映气体交换和血液酸碱平衡状态。儿童动脉血气分析正常值见表 9-3。

表 9-3　各年龄儿童动脉血气分析正常值

年龄	pH	动脉血氧分压（PaO₂）/kPa	动脉血二氧化碳分压（PaCO₂）/kPa	碳酸氢根（HCO₃⁻）/（mmol·L⁻¹）	碱剩余（BE）/（mmol·L⁻¹）	动脉血氧饱和度（SaO₂）/%
新生儿	7.35~7.45	8~12	4~4.67	20~22	-6~+2	90~97
~2岁	7.35~7.45	10.6~13.3	4~4.67	20~22	-6~+2	95~97
>2岁	7.35~7.45	10.6~13.3	4.67~6.0	22~24	-4~+2	96~98

（三）免疫特点

儿童呼吸道非特异性、特异性免疫功能均较差,如咳嗽反射及纤毛运动弱,不能有效清除气道内尘埃、异物颗粒、黏液等。婴幼儿体内分泌型 IgA（SIgA）、IgG,尤其 IgG 亚类含量低;肺泡吞噬细胞功能不足,辅助性 T 细胞功能暂时低下。另外,乳铁蛋白、溶菌酶、干扰素、补体等的数量及活性均不足,故易发生呼吸道感染。

第二节　急性上呼吸道感染

 工作情景与任务

导入情景：

患儿,女,2岁,因发热、流涕2d来院就诊。查体:T 39.2℃,P 110次/min,R 32次/min。发育正常,营养中等。神志清楚,精神不佳,面色潮红。咽部明显充血,双扁桃体Ⅰ度肿大,充血。两肺呼吸音稍粗糙,未闻及啰音。心脏检查未见异常。

工作任务：

1. 该患儿存在哪些护理问题?

2. 为该患儿进行降温护理。

3. 预防热性惊厥。

急性上呼吸道感染是由各种病原引起的上呼吸道急性感染,主要侵犯鼻、鼻咽、咽部,根据主要感染部位不同可诊断为急性鼻炎、急性咽炎、急性扁桃体炎等,是儿童时期最常见的疾病,一年四季均可发生,以冬、春季节及气候骤变时多见。

【概述】

各种病毒和细菌均可引起,但90%以上为病毒,主要有鼻病毒、呼吸道合胞病毒、流行性感冒病毒(简称流感病毒)、副流感病毒、腺病毒、柯萨奇病毒、埃可病毒、冠状病毒等。病毒感染后可继发细菌感染,最常见溶血性链球菌,其次为肺炎链球菌和流感嗜血杆菌等。肺炎支原体也可引起上呼吸道感染。婴幼儿上呼吸道的解剖和免疫特点导致其易患本病,患有营养障碍性疾病如维生素D缺乏性佝偻病、营养不良、锌或铁缺乏症,或有先天性心脏病、免疫缺陷病、被动吸烟、气候骤变、环境不良、护理不当等,易导致本病反复发生或使病程迁延。

【护理评估】

(一)健康史

询问患儿近期有无"受凉"病史;是否存在居住拥挤、通风不良、空气污浊等情况;是否患有营养障碍性疾病、免疫缺陷病、先天性心脏病、贫血等;是否接触过呼吸道感染患儿;有无发热、喷嚏、鼻塞、流涕、咽痛、咳嗽等。

(二)身体状况

身体状况主要为鼻咽部症状、体征和全身症状。

1. 一般类型

（1）症状

1）鼻咽部症状：主要为喷嚏、鼻塞、流涕、干咳、咽部不适、咽痛等，大多3～4d内自然痊愈，新生儿、小婴儿常因鼻塞而出现张口呼吸或拒乳。

2）全身症状：发热、烦躁不安、精神不佳、全身不适、头痛、乏力等。部分患儿可有食欲缺乏、恶心、呕吐、腹痛、腹泻等消化道症状。腹痛多为脐周阵发性疼痛，可能为肠痉挛所致，若腹痛持续存在，多为并发急性肠系膜淋巴结炎。

婴幼儿起病较急，以全身症状为主，常有消化道症状，鼻咽部症状比较轻。多有发热，体温可高达39～40℃，热程2～3d至1周左右，病初可因高热引起惊厥。年长儿以鼻咽部症状为主，全身症状较轻。

（2）体征：咽部充血，扁桃体肿大，有时可见下颌、颈部淋巴结肿大、触痛。肺部听诊正常。肠道病毒感染者可见不同形态的皮疹。

2. 两种特殊类型

（1）疱疹性咽峡炎：病原体为柯萨奇病毒A组，好发于夏、秋季，多见于1～7岁儿童。表现为急起高热、咽痛、流涎、厌食、呕吐等。体格检查可见咽部明显充血，咽腭弓、软腭、腭垂的黏膜上有多个2～4mm大小灰白色疱疹，周围有红晕，1～2d后破溃形成小溃疡（彩图9-1）。疱疹也可发生于口腔的其他部位，如唇内侧、颊黏膜等处。病程1周左右。

（2）咽结膜热：病原体为腺病毒3、7型，好发于春、夏季，可散发或小流行，1～2岁婴幼儿多见。表现为高热、咽痛、眼部刺痛、畏光、流泪，可伴有消化道症状，体格检查发现咽部充血、白色点块状分泌物，周围无红晕，易于剥离（彩图9-2）；一侧或两侧滤泡性眼结膜炎，充血明显，但分泌物不多，可伴球结膜出血；颈、耳后淋巴结增大。病程1～2周。

 知识拓展

流行性感冒

流行性感冒简称流感，由流感病毒引起，分为3型：A（甲）、B（乙）、C（丙），有明显的流行病学史，患者和隐性感染者为主要传染源，起病初期传染性最强，潜伏期1～4d。呼吸道症状可不明显，全身症状较重，主要为发热，体温可达39～40℃，多伴有头痛、乏力、四肢肌肉酸痛，少部分可出现恶心、呕吐、腹泻等，儿童消化道症状多于成人。可口服磷酸奥司他韦治疗，最佳给药时间为症状出现48h内。

3. 并发症　婴幼儿多见，病变若向邻近器官组织蔓延可引起鼻窦炎、咽后壁脓肿、扁桃体周围脓肿、中耳炎及颈淋巴结炎；向下蔓延可引起喉炎、气管支气管炎、肺炎等。年长儿若为A组β溶血性链球菌感染，可引起急性肾小球肾炎、风湿热等。病毒所致急性上呼吸道感染还可引起病毒性心肌炎、脑炎等。

（三）心理-社会状况

评估家长对急性上呼吸道感染的病因及防护知识的了解程度，家长是否有焦虑、恐惧、抱怨等不良心理反应。

（四）辅助检查

病毒感染者外周血白细胞计数可正常或偏低，中性粒细胞计数减少，淋巴细胞计数相对增高，病毒分离或血清学检查可明确病原。免疫荧光、免疫酶及分子生物学技术可对病原作出早期诊断。

细菌感染者外周血白细胞计数可增高，中性粒细胞计数增高。咽拭子细菌培养可发现致病菌。C 反应蛋白（CRP）及降钙素原（PCT）增高。

（五）治疗要点

主要为支持和对症治疗，注意防治并发症。

1. 一般治疗　注意休息，多饮水，居室通风。

2. 抗感染治疗　病毒感染多采用中药治疗，细菌感染应用抗菌药物。

（1）抗病毒药物：单纯的病毒性上呼吸道感染属于自限性疾病。普通感冒目前无特异性抗病毒药物，常选用利巴韦林（病毒唑）口服或静脉滴注。如果是流行性感冒，可在初期选用磷酸奥司他韦口服。也可使用板蓝根、大青叶等中药治疗。

（2）抗菌药物：细菌感染或继发细菌感染者可选用抗菌药物治疗，常用青霉素类、头孢菌素类、大环内酯类。链球菌感染或既往有风湿热、肾炎病史者，青霉素疗程应为 10～14d。

3. 对症治疗

（1）高热：给予对乙酰氨基酚、布洛芬等药物降温，也可采用物理降温，如温水浴、冷敷等。

（2）热性惊厥：给予镇静止惊药如地西泮、苯巴比妥钠等。

（3）鼻塞：酌情给予减充血剂。

（4）咽痛：年长儿可含服咽喉含片。

（5）耳痛：可遵医嘱应用糖皮质激素、滴耳液、鼻喷剂等，疼痛剧烈者可予镇痛药。

【常见护理诊断/问题】

1. 体温过高　与感染有关。

2. 舒适度减弱：咽痛、鼻塞　与上呼吸道炎症有关。

3. 潜在并发症：热性惊厥、中耳炎、心肌炎等。

【护理目标】

1. 患儿体温恢复正常。

2. 患儿咽痛、鼻塞减轻或消失，无明显不适。

3. 患儿无并发症发生或发生时得到及时发现与处理。

【护理措施】

（一）维持体温正常

1. 保持适宜环境　保持室温 18～22℃,相对湿度 50%～60%,空气新鲜,每日至少通风 2 次,避免对流风。衣被厚薄适度,利于散热。出汗后及时更换衣服,避免受凉。

2. 加强体温监测　每 4h 测量体温 1 次,并准确记录,超高热或有热性惊厥史者须每 1～2h 测体温 1 次。体温超过 38.5℃时给予药物或物理降温,防止发生热性惊厥。退热处理 1h 后复测体温,随时观察有无新的症状或体征出现,防止惊厥或体温骤降。

3. 保证营养和水分的供给　给予富含营养、易消化的清淡饮食,少食多餐。鼓励患儿多饮水,尤其大量出汗后应及时补足水分,入量不足者静脉补液。

4. 遵医嘱使用抗病毒或抗菌药物。

（二）促进舒适

1. 注意休息　患儿应减少活动,避免劳累,保持安静,避免刺激,各种治疗、护理操作尽量集中进行。高热者卧床休息,注意经常变换体位。

2. 保持呼吸道通畅　保持室内温、湿度适宜,以减少空气对呼吸道黏膜的刺激。及时清除鼻腔、咽喉部分泌物,保持鼻孔周围清洁,用凡士林、液状石蜡涂抹鼻翼部黏膜及鼻下皮肤,以减轻分泌物的刺激。避免用力擤鼻,以防引起鼻窦炎、中耳炎。鼻塞重者,可用 0.5% 麻黄碱溶液滴鼻,每次 1～2 滴,每日 2～3 次;婴儿因鼻塞妨碍吸吮或睡眠时,可在喂乳或临睡前 10～15min 滴鼻,使鼻腔通畅,保证吸吮或睡眠。

 护理学而思

患儿,女,2 岁,因发热、鼻塞、流涕 2d 来院就诊。患儿鼻塞较重,出现张口呼吸,口唇干燥,夜间鼻塞尤其严重,影响睡眠,时有烦躁哭闹。

请思考:

1. 如何缓解患儿的鼻塞症状?

2. 还应为患儿采取哪些护理措施?

3. 保持口腔清洁　婴幼儿在饭后喂少量温开水以清洁口腔,年长儿饭后漱口,口唇涂抹油类以免干燥。

4. 减轻咽痛、咽部不适　给予润喉片或雾化吸入。

（三）密切观察病情,防治并发症

密切监测体温,超过 38.5℃时给予药物或者物理降温,既往有热性惊厥史的患儿更要及时降温,必要时可按医嘱预防性应用镇静剂,加强巡视,高热患儿若出现兴奋、惊跳等惊厥先兆,立即通知医生,按医嘱给予镇静剂并同时采取降温措施;一旦发生惊厥,立即就地抢救,保持安静,按惊厥护理;注意患儿咳嗽的性质、口腔黏膜改变、神经系统症状及皮肤有无皮疹等,以便及早发现麻疹、猩红热等急性传染病;注意观察咽部充血、化脓情况,怀疑有咽后壁脓肿时,及时报告医生,同时要注意防止脓肿破溃后脓液流入气管导致窒息。

（四）健康指导

1. 指导家庭护理　居室应宽敞、整洁、阳光充足,注意通风,保持适宜的温、湿度;多饮水,给予清淡、富营养、易消化的流质或半流质饮食;注意休息;及时清除鼻腔内分泌物,鼻塞严重时可用减充血剂滴鼻;教会家长如何观察病情,以便及早识别并发症,及时就诊。

2. 预防宣教　保持室内空气新鲜,温、湿度适宜;合理喂养,婴儿提倡母乳喂养,及时添加换乳期食物,保证营养平衡,防治佝偻病、营养不良、贫血等;加强体格锻炼,增强体质;避免被动吸烟;根据气候变化及时增减衣服,避免受凉或过多出汗;上呼吸道感染高发季节避免去人多拥挤、通风不畅的公共场所。

【护理评价】

通过治疗与护理,患儿:

1. 体温是否恢复正常。

2. 咽痛、鼻塞是否减轻或消失,是否无不适。

3. 是否无并发症发生或发生时得到及时发现与处理。

第三节　急性感染性喉炎

 工作情景与任务

导入情景:

患儿,女,8个月,因声音嘶哑、犬吠样咳嗽 1d、呼吸费力 1h 来医院就诊。护士接诊时发现患儿呼吸困难明显,可见三凹征,T 38.2℃,HR 150 次/min。

工作任务:

1. 对患儿进行监护。

2. 为患儿进行雾化吸入。

急性感染性喉炎是喉部黏膜的急性弥漫性炎症,以声音嘶哑、犬吠样咳、喉鸣和吸气性呼吸困难为特征。一年四季均可发生,冬、春季节多见,且多见于婴幼儿。

【概述】

由病毒或细菌感染引起,也可并发于麻疹、百日咳及流行性感冒等急性传染病。常见病毒为副流感病毒、流感病毒、腺病毒;常见的细菌为金黄色葡萄球菌、溶血性链球菌、肺炎链球菌。由于儿童喉部解剖特点,炎症时易发生充血、水肿而出现喉梗阻。

【护理评估】

(一)健康史

询问患儿有无受凉、过度劳累;近期有无急性上呼吸道感染、急性传染病接触史、过敏史;有无过度用声、异物、外伤;有无发热、喷嚏、声嘶、犬吠样咳、呼吸困难等。

(二)身体状况

1. 症状　起病急,症状重,可有发热、声嘶、犬吠样咳、吸气性喉鸣。一般白日症状轻,夜间入睡后加重。

2. 体征　体格检查可见咽部充血,间接喉镜检查可见喉部及声带不同程度充血、水肿。重者可出现烦躁不安、面色苍白、吸气性呼吸困难、发绀、心率加快、三凹征等缺氧表现。喉梗阻者若不及时抢救,可窒息死亡。临床上根据吸气性呼吸困难的轻重,将喉梗阻分为4度,见表9-4。

表9-4　喉梗阻分度

分度	临床特点	体征
Ⅰ度	仅活动后出现吸气性喉鸣、呼吸困难	呼吸音、心率无改变
Ⅱ度	安静时有吸气性喉鸣、呼吸困难	可闻及喉传导音或管状呼吸音,心率加快(120~140次/min)
Ⅲ度	除吸气性喉鸣、呼吸困难外,因缺氧出现烦躁不安、口唇及指(趾)发绀、双眼圆睁、惊恐万状、头面出汗	呼吸音明显减弱,心率快(140~160次/min),心音低钝
Ⅳ度	渐显衰竭、昏睡状态或昏迷、抽搐,由于无力呼吸,三凹征可不明显,面色苍白、发灰	呼吸音几乎消失,仅有气管传导音,心音低钝、弱,心律不齐

(三)心理-社会状况

评估家长对急性感染性喉炎的病因、防护知识的了解程度,家长是否有焦虑、紧张、恐惧、愧疚等不良心理反应。

(四)辅助检查

1. 血常规检查　病毒感染者外周血白细胞计数正常或偏低,淋巴细胞计数相对增高。细菌感染者外周血白细胞计数可增高,中性粒细胞计数增高。

2. 病原学检查　咽分泌物病毒分离、血清学检查及细菌培养可明确病原。

3. 脉搏血氧饱和度测定　可明确是否缺氧。

（五）治疗要点

1. 保持呼吸道通畅 糖皮质激素有抗炎、抑制变态反应的作用，可及时减轻喉头水肿，缓解喉梗阻。病情轻者口服泼尼松，Ⅱ度以上喉梗阻者给予地塞米松、氢化可的松或甲泼尼龙静脉滴注。用吸入型糖皮质激素（如布地奈德混悬液）或者1%～3%麻黄碱雾化吸入，可促进黏膜水肿消退。

2. 控制感染 病毒感染者可给予利巴韦林、阿昔洛韦等抗病毒；细菌感染者及时给予抗菌药物，一般选用青霉素类、头孢菌素类、大环内酯类。

3. 对症治疗 烦躁不安者给予异丙嗪，除镇静外尚可减轻喉头水肿，不宜用氯丙嗪和吗啡；痰多者予以祛痰剂；缺氧者给予吸氧。

4. 气管插管或气管切开 经上述处理仍有严重缺氧征象或Ⅲ度以上喉梗阻者，及时行气管插管，呼吸机辅助通气，必要时行气管切开术。

【常见护理诊断/问题】

1. 低效性呼吸型态 与喉头水肿有关。

2. 有窒息的危险 与喉梗阻有关。

3. 体温过高 与感染有关。

4. 恐惧 与呼吸困难和窒息有关。

【护理目标】

1. 患儿无呼吸困难，呼吸平稳。

2. 患儿无窒息发生或发生时得到及时发现与处理。

3. 患儿体温恢复正常。

4. 患儿及家长心态平稳，无恐惧情绪。

【护理措施】

（一）改善呼吸功能，防止窒息发生

1. 保持室内空气清新，温、湿度适宜；保证水分的摄入，降低分泌物的黏稠度；及时清理呼吸道分泌物；若脉搏血氧饱和度<92%，则遵医嘱及时采用面罩或氧气帐吸入湿化的氧气；给予雾化吸入，迅速消除喉头水肿，保持呼吸道通畅。

2. 置患儿于舒适体位，保持安静，减少刺激。

3. 避免直接检查咽部，防止喉部突然痉挛诱发喉梗阻。

4. 遵医嘱给予抗菌药物、肾上腺糖皮质激素、镇静剂，注意观察药物疗效及不良反应。

5. 密切观察患儿的呼吸、心率、精神状态、呼吸困难程度，根据喉鸣、青紫、烦躁、三凹征等表现，判断喉梗阻与缺氧程度，随时做好气管插管及气管切开准备，以免因吸气性呼吸困难而窒息致死。

患儿,女,8个月,声音嘶哑、犬吠样咳嗽、呼吸费力1d,被初步诊断为急性感染性喉炎。护士遵医嘱给予布地奈德混悬液雾化吸入,头孢唑林钠、利巴韦林和地塞米松静脉滴注。

请思考:

1. 应注意观察患儿哪些表现?

2. 同时需做好哪些准备?

(二)维持体温正常

参见本章第二节。

(三)心理护理

对极度紧张、烦躁不安的患儿多爱抚,通过暗示、诱导等方法令其情绪逐渐稳定;允许家长陪伴患儿,避免患儿产生分离性焦虑;病情稳定的患儿可以通过讲故事、做游戏等活动转移其注意力,使其主动配合治疗和护理;开展健康教育,耐心解答家长疑问,提高家长的应对能力。

(四)健康指导

1. 向家长解释病情的发展、可能采取的治疗方案,指导家长急性喉炎发作时的正确应对措施;告知家长夜间入睡后病情可突然加重,注意密切观察患儿病情,及时就诊。

2. 向家长介绍预防呼吸道感染的方法。详见本章第二节。

【护理评价】

通过治疗与护理,患儿:

1. 是否无呼吸困难,呼吸平稳。

2. 是否无窒息发生或发生时得到及时发现与处理。

3. 体温是否恢复正常。

4. 患儿及家长是否心态平稳,无恐惧情绪。

第四节　急性支气管炎

工作情景与任务

导入情景:

患儿,女,2岁,因咳嗽3d,加重伴发热2d就诊。体格检查:T 37.8℃,P 126次/min,R 29次/min。神志清楚,精神可。咽部充血,双扁桃体Ⅰ度肿大、充血。两肺呼吸音粗,可闻及不固定的干性啰音。患儿被初步诊断为急性支气管炎。

工作任务:

1. 患儿存在哪些护理问题?

2. 请为患儿制订护理措施。

急性支气管炎是由于各种病原引起的支气管黏膜急性炎症,由于气管常同时受累,故又称为急性气管支气管炎。婴幼儿多见。常继发于上呼吸道感染,或为麻疹、百日咳等急性传染病早期的一种临床表现。

【概述】

病原体为各种病毒、细菌、肺炎支原体,或者为混合感染。免疫功能低下、特应性体质、营养障碍性疾病及支气管局部结构异常等均为本病的危险因素;气候变化、空气污染、化学因素的刺激可诱发本病。

【护理评估】

(一)健康史

询问患儿病前有无上呼吸道感染及呼吸道传染病接触史;有无反复发作史;有无湿疹或其他过敏史;是否为特应性体质;是否患过营养障碍性疾病、先天性心脏病、贫血;是否发生过喘息;是否吸入过刺激性气体;发病后的用药情况等。

(二)身体状况

起病可急可缓。多先有上呼吸道感染症状,而后以咳嗽为主要症状,初为干咳,以后有痰。婴幼儿症状较重,常有发热、食欲缺乏、呕吐、腹泻等。体格检查发现双肺呼吸音粗糙,可闻及不固定的、散在的干性啰音及粗、中湿啰音。啰音易变,常在体位改变、咳嗽后减少甚至消失。婴幼儿痰常不易咳出,咽喉部或肺部可闻及痰鸣音。一般无气促和发绀。

婴幼儿伴有喘息的支气管炎除上述表现外,还伴有类似哮喘的症状,其主要特点为:①多见于3岁以下的婴幼儿,常有湿疹或其他过敏史。②咳嗽频繁,呼气性呼吸困难伴喘息,夜间或清晨较重,或在哭闹、活动后加重,肺部叩诊呈鼓音,听诊两肺满布哮鸣音及少量粗、中湿啰音。③有反复发作倾向,多与感染有关。④预后大多良好,3~4岁后发作次数逐渐减少,多在6岁前自愈,但少数可发展为支气管哮喘。

(三)心理-社会状况

评估家长对急性支气管炎的病因、防护知识的了解程度,家长有无焦虑、恐惧、抱怨等不良心理反应。评估患儿居住环境、当地的环境卫生及空气污染情况。询问患儿既往有无反复发病情况等。

(四)辅助检查

1. 胸部 X 线检查　肺纹理增粗、肺门阴影增浓或无异常改变。

2. 外周血检查　病毒感染者白细胞计数可正常或偏低,中性粒细胞计数减少,淋巴细胞计数相对增高。细菌感染者白细胞计数可增高,中性粒细胞计数增高。CRP 增高。

3. 支原体抗体检测　支原体感染者血清特异性 IgM 或 IgG 抗体呈阳性。

（五）治疗要点

急性支气管炎的治疗要点主要为控制感染和对症治疗,如止咳、化痰、平喘等。除频繁咳嗽影响患儿休息外,一般不用镇咳剂或镇静剂,以免抑制咳嗽反射,影响痰液咳出。

1. 一般治疗　同急性上呼吸道感染,注意经常变换体位,保持适宜温、湿度,利于呼吸道分泌物咳出。

2. 控制感染　病毒感染者给予抗病毒药物;细菌感染者应用青霉素类或头孢菌素类抗菌药物;如支原体感染,则应选用大环内酯类抗菌药物。

3. 对症治疗

（1）祛痰:痰液黏稠时给予 N- 乙酰半胱氨酸、氨溴索和中药制剂等。

（2）平喘:喘憋严重者雾化吸入 β_2 受体激动剂如沙丁胺醇、硫酸特布他林等。喘息严重者可短期口服糖皮质激素（如泼尼松）3～5d。

（3）抗过敏:过敏体质者可酌情选用抗过敏药物。

【常见护理诊断／问题】

1. 清理呼吸道无效　与分泌物过多、痰液黏稠不易咳出有关。

2. 体温过高　与感染有关。

3. 舒适度减弱:咳嗽、胸痛　与支气管炎症有关。

【护理目标】

1. 患儿呼吸道通畅,无痰液黏稠或堵塞。

2. 患儿体温恢复正常。

3. 患儿咳嗽、胸痛减轻或消失。

【护理措施】

（一）保持呼吸道通畅

1. 保持室内空气清新,室温 20℃左右,相对湿度 60% 左右。注意休息,保持安静,避免剧烈活动,以防咳嗽加重。

2. 保证营养及水分的供给,给予营养丰富、易消化的富含维生素的清淡饮食,鼓励患儿多饮水。

3. 经常变换体位,教会并鼓励患儿有效咳嗽,定时为患儿拍背以利痰液排出,必要时给予超声雾化吸入,每日1～2次,每次 20min。

4. 遵医嘱使用抗菌药、止咳化痰及平喘药物,注意观察药物反应。

5. 哮喘性支气管炎患儿若出现缺氧症状,给予吸氧。

（二）维持体温正常

参见本章第二节。

（三）促进舒适

1. 休息　患儿应减少活动,保持安静,避免刺激,各种治疗、护理操作尽量集中进行。

2. 减轻咳嗽　室内温、湿度适宜,多饮水,少食多餐,合理应用抗菌药、止咳化痰及平喘药物,必要时给予超声雾化吸入。

3. 保持口腔清洁　婴幼儿在饭后喂少量温开水以清洁口腔,年长儿饭后、呕吐后及时漱口。

 护理学而思

患儿,女,2岁,因咳嗽3d、加重伴发热2d就诊,被初步诊断为急性支气管炎,现咳嗽较频繁,痰液黏稠不易咳出,自诉胸痛。

请思考:

1. 如何帮助患儿咳出痰液?

2. 怎样减轻患儿的胸痛?

（四）健康指导

介绍急性支气管炎的病因及治疗和护理要点;教会家长观察呼吸困难的早期表现,一旦出现,及时就医;阐明预防本病的关键是防治上呼吸道感染;注意避免吸入刺激性气体和有害粉尘等。

【护理评价】

通过治疗与护理,患儿:

1. 是否呼吸道通畅,无痰液黏稠或堵塞。

2. 体温是否恢复正常。

3. 咳嗽、胸痛是否减轻或消失。

第五节　肺　　炎

 工作情景与任务

导入情景:

患儿,女,1.5岁。因发热、咳嗽3d、气促2d来院就诊。体格检查:T 38.0℃,P 130次/min,R 32次/min。神志清楚,精神不佳,呼吸稍促。咽部充血,双扁桃体Ⅰ度肿大、充血。两肺呼吸音粗糙,闻及细湿啰音。患儿被初步诊断为支气管肺炎。

工作任务：

1. 患儿存在哪些护理问题？
2. 配合医生为患儿采取护理措施。

肺炎指由不同病原体或其他因素（吸入羊水、过敏等）所引起的肺部炎症。以发热、咳嗽、气促、呼吸困难和肺部固定的中、细湿啰音为临床特征，重者可累及循环、神经及消化系统，是婴幼儿时期重要的常见病，为我国住院儿童死亡的第一位原因，被列为我国儿童重点防治的"四病"之一。一年四季均可发生，冬、春季节及气候骤变时多见。

【概述】

（一）分类

目前无统一分类，常用以下几种分类方法：

1. 病理分类　支气管肺炎、大叶性肺炎、间质性肺炎。儿童以支气管肺炎最为常见。

2. 病因分类

（1）感染性肺炎：如病毒性肺炎、细菌性肺炎、支原体肺炎、衣原体肺炎、原虫性肺炎、真菌性肺炎等。

（2）非感染性肺炎：如吸入性肺炎、坠积性肺炎、嗜酸性粒细胞性肺炎等。

3. 病程分类　急性肺炎（病程 <1 个月）；迁延性肺炎（病程 1~3 个月）；慢性肺炎（病程 >3 个月）。

4. 病情分类　轻症肺炎（主要为呼吸系统表现，其他系统轻微受累，无全身中毒症状）；重症肺炎（除呼吸系统出现呼吸衰竭外，循环、消化、神经等其他系统亦严重受累，全身中毒症状明显）。

5. 临床表现典型与否分类　典型肺炎（由肺炎链球菌、金黄色葡萄球菌、肺炎克雷伯菌、流感嗜血杆菌、大肠埃希氏菌等引起的肺炎）和非典型肺炎（肺炎支原体、衣原体、嗜肺军团菌、某些病毒等所致的肺炎）。

6. 肺炎发生的地点分类　①社区获得性肺炎：指在院外由病原微生物所引起的感染性肺炎。②医院获得性肺炎：指患儿在入院 ≥48h 发生的感染性肺炎，包括在医院感染而在出院 48h 内发生的肺炎。

（二）病因与发病机制

1. 病因

（1）易患因素：①儿童呼吸系统解剖、免疫特点。②患有营养障碍性疾病、先天性心脏病、免疫缺陷病等。

（2）病原体：常见病原体为细菌、病毒，也可为病毒、细菌的混合感染。发达国家儿童肺炎病原体以病毒为主，主要有呼吸道合胞病毒、腺病毒、流感病毒、副流感病毒、鼻病毒等。发展中国家以细菌为主，肺炎链球菌最多见。近年来支原体、衣原体、流感嗜血杆菌感染有增加趋势。

（3）环境、气候因素：空气污浊、气候骤变等。

2. 发病机制　儿童肺炎以支气管肺炎最常见，在此重点介绍支气管肺炎。

病原常由呼吸道入侵，少数经血行入肺，引起支气管、肺泡及肺间质的炎症。支气管黏膜充血水肿导致管腔变窄，造成通气功能障碍，致使二氧化碳潴留，引起高碳酸血症；肺泡壁因充血、水肿而增厚，肺泡腔内充满炎性渗出物，影响换气功能，导致低氧血症。由于病原体毒素吸收入血引起毒血症，导致患儿常出现不同程度的感染中毒症状。缺氧、二氧化碳潴留及毒血症可引起循环系统、消化系统、神经系统的一系列症状及水、电解质紊乱与酸碱失衡，严重时可发生呼吸衰竭（图9-3）。

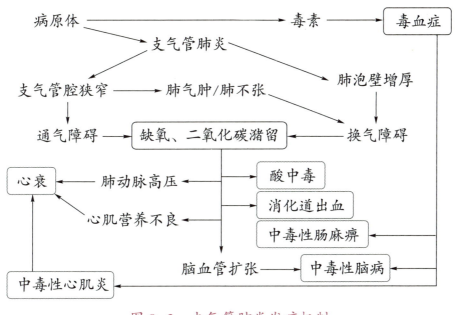

图9-3　支气管肺炎发病机制

（1）呼吸功能不全：由于通气和换气功能障碍，氧气进入肺泡及氧气自肺泡弥散至血液和二氧化碳的排出均发生障碍，血氧含量下降，动脉血氧分压（PaO_2）和动脉血氧饱和度（SaO_2）下降，出现低氧血症；血二氧化碳浓度升高。肺炎早期可仅有缺氧，无明显二氧化碳潴留。为代偿缺氧，患儿呼吸和心率增快，随着病情的进展，在缺氧的基础上出现二氧化碳潴留，此时 PaO_2 和 SaO_2 下降，$PaCO_2$ 升高，当 $PaO_2 < 50mmHg$ 和／或 $PaCO_2 > 50mmHg$ 即为呼吸衰竭。为增加呼吸深度，辅助呼吸肌也参与呼吸，出现鼻翼扇动及吸气性三凹征。

（2）酸碱平衡失调及电解质紊乱：严重缺氧时无氧酵解增强，酸性代谢产物增加，加上高热、进食少，脂肪分解增加，常导致代谢性酸中毒；二氧化碳潴留可产生呼吸性酸中毒，因此，重症肺炎患儿常存在不同程度的混合性酸中毒。重症肺炎常因抗利尿激素（ADH）分泌增加、钠泵功能失调而导致低钠血症。

（3）心血管系统：病原体及毒素侵犯心肌，引起心肌炎；缺氧和二氧化碳潴留可使肺小动脉反射性收缩，肺循环压力增高，使得右心负荷增加。肺动脉高压、中毒性心肌炎是诱发心力衰竭的主要原因。重症患儿常出现微循环障碍、休克,甚至DIC。

（4）神经系统:缺氧和二氧化碳潴留使血与脑脊液pH降低,高碳酸血症使脑血管扩张、血流减慢、血管通透性增加,引起脑水肿。另外,病原体的毒素作用亦可引起脑水肿。

（5）胃肠道功能紊乱:低氧血症和病原体毒素可使胃肠黏膜糜烂、出血,上皮细胞坏死脱落,导致胃肠功能紊乱,出现呕吐、腹泻,重者出现中毒性肠麻痹。

【护理评估】

（一）健康史

新生儿询问出生时情况,是否有缺氧、羊水或胎粪吸入史;婴幼儿了解近期有无上呼吸道感染、支气管炎病史;有无麻疹、百日咳等急性呼吸道传染病病史;有无发热、咳嗽、气促、发绀等症状;是否按时进行预防接种;有无营养障碍性疾病、先天性心脏病、免疫功能低下等。

（二）身体状况

1. 支气管肺炎

（1）轻症:以呼吸系统症状和相应的肺部体征为主。

1）发热:热型不定,多数为不规则热,亦可为弛张热或稽留热,但新生儿、重度营养不良患儿可不发热,甚至体温不升。

2）咳嗽:较频繁,开始为刺激性干咳,极期咳嗽反而减轻,恢复期咳嗽有痰,早期新生儿表现为口吐白沫。

3）气促:多出现在发热、咳嗽后,呼吸可达40~80次/min,重者可有鼻翼扇动、唇周发绀、三凹征、点头呼吸等。

4）发绀:口周、指（趾）端发绀,病情轻者可无发绀。

5）肺部啰音:早期不明显,后可闻及较固定的中、细湿啰音,以背部两侧下方和脊柱旁较多,吸气末明显,病灶融合时可出现肺实变体征（叩诊呈浊音,听诊呼吸音降低,可闻及管状呼吸音）,新生儿、小婴儿常不易闻及湿啰音。

6）其他:精神不佳、烦躁不安、食欲缺乏、轻度腹泻、呕吐等。

（2）重症:除呼吸系统表现和全身中毒症状加重外,常可发生循环、神经、消化系统功能障碍。

1）循环系统:可见心肌炎、心力衰竭等。

合并心力衰竭时可有下列表现:①呼吸突然加快,安静时>60次/min。②心率突然增快,安静时>180次/min。③突发极度烦躁不安,明显发绀,面色苍白或发灰,指（趾）甲微血管再充盈时间延长。④心音低钝、奔马律,颈静脉怒张。⑤肝脏迅速增大。⑥少尿或无尿,眼睑或双下肢水肿。

2）神经系统:轻度缺氧表现为烦躁或嗜睡,并发中毒性脑病时可出现不同程度的意识障碍、惊厥、瞳孔对光反射迟钝或消失、呼吸节律不齐甚至停止、前囟隆起、脑膜刺激征等,脑脊液检查除压力增高外,其他均正常。

3）消化系统：表现为食欲缺乏、呕吐和腹泻，发生中毒性肠麻痹时表现为频繁呕吐、严重腹胀、呼吸困难加重、肠鸣音消失；消化道出血时可呕吐咖啡样物、便血、大便潜血试验阳性。

（3）并发症：若延误诊断或病原体致病力强，可引起脓胸、脓气胸、肺大疱等并发症，多表现为体温持续不退或退而复升，呼吸困难和咳嗽突然加重，出现烦躁不安、胸痛、面色青紫，患侧呼吸运动受限，积脓或积气较多时，患侧肋间隙饱满，气管向健侧移位，触觉语颤减弱，叩诊呈浊音（脓气胸时积液上方呈鼓音），听诊呼吸音减弱。

2. 几种不同病原体所致肺炎的特点

（1）呼吸道合胞病毒肺炎：为最常见的病毒性肺炎，多见于婴幼儿，尤以婴儿多见，重症患儿主要见于6个月以下。一般认为是呼吸道合胞病毒对肺的直接侵害，引起间质性炎症。轻症患儿发热、呼吸困难等症状不重，重症患儿有明显的呼吸困难、喘憋、口唇发绀、鼻翼扇动、三凹征及不同程度发热。肺部听诊以喘鸣音为主，多可闻及中、细湿啰音。X线检查两肺可见小点片状、斑片状阴影，部分患儿可伴有不同程度肺气肿。外周血白细胞总数大多正常。

（2）腺病毒肺炎：由腺病毒感染所致，以3、7型最为常见，多见于6个月~2岁婴幼儿，冬、春季多发。起病急骤，呈稽留热或弛张热，可持续2~3周，全身中毒症状重，咳嗽频繁，可出现阵发性喘憋、呼吸困难、发绀等，肺部啰音出现较晚，发热3~7d后开始出现，以后因肺部病变融合而出现肺实变体征，易并发心肌炎和多器官功能障碍，肺部X线改变较肺部啰音出现早，可见大小不等的片状阴影或融合成大病灶，多伴肺气肿，病灶吸收需数周至数月。

（3）金黄色葡萄球菌肺炎：病原为金黄色葡萄球菌，经呼吸道入侵或血行入肺，多见于新生儿及婴幼儿。起病急、病情严重、进展迅速，全身中毒症状明显，多呈弛张热，早产儿和体弱儿可无发热或仅低热，患儿面色苍白、烦躁、咳嗽、呻吟、呼吸浅快、发绀，重症可发生休克。皮肤可见各种类型皮疹，如猩红热样或荨麻疹样皮疹。肺部体征出现早，双肺闻及散在中、细湿啰音，易并发脓胸、脓气胸、肺大疱、皮下或纵隔气肿，并可引起败血症及其他器官的迁徙性化脓灶。胸部X线可有小片状影，发展迅速，数小时内可出现小脓肿、肺大疱或胸腔积液，病变吸收较慢。外周血白细胞计数多明显增高，中性粒细胞计数增高伴核左移，并可见中毒颗粒。婴幼儿和重症患儿可出现外周血白细胞计数减少，但中性粒细胞计数增高。

（4）革兰氏阴性杆菌肺炎：病原菌以流感嗜血杆菌、肺炎克雷伯菌为多，伴有免疫缺陷者常发生铜绿假单胞菌肺炎，新生儿时期则易患大肠埃希氏菌肺炎。病情较重，治疗困难，预后较差。大多先有几日呼吸道感染症状，病情呈亚急性，全身中毒症状明显，表现为发热、精神萎靡、嗜睡、咳嗽、呼吸困难、面色苍白、口唇发绀，重者甚至出现休克。肺部听诊可闻及湿啰音，病变融合则有肺实变体征。肺部X线检查改变多种多样，基本改变为支气管肺炎征象，或呈一叶或多叶节段性或大叶性炎症阴影，易见胸腔积液。

（5）肺炎支原体肺炎：由肺炎支原体引起，起病多较缓慢，学龄期儿童多见，婴幼儿亦不少见，全年均可发病。病初全身不适、乏力、头痛，2～3d 后出现发热，热度不一，热型不定，热程 1～3 周。年长儿可伴有咽痛、胸闷、胸痛、肌肉酸痛。咳嗽为突出表现，有的酷似百日咳样咳嗽，一般病后 2～3d 开始干咳，后转为顽固性剧烈咳嗽，常有黏稠痰，偶尔带血丝，可持续 1～4 周。肺部体征不明显，常有呼吸音粗糙，少数闻及干湿啰音，但很快消失，有时可有肺实变体征。婴幼儿起病急，病程长，病情较重，表现为呼吸困难、喘憋、喘鸣音较突出，肺部啰音较年长儿多。本病中毒症状一般不重，部分患儿出现全身多系统损害，如心肌炎、肾炎、脑膜炎、溶血性贫血、吉兰-巴雷综合征等。胸部 X 线改变分为 4 种：①肺门阴影增浓；②支气管肺炎；③间质性肺炎；④均匀一致的实变影似大叶性肺炎。这 4 种改变可相互转化，可呈游走性浸润，有时呈云雾状淡片影，可有胸腔积液。

（三）心理-社会状况

患儿因发热、咳嗽、缺氧等不适及因害怕打针、住院环境的陌生等产生焦虑、易怒、恐惧心理。家长可产生焦虑、自责、忧虑、抱怨等心理反应。

（四）辅助检查

1. 胸部 X 线检查　早期肺纹理增粗，肺门阴影增浓，以后出现大小不等的斑片状阴影，以双肺下野、中内带多见（图 9-4），有时融合成大片状阴影，可有肺气肿或肺不张。

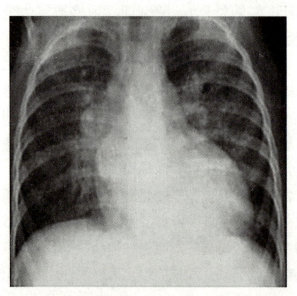

图 9-4　支气管肺炎胸部正位片

2. 外周血检查　细菌感染者外周血白细胞计数增高，中性粒细胞计数增多，重者可见核左移现象，胞质中可见中毒颗粒，CRP、PCT 常增高；病毒感染者外周血白细胞计数正常或偏低，淋巴细胞计数相对增高，可出现异型淋巴细胞。

3. 病原学检查　鼻咽拭子或气管分泌物做病毒培养、分离；气管分泌物、胸腔积液及血液等作细菌培养或免疫学方法进行细菌抗原检测可以明确致病菌；聚合酶链反应

（PCR）、特异性基因探针检测病原体 DNA 可对多种病原进行特异、敏感的检测；支原体抗体 IgM 检测有助于支原体肺炎的早期诊断。

（五）治疗要点

采取综合治疗，主要为控制感染、改善通气、对症治疗、防治并发症。

1. 一般治疗　室内空气清新，温、湿度适宜；给予营养丰富易消化的饮食，进食困难者，可给予肠道外营养；经常变换体位；做好呼吸道隔离，防止交叉感染；注意水、电解质的补充；控制输液速度。

2. 控制感染

（1）抗菌药物治疗：根据不同病原体选用敏感的抗菌药物，使用原则为有效、安全、早期、联合、足量、足疗程，重症宜静脉给药。一般用至体温正常后 5～7d，症状和体征消失后 3d。肺炎链球菌肺炎首选青霉素或阿莫西林，耐药者选用头孢曲松、头孢噻肟、万古霉素，青霉素过敏者选用大环内酯类抗菌药物；金黄色葡萄球菌肺炎首选苯唑西林或氯唑西林，耐药者选用万古霉素或联用利福平，体温正常后 2～3 周可停药，总疗程≥6 周；肺炎支原体肺炎和衣原体肺炎首选大环内酯类抗菌药物，如阿奇霉素、红霉素、罗红霉素，疗程至少 2～3 周。

（2）抗病毒治疗：可选用利巴韦林、α- 干扰素、聚肌胞等药物，流感病毒感染可用磷酸奥司他韦口服。部分中药制剂有一定抗病毒作用。

3. 对症治疗　给予止咳、平喘、降温等治疗，必要时给予吸氧。

4. 肾上腺糖皮质激素的应用　严重憋喘、呼吸衰竭、全身中毒症状明显、脑水肿、感染中毒性休克、胸腔短期有大量渗出者，可短期使用肾上腺糖皮质激素，可用甲泼尼龙、琥珀酸氢化可的松、地塞米松静脉滴注，疗程 3～5d。

5. 并发症的治疗

（1）中毒性肠麻痹：禁食、胃肠减压，可使用酚妥拉明静脉滴注。

（2）心力衰竭：给予吸氧、镇静、强心、利尿、血管活性药物等。

（3）中毒性脑病：脱水、改善通气、扩血管、止痉、促进脑细胞恢复。

（4）脓胸和脓气胸：及时进行穿刺引流，若脓液黏稠、经反复穿刺抽脓不畅、发生张力性气胸，行胸腔闭式引流。

【常见护理诊断 / 问题】

1. 气体交换受损　与肺部炎症有关。

2. 清理呼吸道无效　与呼吸道分泌物过多、黏稠不易排出有关。

3. 体温过高　与肺部感染有关。

4. 营养失调：低于机体需要量　与摄入不足、消耗增加有关。

5. 潜在并发症：心力衰竭、中毒性脑病、中毒性肠麻痹、肺脓肿、脓胸、脓气胸等。

【护理目标】

1. 患儿无气促、发绀，呼吸平稳。

2. 患儿呼吸道通畅,无痰液黏稠或堵塞。

3. 患儿体温恢复正常。

4. 患儿获得充足的营养及水分。

5. 患儿无并发症发生或发生时得到及时发现与处理。

【护理措施】

(一)改善呼吸功能

1. 环境适宜 保持室内安静,空气新鲜,定期紫外线消毒,室温维持在 18~20℃,相对湿度 60%。不同病原体肺炎患儿分室居住,以防交叉感染。

2. 休息 保证患儿休息,避免哭闹,减少活动;采取半卧位或床头抬高 30°~60°,被褥轻暖,内衣宽松,以免影响呼吸;勤换尿布,保持皮肤清洁;帮助患儿经常翻身、更换体位或抱起患儿以利于分泌物排出,减轻肺部淤血、防止肺不张;各种操作应集中进行,尽量让患儿安静,以减少机体的耗氧量。

3. 氧疗 凡有呼吸困难、喘憋、口唇发绀、$PaO_2 < 60mmHg$ 等缺氧表现者立即给氧。多采用鼻前庭导管给氧,氧流量为 0.5~1L/min,氧浓度≤40%。新生儿或婴幼儿可用面罩、氧气帐、鼻塞给氧,面罩给氧时氧流量为 2~4L/min,氧浓度 50%~60%。出现呼吸衰竭时,使用人工呼吸器或机械通气给氧,并做好相应护理。

4. 遵医嘱用药 按医嘱正确使用抗菌药与抗病毒药物,以消除肺部炎症,促进气体交换。注意观察药物疗效和不良反应。

(二)保持呼吸道通畅

1. 及时清除患儿口鼻腔内分泌物,每 2h 协助患儿更换体位 1 次,并轻拍背部,指导患儿有效咳嗽,病情允许者可行体位引流,促使痰液排出。

2. 痰液黏稠者给予超声雾化吸入,每日 2 次,每次 20min。

3. 必要时吸痰,注意勿损伤黏膜。吸痰不宜在进食后 1h 内进行,以免引起呕吐。吸痰不能过频,吸痰时患儿可因刺激而咳嗽、烦躁,吸痰后可酌情吸氧。

4. 按医嘱给予解痉、祛痰、平喘等药物。

(三)维持体温正常

保证患儿摄入充足水分,密切监测体温变化,体温超过 38.5℃时按医嘱给予药物或物理降温。

(四)保证营养和水分的供给

1. 鼓励患儿多饮水,给予高热量、高蛋白、高维生素、容易消化的流质或半流质饮食,少量多餐,避免给易产气的食物。

2. 哺喂时将患儿头部抬高或抱起,避免呛入气管发生窒息。重症患儿不能进食时,可肠道外营养,注意控制液量及滴注速度,以免诱发心力衰竭。

(五)密切观察病情,防治并发症

1. 密切观察有无心力衰竭的表现 注意观察患儿神志、面色、呼吸、心音、心率、肝脏大小等变化,如患儿出现烦躁不安、面色苍白、呼吸 >60 次 /min、心率 >180 次 /min、心音低钝、奔马律、肝在短时间内迅速增大等并发心力衰竭的表现,立即给予半坐卧位、氧气吸入,同时减慢输液速度(控制在每小时 5ml/kg),并报告医生,备好强心剂、利尿剂、镇静剂等药物,做好抢救准备。若患儿咳粉红色泡沫样痰则为肺水肿的表现,立即嘱患儿坐位,双腿下垂,间歇吸入经 20%~30% 乙醇湿化的氧气,每次吸入时间不宜超过 20min。

 护理学而思

患儿,女,1.5 岁,因发热、咳嗽 3d、气促 2d 来院,被初步诊断为支气管肺炎收住院。夜班护士巡视病房时,发现患儿烦躁哭闹,口唇发绀,呼吸急促,可见鼻翼扇动及三凹征,R 60 次 /min,HR 180 次 /min,肝右侧肋下 3cm。

请思考:

1. 患儿出现了哪种并发症?

2. 应采取哪些护理措施?

2. 密切观察有无中毒性脑病的表现　注意观察患儿意识、瞳孔、囟门、肌张力等变化,若患儿出现烦躁或嗜睡、惊厥、昏迷、呼吸不规则、肌张力增高等颅内压增高表现,提示可能发生了中毒性脑病,立即报告医生,遵医嘱给予镇静、止惊、减轻脑水肿、促进脑细胞恢复等治疗。

3. 密切观察有无中毒性肠麻痹及消化道出血的表现　若患儿出现严重腹胀、肠鸣音减弱或消失、呕吐、便血等,提示发生了中毒性肠麻痹或消化道出血。中毒性肠麻痹者给予腹部热敷、禁食、肛管排气、胃肠减压,遵医嘱给予酚妥拉明静脉滴注。

4. 密切观察有无脓胸、脓气胸的表现　若患儿发热持续不退或退而复升、病情突然加重,出现剧烈咳嗽、烦躁不安、呼吸困难加重、胸痛、发绀、一侧呼吸运动受限,提示并发了脓胸、脓气胸,立即报告医生,配合医生进行胸腔穿刺或胸腔闭式引流,并做好术后护理。

(六)健康指导

1. 指导家长做好家庭护理　向家长介绍肺炎治疗、护理要点,让家长了解患儿保持安静的重要性,并教会家长应对技巧,经常为患儿翻身、更换体位,教会家长帮助患儿有效咳嗽、拍背协助排痰的方法;耐心喂养,避免呛咳,少食多餐。向年长儿说明住院和积极治疗对疾病痊愈的重要性,鼓励患儿与医护人员合作。

2. 指导家长正确用药　介绍所用药物的名称、剂量、用法、副作用,说明用药的注意事项。

3. 预防宣教　向家长强调预防本病的关键是合理营养,加强体格锻炼;在寒冷季节、气候骤变时注意保暖,避免着凉;按时预防接种,定期进行健康检查;教育患儿咳嗽时用手帕或纸遮住嘴,不随地吐痰,以免病原菌污染空气而传染他人;积极防治营养障碍性疾病、先天性心脏病和各种急性传染病等,减少肺炎的发生。

【护理评价】

通过治疗与护理,患儿:

1. 是否无气促、发绀,呼吸平稳。

2. 是否呼吸道通畅,无痰液黏稠或堵塞。

3. 体温是否恢复正常。

4. 是否获得充足的营养及水分。

5. 是否无并发症发生或发生时得到及时发现与处理。

章末小结

　　本章的学习重点是急性上呼吸道感染、急性感染性喉炎、急性支气管炎、肺炎患儿的护理评估、护理诊断和护理措施。学习难点是支气管肺炎的发病机制和几种不同病原体所致肺炎的临床特点。在学习的过程中注意呼吸道感染性疾病之间的联系与区别,密切联系生活实际,学会根据护理评估结果提炼护理诊断,据此制订相应的护理措施。

思考与练习

1. 患儿,男,13 个月,因发热伴鼻塞、流涕 2d,哭闹半日来院就诊。护士为患儿进行查体时发现患儿体温 39.0℃,哭闹,并以手抓耳。

问题:

(1) 该患儿哭闹最可能的原因是什么?

(2) 应为该患儿采取哪些护理措施?

(3) 应为家长进行哪些健康指导?

2. 患儿,男,7 个月,咳嗽 3d,发热伴喘憋 1d 入院。查体:T 38.6℃,R 60 次 /min,P 156 次 /min,可见鼻翼扇动、三凹征,口周发绀,两肺闻及密集细湿啰音。腹软,肝肋下 2cm,神经系统检查正常。血常规:WBC 24×10^9/L,N 70%。

问题:

(1) 该患儿存在哪些护理诊断 / 问题?

(2) 该患儿主要的护理措施有哪些?

3. 患儿,女,1 岁,因发热、流涕 2d,伴吸气性喉鸣 4h 来院就诊。查体:T 38.5℃,P 146 次 /min,R 38 次 /min。面色潮红,精神不佳。咽充血,双扁桃体不大。两肺呼吸音稍粗,可闻及喉传导音。

问题:

（1）初步考虑该患儿患了何种疾病？找出诊断依据。

（2）喉梗阻如何分度？

（3）护士应做好哪些准备工作？

（冷丽梅）

第十章 ｜ 循环系统疾病患儿的护理

10章 数字内容

学习目标

1. 具有敬佑生命、救死扶伤的医者精神,在危重患儿抢救中体现人文关怀。
2. 掌握正常各年龄儿童心率、血压特点;先天性心脏病的护理评估、护理问题;病毒性心肌炎的病因、护理评估及护理问题;心搏、呼吸骤停的护理评估、护理问题、护理措施及健康教育。
3. 熟悉胎儿血液循环及出生后的改变;先天性心脏病的健康教育;病毒性心肌炎的护理措施。
4. 了解儿童心脏特点;先天性心脏病的护理措施;心搏、呼吸骤停的概述。
5. 学会对妊娠早期孕妇的预防保健宣传;指导家长做好先天性心脏病患儿的日常护理;教会家长心肺复苏的基本方法。

第一节 儿童循环系统解剖、生理特点

 工作情景与任务

导入情景:

男童,4岁。查体:HR 110次/min。

工作任务:

1. 该男童的心率是否在正常范围?
2. 请说出不同年龄段儿童正常心率值各是多少。

胚胎第2周开始形成原始心脏,是一个纵直的管道。心脏在胚胎第4周具有循环作用,

第8周房室中隔完全形成,成为四腔心脏。因此,心脏胚胎发育的关键期是胚胎第2~8周,此期如受到某些物理、化学和生物因素的影响,易出现心血管畸形。

(一)胎儿血液循环与出生后的改变

1. 正常胎儿的血液循环 胎儿时期营养物质和气体交换是通过脐血管和胎盘与母体间以弥散方式进行的。由胎盘来的动脉血液,经脐静脉进入胎儿体内,在肝下缘分为两支:一支入肝与门静脉汇合入下腔静脉;另一支经静脉导管入下腔静脉,与来自下半身的静脉血混合,流入右心房。来自下腔静脉的混合血(以动脉血为主,氧含量较高)入右心房后,约1/3经卵圆孔流入左心房、左心室流入主动脉,主要供应心、脑及上肢,剩下2/3血液流入右心室。来自上半身的静脉血经上腔静脉回流入右心房后,绝大部分流入右心室再转至肺动脉。由于胎儿肺未扩张,只有少量血液经肺动脉入肺,大部分血液经动脉导管与来自升主动脉的血汇合后进入降主动脉(以静脉血为主),供应腹腔器官及下肢,最后经脐动脉回流至胎盘,再次进行营养及气体交换,完成下一次循环。由此可见胎儿期供应肝、脑、心和上肢的血液中氧气含量远比下肢高(图10-1)。

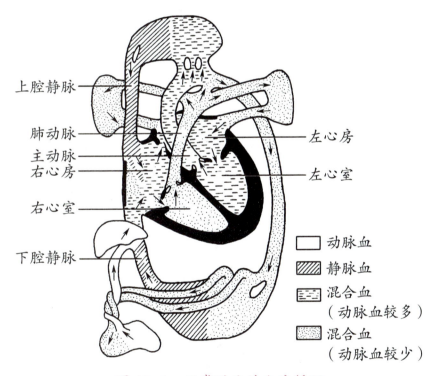

图10-1 正常胎儿的血液循环

胎儿血液循环有以下特点:①胎儿的营养与气体交换是通过胎盘与脐血管来完成的。②胎儿只有体循环而没有有效的肺循环。③动脉导管、卵圆孔及静脉导管是胎儿血液循环的特殊通道。④胎儿体内绝大部分是混合血。⑤胎儿时期肝的血氧含量最高,其次为心、脑及上肢,下半身血氧含量最低。

2. 生后血液循环的改变

(1)卵圆孔关闭:生后因脐血管结扎,肺循环建立,经肺静脉流入左心房的血量增多,其压力随之逐渐增高,当左心房压力超过右心房时,卵圆孔发生功能关闭,至生后5~7个月时形成解剖学关闭,留下卵圆窝。

(2) 脐血管关闭:出生后脐带结扎,脐血管血流停止后6~8周完全闭锁,最终形成韧带。

(3) 动脉导管关闭:由于肺循环压力降低,而体循环压力增高,流经动脉导管的血流逐渐减少,最后停止,形成功能关闭,足月儿80%在生后10~15h形成功能关闭。绝大部分儿童于生后1年内解剖学关闭,形成动脉韧带。若持续开放者,即动脉导管未闭,属于先天性心脏病的一种类型。

 护理学而思

胎儿出生后血液循环途径较出生前不同,主要改变为3个异常通道的关闭。
请思考:
1. 说出胎儿血液循环的3个异常通道。
2. 为什么说胎儿时期血氧含量最高的是肝脏?

(二)心脏

儿童心脏的位置随年龄而变化。2岁以内儿童心脏位置较高多呈横位,心尖冲动在胸骨左侧第4肋间锁骨中线外侧,心尖部分主要为右心室。2岁以后,儿童心脏由横位逐渐转成斜位;3~7岁心尖冲动下移至胸骨左侧第5肋间锁骨中线上,心尖部分主要为左心室;7岁后心尖冲动位置移至胸骨左侧第5肋间锁骨中线内侧0.5~1cm。

(三)心率

儿童的心率易受各种因素影响,如进食、活动、哭闹、情绪激动等,因此,心率应在儿童安静时测量。儿童新陈代谢旺盛、交感神经兴奋性高,故心率较快。此外体温升高可使心率明显增快,一般体温每升高1℃,心率每分钟增快10~15次。不同年龄儿童的心率见表10-1。

表10-1　不同年龄儿童的心率

年龄	心率/(次·min⁻¹)
新生儿	120~140
<1岁	110~130
2~3岁	100~120
4~7岁	80~100
8~14岁	70~90

（四）血压

婴儿由于心搏输出量较少、血管口径相对较粗、动脉管壁柔软，故血压较低，以后随年龄增长而逐渐升高。新生儿收缩压平均为 60～70mmHg（8.0～9.3kPa），1 岁时收缩压为 70～80mmHg（9.3～10.7kPa）。2 岁以后儿童收缩压约为（年龄 ×2+80）mmHg[（年龄 ×0.26+10.7）kPa]，舒张压约为（收缩压 ×2/3）mmHg。若测得血压高于此标准 20mmHg（2.6kPa）为高血压，低于此标准 20mmHg（2.6kPa）为低血压。正常情况下，下肢血压比上肢血压高 20mmHg（2.6kPa）。测血压时，血压计袖带应为儿童上臂长度的 1/2～2/3。袖带过宽测得血压偏低，袖带过窄测得血压偏高。

第二节　先天性心脏病

 工作情景与任务

导入情景：

患儿，女，1 岁，生长发育落后，体格瘦小，面色苍白，活动减少，多汗，喂养困难。查体：心前区隆起，胸骨左缘第 3～4 肋间可闻及Ⅲ～Ⅳ级全收缩期杂音，伴震颤，肺动脉瓣区第二心音（P_2）亢进。患儿被初步诊断为先天性心脏病：室间隔缺损。

工作任务：

1. 如患儿进行 X 线检查，检查结果可能存在哪些异常？

2. 该患儿存在的护理问题有哪些？

3. 如何给先天性心脏病患儿制订护理措施？

先天性心脏病是胎儿时期心脏及大血管发育异常导致的心血管畸形，是儿童最常见的心脏病，发病率在活产婴儿中为 6‰～10‰。如未经治疗，约 1/3 患儿在出生后 1 年内可并发严重缺氧、心力衰竭、肺炎等严重并发症而死亡。近年来，随着诊疗技术水平的提高，先天性心脏病的预后大为改观，但仍为儿童因先天发育异常导致死亡的重要原因。

【概述】

1. 病因　尚未完全明确，心脏胚胎发育的关键期在胚胎第 2～8 周，若此期间受到物理、化学、生物因素影响，遗传、母体以及环境因素相互作用则易引起心脏、大血管发育畸形。

（1）遗传因素：分为单基因遗传缺陷、多基因遗传缺陷及染色体畸变，如唐氏综合征、18- 三体综合征。大多数先天性心脏病是多基因遗传缺陷。

（2）母体因素：主要是孕早期宫内感染如风疹、流行性感冒、柯萨奇病毒感染等；孕母接触放射线、缺乏叶酸、服用某些药物如抗癫痫药、抗癌药等影响；孕母患代谢性疾病如糖尿病、高钙血症等及各种可导致宫内缺氧的慢性疾病。

虽然引起先天性心脏病的病因尚未完全明确，目前认为85%以上可能是胎儿遗传、母体和周围环境因素相互作用的结果。因此，对孕妇加强预防保健工作，特别是妊娠早期预防风疹、流行性感冒等病毒性疾病和避免与发病有关的高危因素接触，慎用药物，对预防先天性心脏病很重要。

2. 分类　临床根据心脏左、右两侧及大血管之间有无分流及分流方向，将先天性心脏病分为三类。

（1）左向右分流型（潜伏青紫型）：常见的有房间隔缺损、室间隔缺损、动脉导管未闭等。在左、右心或大血管间有异常通路及血液分流，正常情况下体循环压力高于肺循环，左心压力高于右心，所以血流从左向右分流，故临床上通常无青紫；当患儿屏气、剧烈哭闹或任何原因使肺动脉或右心压力增高并超过主动脉或左心压力，血液便由右向左分流，出现暂时青紫（诱因去除后青紫便随之消退），故称潜伏青紫型。随着病情进展，肺血流量的持续增加，导致肺小动脉发生痉挛，产生动力型肺动脉高压，日久肺小动脉肌层和内膜层增厚（器质性病变），肺循环阻力进行性增加，形成梗阻型肺动脉高压，产生反向分流而出现持续性青紫，称为艾森门格综合征，是疾病晚期的表现。

（2）右向左分流型（青紫型）：是先天性心脏病最严重的一类，常见的有法洛四联症、大血管错位等。在左、右心或大血管之间有异常通道及分流，且血流从右向左分流或由于大动脉起源异常，使大量含氧量低的静脉血流入体循环，出现持续性青紫。

（3）无分流型（无青紫型）：常见的有肺动脉狭窄、主动脉缩窄、右位心等。左、右心或大血管间无异常通路及血液分流，临床上不出现青紫。

 知识拓展

青紫

皮肤黏膜青紫是由于血液中还原血红蛋白的绝对量增多所致，即毛细血管血液中还原血红蛋白超过50g/L时即可出现青紫。当动脉血氧合不足或静脉血流入动脉，都可造成毛细血管内还原血红蛋白增多而发生青紫。局部血液循环不良也可出现局部青紫。

【护理评估】

（一）健康史

评估家族中有无先天性心脏病遗传史；患儿母亲在妊娠第2～8周有无病毒感染、接触过放射线，是否用过可能影响胎儿发育的药物，是否患有代谢性疾病及引起宫内缺氧的慢性疾病等；评估患儿出生时、出生后各阶段的发育情况及有无一过性青紫或持续性青紫，有无喂养困难、蹲踞现象及突发性晕厥，有无反复呼吸道感染或心力衰竭等。

（二）身体状况

1. **左向右分流型先天性心脏病** 主要有房间隔缺损、室间隔缺损及动脉导管未闭（图 10-2）。缺损小、分流少者临床常无症状，仅在体格检查时发现心脏杂音；缺损大、分流多者可出现临床表现，常见并发症为反复肺部感染、心力衰竭、感染性心内膜炎等。当剧烈哭闹、屏气、患肺炎或心力衰竭时可出现暂时性青紫，晚期形成梗阻型肺动脉高压时可发生艾森门格综合征，出现持续青紫。

2. **右向左分流型先天性心脏病** 主要有法洛四联症（图 10-2），由四种畸形组成：肺动脉狭窄、室间隔缺损、主动脉骑跨和右心室肥厚，其中肺动脉狭窄最主要，对患儿的病理生理和临床表现有重要影响。

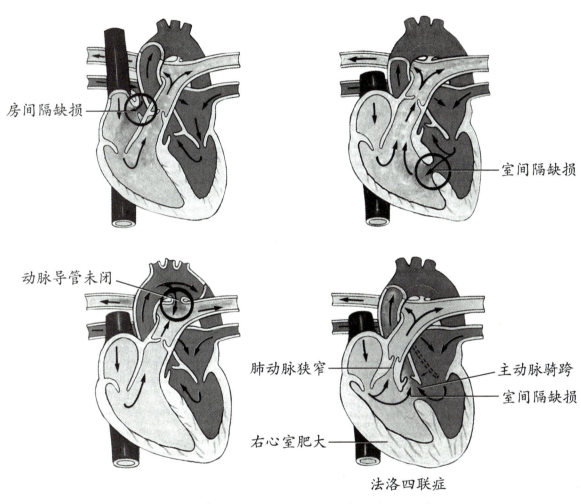

图 10-2　常见先天性心脏病的病理生理示意图

（1）青紫：是最突出表现，多见于唇、指（趾）甲床等处。轻者生后 2～3 个月逐渐出现，重者出生后即有。青紫程度与肺动脉狭窄程度有关。

（2）蹲踞现象：是法洛四联症患儿活动后常见的症状。患儿行走、游戏时，常主动下蹲。不会行走的小婴儿常喜竖抱时将两膝屈曲，大腿贴腹部，侧卧时双膝屈曲。年长儿坐位时喜欢屈膝，行走、站立或活动过久时，因气急主动下蹲片刻再行走，是一种无意识自我缓解缺氧和疲劳的体位。

 知识拓展

为什么法洛四联症患儿会出现蹲踞现象？

蹲踞体位时，下肢动脉屈曲受压，体循环阻力增高，使右向左分流减少，可使肺血流增加，同时下肢屈曲压迫下肢静脉，使得下腔静脉回心血量减少，减轻右心室负荷，减少右向左分流，使得缺氧症状暂时得到缓解。

（3）杵状指（趾）：发绀持续 6 个月以上，出现杵状指（趾），是长期缺氧使指（趾）端毛细血管扩张增生，局部软组织和骨组织也增生肥大，表现为指（趾）端膨大如鼓槌状。

（4）晕厥或抽搐：因血氧含量下降，活动耐力差，稍活动如吃奶、哭闹、情绪激动等即可出现气急和青紫加重，有时可出现突然晕厥或抽搐。

（5）并发症：由于长期缺氧，肾分泌促红细胞生成素增加，使红细胞增多，血液黏稠度高，血流变慢，易引起脑血栓；若为细菌性血栓，易引起脑脓肿。

（三）心理－社会状况

评估家长对疾病的认识程度和对治疗的信心，是否因患儿心脏畸形而自责、担忧，生活中因喂养困难、体弱多病、生长发育落后、活动受限以及对疾病知识缺乏等产生焦虑、恐惧；评估患儿有无抑郁、自卑及恐惧心理反应，是否得到社会支持。

（四）辅助检查

1. X 线检查　见表 10-2。

表 10-2　几种常见先天性心脏病鉴别

特点 分类	左向右分流（潜伏青紫型）			右向左分流（青紫型）
	室间隔缺损	房间隔缺损	动脉导管未闭	法洛四联症
症状	生长发育落后，体格瘦小，面色苍白，乏力，活动后心悸，多汗，喂养困难；晚期形成梗阻型肺动脉高压时可发生艾森门格综合征，出现持续青紫（动脉导管未闭患儿表现为差异性青紫）			生长发育落后，活动无耐力，青紫明显，喜蹲踞，可有阵发性晕厥
体征	胸骨左缘第3～4肋间Ⅲ～Ⅳ级粗糙的全收缩期杂音，肺动脉瓣区第二心音（P_2）增强	胸骨左缘第2～3肋间Ⅱ～Ⅲ级收缩期喷射样杂音，P_2增强或亢进，并呈固定分裂	胸骨左缘第2肋间有响亮的连续性机器样杂音，P_2增强；周围血管征阳性	胸骨左缘第2～4肋间Ⅱ～Ⅲ级收缩期喷射样杂音，杂音响度与狭窄程度成反比；杵状指（趾）

特点 分类		左向右分流（潜伏青紫型）			右向左分流（青紫型）
		室间隔缺损	房间隔缺损	动脉导管未闭	法洛四联症
X 线	肺动脉段		凸出		凹陷
	肺门舞蹈		有		无
	肺野		充血		清晰
	肺门阴影		增粗		缩小
	房室增大	左室、右室	右房、右室	左房、左室	右室、靴形心

2. 超声心动图　是一种无创检查技术。能显示心脏内部结构的精确图像，确定缺损部位。多普勒彩色血流显像可观察到分流的位置、方向，并能估测分流的大小。能对绝大多数先天性心脏病作出准确的诊断。

3. 心导管检查　是先天性心脏病进一步明确诊断和决定手术之前的重要检查方法之一。分左心、右心导管检查两种，临床上以右心导管检查较常用。通过导管检查，可探查异常通道，了解心腔及大血管不同部位的氧含量及压力变化，计算心输出量、分流量及血管阻力。导管若进入异常通道更可以提供重要的诊断资料。

4. 心血管造影　经心导管检查仍不能确诊而又需考虑手术治疗的患儿，可做心血管造影。

5. 磁共振成像　为一种非侵入性心脏检查技术，常用于主动脉弓等心外大血管畸形诊断，是复杂畸形诊断的重要补充手段。

（五）治疗要点

1. 内科治疗　目的在于维持患儿正常生活、防治并发症，使患儿能安全过渡到手术年龄。出现梗阻型肺动脉高压时，则错失手术时机。主要措施是对症治疗，控制感染，防止感染性心内膜炎、肺部感染和心力衰竭。早产儿动脉导管未闭可于生后一周内使用吲哚美辛，促使导管平滑肌收缩而关闭导管。

2. 介入治疗　房间隔缺损可在排除其他合并畸形、严格掌握指征的情况下，通过介入治疗关闭缺损，适用于年龄大于 2 岁，缺损周围有足够房间隔边缘的患儿。室间隔缺损通过介入治疗是可行的，但难度较大。近年来，介入治疗已经成为动脉导管未闭的首选治疗方法。

3. 外科治疗

（1）房间隔缺损：分流量较小的房间隔缺损，存在自行闭合的可能，大多发生在 1 岁以内。较大的房间隔缺损，只要明确诊断，即可手术修补治疗。最佳手术年龄为 3～5 岁。

（2）室间隔缺损：易并发呼吸道感染、充血性心力衰竭及感染性心内膜炎等，应及时诊治。20%～50% 的膜周部和肌部小梁部缺损在 5 岁以内有自然闭合的可能，但大多发生于 1 岁内,可以随访观察,一般不主张过早手术。随访不能自然闭合,可在学龄前期手术治疗。

（3）动脉导管未闭:凡确诊病例,一般主张及时手术或用介入疗法予以关闭,且早期治愈可预防心力衰竭和感染性心内膜炎的发生。

（4）法洛四联症:近年来随着外科手术水平的不断提高,本病根治术的死亡率不断下降。轻症患儿,可考虑于学龄前行一期根治手术,临床症状明显患儿应在生后 6 个月内行根治术。重症患儿也可先行姑息手术,一般情况得到改善,肺血管发育好转后,再行根治术。

 知识拓展

先天性心脏病介入疗法

先天性心脏病介入疗法已经成为治疗先天性心脏病的重要手段之一,是在 X 线、超声波等指引下,采用导管介入疗法,通过血管穿刺,把细导管从血管送到心脏病变部位,用特制器材对病变实施封堵、扩张或栓塞的治疗方法,从而避免了开胸、麻醉、输血等风险。但与手术治疗相比,发生残余漏的可能性稍大。

【常见护理诊断 / 问题】

1. 活动无耐力　与血氧饱和度下降或体循环血量减少有关。
2. 营养失调:低于机体需要量　与组织缺氧使喂养困难有关。
3. 生长发育迟缓　与体循环血量减少或血氧下降影响生长发育有关。
4. 有感染的危险　与机体免疫力低下、肺血流量增多有关。
5. 潜在并发症:充血性心力衰竭、急性脑缺氧发作、脑血栓。
6. 焦虑　与家长担心手术费用和手术效果及患儿喂养困难、体弱多病等因素有关。

【护理目标】

1. 患儿活动量适当限制,能满足日常生活所需。
2. 患儿获得充足营养,以满足生长发育所需。
3. 患儿不发生感染。
4. 患儿不发生并发症或发生时能及时被发现,得到及时适当的处理。
5. 家长能够了解本病相关知识,患儿和家长得到心理支持,能积极配合检查和治疗。

【护理措施】

（一）建立合理的生活制度

休息是恢复心脏功能的重要条件,安排好患儿作息时间,保证睡眠和休息,根据其病情安排适当的活动量,减轻心脏负担。每日测脉率或心率 2～4 次,每次测量时间不少于

1min。各项操作集中完成，避免情绪激动及剧烈哭闹。重症患儿应卧床休息，其活动应在医护人员或家长监护下进行。当法洛四联症患儿出现蹲踞时不要强行拉起，待症状缓解后患儿自行起立。

（二）合理喂养，满足营养需要

1. 食物选择　提供高蛋白、高维生素、易消化的食物，给予适量的蔬菜类粗纤维食物，以增强体质，提高对手术的耐受。有水肿时应采用无盐或低盐饮食。

2. 正确喂养　先天性心脏病婴儿喂养困难，常常在吸吮时出现气促、青紫或大汗淋漓而被迫停歇，还可出现呕吐，所以喂哺时应抱起，取斜位间歇喂乳。喂哺要细心、耐心，每次喂乳时间可适当延长，奶瓶出奶孔可稍大，亦可采用滴管滴入口内，缓解吸吮而导致耗氧量增加，必要时可在喂哺前先吸氧。喂哺时应少量多餐，避免呛咳和呼吸困难，勿进食过饱。喂乳后取右侧卧位，以防呕吐造成窒息。

（三）预防感染

根据气温变化随时增减衣服，避免受凉引起呼吸道感染。注意保护性隔离，以免交互感染。保持病室内空气新鲜，温、湿度适宜，避免对流风。在拔牙、扁桃体摘除术或其他咽部手术时，术前、术后预防性使用抗生素，防止发生感染性心内膜炎。

（四）预防和处理并发症

1. 预防心力衰竭　密切观察患儿有无突然烦躁不安，呼吸、脉搏明显加快，面色苍白，呼吸困难，青紫加重等心力衰竭的表现。如有上述表现，使患儿取半卧位，给予吸氧，及时报告医生，备好强心剂、利尿剂、镇静剂等药物，做好抢救准备。使用洋地黄等药物时，要密切观察药物疗效及不良反应，给药前数心率或脉搏，年长儿<60次/min，幼儿<80次/min，婴儿<100次/min。或患儿出现恶心、呕吐、心律失常等症状应及与医生取得联系。同时要保持病室和患儿安静，避免哭闹，减少耗氧量，严格控制输液量和速度，用输液泵控制滴速。

2. 预防急性脑缺氧发作　2岁以下患儿多有脑缺氧发作，患儿在晨起吃奶、哭闹、便秘后出现阵发性呼吸困难、烦躁、青紫加重、严重者可出现突然昏厥、抽搐甚至死亡，每次发作时间持续数分钟或数小时，常自行缓解。年长儿常诉头晕、头痛。应立即将患儿置于膝胸卧位（图10-3），增加体循环阻力，减少右向左分流，同时给予吸氧，并立即报告医生，同时准备普萘洛尔、吗啡等急救药品。

3. 预防脑血栓形成　法洛四联症患儿血液黏稠度高，多汗、发热或吐泻时应供给足够的液体，必要时可静脉输液，以预防脱水引发脑血栓，并密切观察有无偏瘫等脑栓塞的表现，一旦出现，立即报告医生，及时处理。

（五）帮助调整心态，缓解焦虑

关心爱护患儿，建立良好的护患关系，消除患儿的紧张心理。对家长和年长患儿解释病情和检查、治疗经过，缓解焦虑。

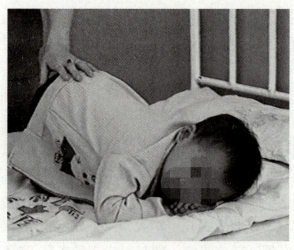

图 10-3　膝胸卧位

 护理学而思

患儿，男，2岁，生后3个月起青紫逐渐明显，活动或行走后常主动下蹲。今日患儿因进食时出现阵发性呼吸困难、烦躁、青紫加重，来院就诊，被初步诊断为先天性心脏病：法洛四联症。

请思考：

1. 法洛四联症的四种畸形有哪些？

2. 护士对该患儿采取的主要护理措施有哪些？

（六）健康指导

指导家长做好先天性心脏病的日常护理，合理安排患儿生活，规律用药，预防感染和其他并发症。不必严格限制患儿活动量，如果其心脏功能较差，应注意休息，尽量避免高强度的体育活动及剧烈哭闹等行为。定期到医院复查，使患儿平稳、安全过渡到手术年龄。

【护理评价】

通过治疗与护理，患儿：

1. 活动耐力是否增加，能否满足基本日常生活所需。

2. 是否获得充足营养，满足生长发育所需。

3. 是否发生感染。

4. 是否出现并发症或出现时有没有及时被发现，并得到及时适当的处理。

5. 家长是否了解本病相关知识，是否能积极配合检查和治疗。

第三节 病毒性心肌炎

 工作情景与任务

导入情景：

患儿，男，6岁，疲乏无力伴心前区不适2d入院，2周前曾有肠道感染病史。护理查体：T 38.0℃，P 142次/min，R 24次/min，BP 90/60mmHg。心脏扩大，有期前收缩，第一心音低钝。血清心肌酶测定：血清磷酸激酶及其同工酶、乳酸脱氢酶及其同工酶、心肌肌钙蛋白均升高；心电图示心动过速，室性期前收缩，多导联T波低平，ST段下移。

工作任务：

1. 该患儿可能的诊断是什么？
2. 护理时观察病情的内容包括哪些？

病毒性心肌炎是病毒侵犯心肌，引起心肌细胞变性、坏死和间质炎症，以心肌炎性病变为主要表现的疾病。

【概述】

本病好发于学龄期儿童，是儿童时期较常见的心脏病之一。临床主要以心脏扩大、心律失常，甚至心力衰竭、心源性休克为特征。部分患儿可伴有心包炎和心内膜炎。本病临床表现轻重不一，轻者预后大多数良好，重者可发生心力衰竭、心源性休克，甚至猝死。

引起儿童心肌炎的病毒有柯萨奇病毒（B组和A组）、埃可病毒、腺病毒、流感和副流感病毒、EB病毒（人类疱疹病毒4）等二十余种，其中以柯萨奇病毒B组最常见，约占半数以上。新生儿柯萨奇病毒B组感染可导致群体流行，其死亡率高达50%以上。

【护理评估】

（一）健康史

询问患儿发病诱因，近期是否有呼吸道或消化道病毒感染史；有无发热、心前区不适、胸闷、乏力等。

（二）身体状况

各年龄均可发病，以学龄儿童多见。多数患儿在发病前1~3周有呼吸道感染或消化道感染的前驱病史。轻者患儿可无自觉症状，仅表现为心电图的异常；一般患儿有乏力、头晕、面色苍白、恶心、呕吐、气促、心悸和胸痛等表现。查体时可发现心动过速、心脏扩大、第一心音低钝，部分有奔马律、心包摩擦音。可有心律失常，以房性和室性期前收缩多见；

少数重者可出现心力衰竭并发严重心律失常、心源性休克,死亡率高。

（三）心理－社会状况

评估家长对本病知识的了解程度,是否由于病程长和对预后的不确定性,产生极度紧张、焦虑和恐惧心理。

（四）辅助检查

1. 心电图　多导联 ST 段偏移和 T 波低平、双向或倒置,Q-T 间期延长、QRS 波群低电压。心律失常以期前收缩多见,可有阵发性心动过速、心房扑动、房室传导阻滞等。

2. 血生化检查　磷酸激酶（CPK）在早期多有增高,以来自心肌的同工酶（CK-MB）为主。心肌肌钙蛋白的变化对心肌炎诊断的特异性更强。血清乳酸脱氢酶（SLDH）同工酶增高在心肌炎早期诊断有提示意义。

3. X 线检检查　心影正常或普遍增大,合并心包积液时心影显著增大。

4. 病毒学诊断　疾病早期可从咽拭子、咽冲洗液、粪便、血液中分离出病毒,结合血清抗体检测有助于明确病因。

（五）治疗要点

本病为自限性疾病,目前尚无特殊治疗。主要治疗原则:

1. 急性期卧床休息,减轻心脏负荷。

2. 改善心肌代谢,促进心肌修复,可应用大量维生素 C、果糖 -1,6- 二磷酸（FDP）、辅酶 Q 等。

3. 减轻心肌细胞损害,可应用大剂量丙种球蛋白。

4. 改善心肌功能,减轻心肌炎性反应和抗休克作用,可应用肾上腺皮质激素,多用于急重症病例。

5. 控制心力衰竭常用地高辛或毛花苷丙,由于心肌炎患儿对洋地黄制剂较为敏感,易中毒,故使用剂量应偏小,一般使用有效剂量 2/3 即可。

6. 救治心源性休克时,静脉大剂量滴注肾上腺皮质激素或静脉推注大剂量维生素 C常可取得较好效果。

【常见护理诊断／问题】

1. 活动无耐力　与心肌收缩力下降、组织供氧不足有关。

2. 潜在并发症:心律失常、心力衰竭。

【护理目标】

1. 患儿活动耐力增加。

2. 患儿不发生并发症或发生后能及时发现并处理。

【护理措施】

（一）休息

减轻心脏负荷,急性期应卧床休息至体温稳定后 3～4 周,病情稳定后逐渐增加活动量,恢复期应继续限制活动量,总休息时间不得少于 6 个月。重症患儿心脏扩大及心力衰竭者,应继续休息直至心脏大小和心功能恢复正常后,再逐渐增加活动量。

 护理学而思

患儿,男,8 岁,被初步诊断为病毒性心肌炎住院治疗。病情刚稳定,患儿父亲就希望患儿能尽快跑步,增强体质。

请思考:

1. 该患儿父亲的想法有道理吗?

2. 作为护士,遇到这种情况该如何解决?

(二)严密监测病情,及时发现和处理并发症

1. 防治心律失常 密切观察并记录患儿的精神状态、面色、心率、血压、呼吸、体温的变化。对明显心律失常者应持续进行心电监护,发现有严重心律失常时应立即报告医生,采取紧急处理措施。

2. 防治心力衰竭 静脉输液速度不宜过快,以免加重心脏负担。严密观察生命体征、意识、皮肤黏膜颜色及尿量等,注意有无呼吸困难、咳嗽、颈静脉怒张、水肿、奔马律、肺部湿啰音等表现,一旦发现应立即通知医生并置患儿于半卧位,保持安静,给氧,按医嘱给强心苷。

(三)健康指导

1. 预防本病最根本的措施是加强锻炼、增强体质,预防呼吸道、消化道等病毒感染。

2. 向患儿及家长介绍本病的治疗过程及预后,减轻患儿及家长的焦虑和恐惧心理。

3. 严格按照心功能状况保证休息,强调休息对心肌炎患儿的重要性,使患儿及家长能自觉配合治疗。

【护理评价】

通过治疗与护理,患儿:

1. 活动耐力是否增加。

2. 是否发生并发症或发生后及时发现并适当处理。

第四节　心搏、呼吸骤停

 工作情景与任务

导入情景：

患儿，男，1岁，因重症肺炎入院，入院后突然意识丧失，呼吸停止，面色发灰，口唇发绀。查体：瞳孔散大，对光反射消失，大动脉搏动消失，心音消失，呼吸停止。患儿被初步诊断为重症肺炎合并心搏、呼吸骤停。

工作任务：

心搏、呼吸骤停发生后如何进行抢救？

心搏、呼吸骤停是患儿呼吸及循环功能突然停止。心肺复苏（CPR）是在心搏、呼吸骤停的情况下所采取的一组急救措施，使生命得以维持的方法。

【概述】

心搏、呼吸骤停导致机体缺氧，无氧糖酵解增加，引起代谢性酸中毒；酸中毒加重心肌损害，导致心搏骤停。同时，脑组织对缺氧十分敏感。一旦呼吸、心搏停止，脑血流中断，2~4min后可造成脑细胞不可逆损害，6~8min可致脑细胞死亡。

（一）病因

1. 疾病状态下出现心搏、呼吸骤停

（1）呼吸系统疾病：在严重的哮喘、喉炎、重症肺炎等疾病急速进展过程中。

（2）心血管系统不稳定：严重心律失常、心肌炎、心肌病等。

（3）神经系统疾病：患儿病情恶化出现昏迷，无足够呼吸驱动保证正常通气。

（4）某些临床诊疗操作：给有高危因素的患儿在进行诊疗操作时，诱发或加重心搏、呼吸骤停，包括气道的吸引、不适当的胸部物理治疗及任何形式的呼吸支持等。

2. 意外伤害　车祸、溺水、雷击、触电、烧伤等也可导致心搏、呼吸骤停。

（二）发病机制

缺氧、心肌缺血和心律失常是心搏、呼吸骤停最常见的三种机制。

【护理评估】

（一）健康史

评估患儿是在疾病状态下还是意外伤害情况下引起的心搏、呼吸骤停。新生儿与婴儿出现心搏、呼吸骤停的主要原因是先天畸形、婴儿猝死症等疾病，年长儿的主要原因为意外伤害。

（二）身体状况

1. 突然昏迷 一般心脏停搏8～12s后出现,可有一过性抽搐。
2. 瞳孔扩大 一般心脏停搏30～40s瞳孔开始扩大,对光反射消失。
3. 大动脉搏动消失 颈动脉、股动脉搏动消失。
4. 心音消失 心脏停搏时心音消失。
5. 呼吸停止 一般心脏停搏30～40s后呼吸停止。面色灰暗或发绀。
6. 心电图 可见等电位线、电机械分离或心室颤动等。

（三）心理－社会状态

由于患儿情况紧急,家长对其存在生命危险产生恐惧。

（四）辅助检查

心电图可见等电位线、电机械分离、心室颤动等。

（五）治疗要点

对于心搏、呼吸骤停,现场抢救十分必要,强调"黄金"4min,即在4min内进行基础生命支持,并在8min内进行加强生命支持。

【常见护理诊断／问题】

1. 不能维持自主呼吸 与心搏、呼吸骤停有关。
2. 恐惧 与病情危重有关。

【护理目标】

1. 患儿恢复自主呼吸。
2. 家长恐惧心理减轻。

【护理措施】

（一）恢复并维持自主呼吸

应争分夺秒进行现场抢救,以保证心、脑等重要脏器的血液灌注及氧供应。复苏过程如下:

1. 基础生命支持(BLS)

(1)迅速评估和启动应急反应系统:迅速评估现场环境是否安全。检查患儿反应及呼吸(5～10s内作出判断),检查大动脉搏动(婴儿触摸肱动脉、儿童触摸颈动脉或股动脉,10s内作出判断),立即决定是否进行CPR。

(2)实施心肺复苏:新生儿心搏骤停多为呼吸因素所致,其CPR程序为A→B→C,婴儿和儿童的CPR程序为C→A→B。

1)胸外心脏按压(C):为了达到最佳按压效果,应将患儿平卧于硬板上,儿童采用单手或双手按压胸骨下半部。单手胸外按压时(图10-4),可用一只手固定患儿头部,以便通气;另一手的手掌根部置于胸骨下半段,手掌根的长轴与胸骨的长轴一致。双手胸外按压时(图10-5),将一手掌根部重叠放在另一手背上,十指相扣,使下面手的手指抬起,手掌根部垂直按压胸骨下半部,注意不要按压到剑突和肋骨。

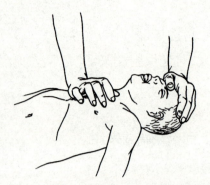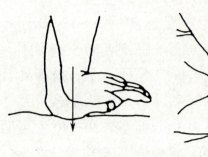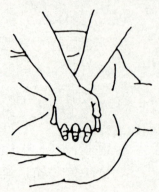

图 10-4　单手按压法(适用于儿童)　　图 10-5　双手按压法(适用于儿童和成人)

　　婴儿胸外按压可采取双指按压法(双指置于乳头连线下方按压胸骨,见图 10-6)或双手环抱拇指按压法(两手掌及四手指托住两侧背部,双手大拇指按压胸骨下 1/3 处,见图 10-7)。

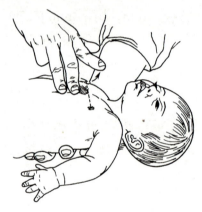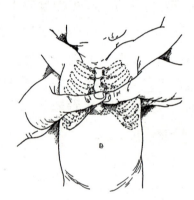

图 10-6　双指按压法(适　　　　图 10-7　双手环抱拇指按压
用于新生儿和小婴儿)　　　　法(适用于新生儿和小婴儿)

　　按压深度至少为胸廓前后径的 1/3(婴儿约 4cm,儿童约 5cm,不超过 6cm),频率 100～120 次 /min。按压力度要适宜,每次按压后使胸廓充分回弹,以保证心脏血液充盈。保持按压连续性(中断时间限制在 10s 内),防止用力过猛或部位不正确而发生肋骨骨折或心肺损伤。按压时尚应注意防止胃内容物流出造成窒息。

　　2)开放气道(A):迅速清除口、鼻、咽腔和气管内分泌物或异物,必要时可进行口、鼻等上气道吸引。开放气道多采取仰头抬颏法(图 10-8),用一只手的小鱼际(手掌外侧缘)置于患儿前额,另一手的示指和中指置于下颏将下颌骨上提,使下颌角与耳垂的连线和地面垂直,注意手指不要按压颏下软组织,以免发生气道阻塞。疑有颈椎损伤者使用托颌法(图 10-9),将双手放置于患儿头部两侧,握住下颌角向上托下颌,使头部后仰程度为下颌角与耳垂连线和地面成 60°(儿童)或 30°(婴儿)角,如果托颌法不能通畅气道,应使用仰头抬颏法开放气道。

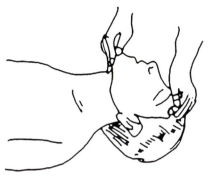

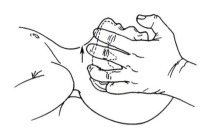

图 10-8　仰头抬颏法　　　　　　　图 10-9　托颌法

3）建立呼吸（B）：口对口人工呼吸适合于现场急救，婴儿采用口对口鼻，儿童采用口对口，拇指和示指捏住患儿的鼻子，保持其头后倾，将气吹入，同时可见患儿胸廓抬起。停止吹气后，放开鼻孔，使患儿自然呼气，排出肺内气体。条件允许时可采用辅助呼吸的方法，如球囊－面罩通气。注意观察患儿的胸廓起伏情况，了解辅助通气的效果。单人复苏婴儿和儿童时，胸外按压与人工呼吸比例为 30:2，若双人复苏则为 15:2，呼吸频率为 8～10 次 /min，避免过度通气。心肺复苏的有效指征包括扪及大动脉搏动、口唇及甲床颜色转红、出现自主呼吸、扩大的瞳孔缩小及对光反射恢复、肌张力恢复。

（3）除颤：在复苏过程中出现心室颤动、室性心动过速和室上性心动过速时可用电击除颤复律。小于 8 岁的儿童首选带有儿童衰减器系统的除颤器，也可使用普通除颤器，婴儿首选手动除颤仪。除颤后应立即恢复 CPR，2min 后重新评估心跳节律。

 护理学而思

　　患儿，男，9 岁，因溺水被人救起，而后发现该男童意识丧失，呼其不应，呼吸停止，大动脉无搏动。

请思考：

1. 该男童出现了什么情况？

2. 如何对其进行心肺复苏？

2. 加强生命支持（ALS）

（1）加强气道通气：包括放置口咽或鼻咽通气道、喉罩通气道、气管插管、食管－气管联合导气管等。

（2）供氧：自主循环未恢复前，可以使用 100% 纯氧。开始自主呼吸后，根据监测动脉血氧饱和度，逐步调整供氧，保证动脉血氧饱和度≥94%。

（3）建立静脉通道：建立中心静脉通道优点多，但耗时较长，所以周围静脉通道常为首选，必要时同时建立周围静脉和中心静脉通道。如静脉通道不能迅速建立时，应建立骨内通道。如果上述通路均无法及时建立,则可采用气管内途径给药。

(4)药物治疗:肾上腺素为最常用急救药品,有条件应尽快给予。静脉用药剂量为0.01mg/kg(1:10 000 溶液 0.1ml/kg),最大剂量为 2.5mg,必要时间隔 3~5min 重复 1 次,不能与碱性液体同一管道输注。

目前不主张常规给予碳酸氢钠、阿托品和钙剂。由于高血糖和低血糖均可导致脑损伤,危重患儿应在床旁监测血糖浓度,及时给予葡萄糖。

3. 延续生命支持(PLS) 即复苏后的稳定处理,目的在于保护脑功能,防止出现继发性器官损害,积极寻找原发病进行病因治疗,以达到患儿最佳存活状态。主要包括循环系统监护、呼吸系统监护、脑缺氧的监护、肾功能监护、防止继发感染等。

(二)减轻恐惧情绪

及时向家长介绍患儿目前抢救情况,耐心回答家长的疑问,以减轻恐惧情绪。

(三)健康教育

向家长讲述心搏、呼吸骤停的相关知识,如病因、复苏前评估方法及复苏有效指征,并教会家长心肺复苏的基本方法。

【护理评价】

通过治疗与护理,患儿:

1. 是否恢复自主呼吸。

2. 家长恐惧心理是否缓解。

章末小结

本章的学习重点是不同年龄段儿童心率、血压的变化;各类先天性心脏病的临床特点及护理要点;心搏、呼吸骤停的急救方法。学习难点是各类先天性心脏病的临床特点及护理要点。在学习的过程中注意提前预习循环系统相关解剖知识;具有爱伤观念、慎独精神,在危重患儿抢救中体现人文关怀。

? 思考与练习

1. 患儿,男,7 个月,出生 3 个月时就被初步诊断为法洛四联症。晚上吃奶时患儿突然出现气急、烦躁,全身青紫更加明显,且出现晕厥,立即到医院就诊。

问题:

(1)什么原因导致该患儿出现了晕厥?

(2)患儿晕厥发作时该如何处理?

2. 患儿,女,7 岁,因发热伴心前区不适 2d 来院就诊,1 周前曾有上呼吸道感染史。入院后经血清心肌酶、X 线及心电图检查,患儿被初步诊断为病毒性心肌炎。

问题：

（1）列出针对该患儿的主要护理诊断。

（2）如何指导该患儿休息？

3. 患儿，女，4个月。因肺炎住院治疗。查体：体格瘦小，面色苍白，胸骨左缘第3~4肋间粗糙全收缩期杂音，伴有震颤。经X线、超声心动图等检查，患儿被初步诊断为室间隔缺损。

问题：

（1）简述先天性心脏病的分类。

（2）此类先天性心脏病最常见的并发症是什么？

（李　霞）

第十一章 │ 造血系统疾病患儿的护理

11章 数字内容

学习目标

1. 具有奉献精神,尊重、关爱贫血患儿,做好造血系统疾病患儿的护理。
2. 掌握贫血的分度、营养性贫血的身体状况和护理措施。
3. 熟悉贫血的诊断标准、营养性贫血的病因、辅助检查和治疗要点。
4. 了解儿童造血及血液的特点。
5. 学会按照整体护理程序对营养性贫血患儿实施整体护理。

第一节 儿童造血及血液特点

(一)儿童造血特点

儿童造血可分为胚胎期造血和生后造血。

1. 胚胎期造血 根据造血组织发育和造血部位发生先后顺序的不同,可分为三个阶段。

(1)中胚叶造血期:卵黄囊造血在胚胎第 3 周开始出现,随后在中胚叶组织中出现原始造血成分,主要是原始的有核红细胞。在胚胎第 6 周后中胚叶造血开始减退。

(2)肝脾造血期:自胚胎第 6~8 周时开始,肝出现活动的造血组织,并成为主要造血部位,4~5 个月时达到高峰,6 个月后才逐渐减退,约在胎儿出生时停止。肝造血可产生有核红细胞,同时也产生少量粒细胞和巨核细胞。

(3)骨髓造血期:骨髓在胚胎第 6 周时出现,至胎儿 4 个月时才开始有造血活动,并迅速成为主要的造血器官,直到出生 2~5 周后成为唯一的造血器官。

2. 生后造血

(1)骨髓造血:出生后主要是骨髓造血。婴幼儿期所有的骨髓均为红骨髓,全部参与造血,以满足生长发育的需要。5~7 岁开始,脂肪组织(黄骨髓)逐渐替代长骨中的红骨髓,成年人红骨髓仅分布于胸骨、肋骨、肩胛骨、颅骨、不规则骨和长骨的近端。但黄骨髓具有潜在的造血功能,当造血需要增加时,它可转变成红骨髓参与造血。婴幼儿由于缺乏黄骨髓,造血代偿能力低,当需要造血时,就容易出现骨髓外造血。

（2）骨髓外造血:在正常情况下,骨髓外造血极少。当发生感染或贫血等造血需要增加时,肝、脾和淋巴结可恢复到胎儿时期的造血状态,故出现肝、脾、淋巴结肿大,同时外周血中可出现有核红细胞和／或幼稚中性粒细胞,这是儿童造血器官的一种特殊反应,称为骨髓外造血,当感染及贫血等纠正后即恢复正常。

（二）儿童血液特点

1. 红细胞数和血红蛋白量　由于胎儿期处于相对缺氧状态,故红细胞数和血红蛋白（Hb）量均较高,出生时红细胞数（5.0～7.0）×10^{12}/L,血红蛋白量 150～220g/L。出生后随着自主呼吸的建立,血氧含量增加,红细胞破坏增加（生理性溶血）,红细胞生成素减少,骨髓造血功能暂时性下降,婴儿生长发育迅速,循环血量迅速增加等,红细胞数和血红蛋白量逐渐降低,至生后 2～3 个月时红细胞数降至 3×10^{12}/L 左右,血红蛋白量降至 100g/L 左右,出现轻度贫血,称为生理性贫血。此种贫血早产儿发生更早,程度更重。生理性贫血呈自限性,3 个月以后随着红细胞生成素的增加,红细胞数和血红蛋白量又逐渐上升,约 12 岁时达成人水平。

2. 白细胞数与分类　出生时白细胞数为（15～20）×10^9/L,生后 6～12h 达（21～28）×10^9/L,以后逐渐下降,婴儿期维持在 10×10^9/L 左右,8 岁后接近成人水平。

白细胞分类主要是中性粒细胞（N）与淋巴细胞（L）比例的变化。出生时中性粒细胞约占 65%,淋巴细胞约占 30%。随着白细胞总数的下降,中性粒细胞比例也相应下降,淋巴细胞比例上升,至生后 4～6d 时二者比例约相等。之后淋巴细胞比例逐渐上升,至 1～2 岁时淋巴细胞占 60%,中性粒细胞约占 35%,至 4～6 岁时二者比例又相等。此后以中性粒细胞为主,与成人相似。

3. 血小板数　血小板与成人相似,为（100～300）×10^9/L。

4. 血容量　儿童血容量相对较成人多,血容量占体重的比例新生儿为 10%,儿童为 8%～10%,成人为 6%～8%。

第二节　儿　童　贫　血

（一）贫血的诊断

贫血是外周血中单位容积内红细胞数或血红蛋白量低于相应年龄的正常值。婴儿和儿童的红细胞数和血红蛋白随年龄不同有差异。根据世界卫生组织的资料,Hb 的低限值 6～59 个月为 110g/L;5～11 岁 Hb 为 115g/L;12～14 岁 Hb 为 120g/L,海拔每升高 1 000m,Hb 上升 4%;低于此值为贫血。6 个月以下的婴儿由于生理性贫血等因素,血红蛋白值变化较大,目前尚无统一标准。我国小儿血液会议（1989 年）建议:Hb 在新生儿

期 <145g/L, 1~4 个月 <90g/L, 4~6 个月 <100g/L 为贫血，本建议目前仍在使用。

（二）贫血的分度

根据外周血中血红蛋白量或红细胞数可将贫血分为四度（表 11-1）。

表 11-1　贫血的分度

分度	红细胞 /L	血红蛋白 /(g·L⁻¹)
轻度	$(3 \sim 4) \times 10^{12}$	90 ~ 120
中度	$(2 \sim 3) \times 10^{12}$	60 ~ 90
重度	$(1 \sim 2) \times 10^{12}$	30 ~ 60
极重度	$<1 \times 10^{12}$	<30

（三）贫血的分类

1. 按病因分类

（1）红细胞和血红蛋白生成不足

1）造血物质缺乏：如铁缺乏（营养性缺铁性贫血）、维生素 B_{12} 和叶酸缺乏（营养性巨幼红细胞贫血）等。

2）骨髓造血功能障碍：骨髓造血功能衰竭所致再生障碍性贫血或各种原因如放射线、化学物质、药物所致的骨髓抑制等。

3）其他：铅中毒所致贫血、慢性肾病所致贫血等。

（2）溶血性贫血：可由红细胞内在异常或红细胞外在因素引起。

1）红细胞内在异常：如膜结构异常、葡萄糖 -6- 磷酸脱氢酶缺乏症、血红蛋白病等。

2）红细胞外在因素：①免疫因素有新生儿溶血症、自身免疫性、药物所致的溶血性贫血等。②非免疫因素有感染、物理化学因素等。

（3）失血性贫血

1）急性失血：如创伤性大出血、出血性疾病等。

2）慢性失血：如溃疡病、钩虫病、婴儿对鲜牛乳过敏、肠息肉等引起的贫血。

2. 按形态分类　根据平均红细胞体积（MCV）、平均红细胞血红蛋白含量（MCH）和平均红细胞血红蛋白浓度（MCHC）的值，将贫血分为大细胞性、正常细胞性、小细胞性、小细胞低色素性贫血四类。

第三节　营养性缺铁性贫血

工作情景与任务

导入情景：

患儿，男，8个月，出生后一直人工喂养，未添加辅食。患儿近两个月食欲缺乏，面色苍白，疲乏无力，来院就诊。查体：血红蛋白（Hb）65g/L，红细胞（RBC）3.5×10^{12}/L。患儿被初步诊断为营养性缺铁性贫血。

工作任务：

1. 给家长讲解此病的病因及预防。

2. 说出患儿口服铁剂的注意事项。

营养性缺铁性贫血是由于体内铁缺乏导致血红蛋白合成减少而引起的一种贫血，在儿童贫血中最常见。临床上以小细胞低色素性贫血、血清铁蛋白减少和铁剂治疗有效为特点。任何年龄均可发病，以6个月～2岁发病率最高，是我国儿童重点防治的"四病"之一。

知识拓展

铁营养与儿童大脑发育

铁是人体内重要的矿物质，不仅是机体合成血红蛋白、肌红蛋白所必需，也可以维持依赖铁的各种酶的功能。

人体不同年龄时期对铁的营养需求不同，生命早期大脑经历关键的发育阶段，对铁的需求是所有年龄中最重要的。研究已表明铁会影响儿童的感觉运动、认知语言和社会情绪的发育。因此，强调生命早期，尤其是孕期和出生后早期铁元素的合理补充，对大脑发展极为重要。

【概述】

（一）病因

1. **铁摄入不足**　是缺铁性贫血的主要原因。母乳、牛乳、谷物中含铁量均较低，如不及时添加富含铁的辅食，则易发生缺铁性贫血。年长儿挑食、偏食等原因也可以导致铁摄入不足。

2. 先天储铁不足　　胎儿最后 3 个月从母体获得的铁最多,如早产、双胎、胎儿失血和妊娠期妇女严重缺铁等均可使胎儿储铁减少。

3. 生长发育快　　早产儿、婴儿、青春期儿童生长发育迅速,需铁量增加,如不及时添加含铁丰富的食物,容易造成缺铁。

4. 铁吸收障碍　　食物搭配不合理可使铁吸收减少,如维生素 C、果糖、氨基酸、稀盐酸等物质可促进铁的吸收,植物纤维、茶、牛奶、蛋、咖啡、抗酸药物等可抑制铁的吸收。胃肠炎、慢性腹泻等可导致铁排泄增加而吸收减少。

5. 铁丢失过多　　用不经加热处理的鲜牛乳喂养可导致肠出血;溃疡病、肠息肉等长期慢性失血可导致铁丢失过多。

(二)发病机制

1. 铁缺乏对血液系统的影响　　铁是合成血红蛋白的原料,缺铁时血红素生成不足,进而血红蛋白合成减少,导致新生的红细胞内血红蛋白含量不足,细胞质减少,细胞变小;而缺铁对细胞核的分裂、增殖影响较小,故血红蛋白量减少较红细胞数减少更加明显,从而形成小细胞低色素性贫血。

2. 缺铁对其他系统的影响　　缺铁可使多种含铁酶的活性减低,由于这些含铁酶与组织呼吸、生物氧化、神经递质分解与合成有关,所以铁缺乏时造成细胞功能紊乱,因而产生一些非血液系统的表现。

【护理评估】

(一)健康史

评估母亲孕期有无贫血。重点评估患儿是否早产儿、多胎儿,评估患儿年龄、生长发育情况、喂养方法或饮食习惯、辅食添加的时间及种类。评估患儿有无消化道畸形、慢性腹泻等病史。

(二)身体状况

主要为皮肤黏膜苍白、骨髓外造血的表现和非造血系统的表现。

1. 一般贫血表现　　皮肤黏膜逐渐苍白,以口唇、口腔黏膜及甲床最为明显。易疲乏无力,不爱活动。年长儿可诉头晕、眼前发黑、耳鸣等。

2. 骨髓外造血表现　　肝、脾、淋巴结可轻度肿大。年龄愈小、病程愈久、贫血愈重者,肝大、脾大愈明显。

3. 非造血系统表现

(1)消化系统:食欲减退,少数有异食癖(如喜食泥土、墙皮、煤渣等);可出现呕吐、腹泻、口腔炎、舌炎或舌乳头萎缩;重者可出现萎缩性胃炎或吸收不良综合征等。

(2)神经系统:婴幼儿表现为烦躁不安、易激惹或精神萎靡;年长儿常注意力不集中、记忆力减退,智力多数低于同龄儿。

(3)心血管系统:明显贫血时心率增快,重者心脏扩大,甚至发生心力衰竭。

(4)其他:皮肤干燥、角化、萎缩、毛发枯黄;因细胞免疫功能低下,常合并感染;可因上皮组织异常而出现反甲。

（三）心理－社会状况

评估患儿及家长的心理状态,对本病的病因及预防知识的了解程度,对健康的需求等。一些病情较重、病程较长的年长儿,由于学习时注意力不易集中、记忆力与理解能力都较低于同龄人,学习成绩很难提高,加之家长、学校老师及同学缺乏相关知识而不理解患儿,甚至指责和歧视,患儿可产生自卑、厌学等心理;对有异食癖的患儿,家长和社会往往不能正确对待,过多的责备会对患儿心理产生不良的影响。

（四）辅助检查

1. 外周血象　血红蛋白减少比红细胞数减少更明显,红细胞大小不一,以小细胞为多,中央淡染区扩大,呈小细胞低色素性贫血。网织红细胞数正常或略减少。白细胞及血小板一般无改变。

2. 骨髓象　显示骨髓增生活跃,以中、晚幼红细胞增生为主。各期红细胞均较小,胞浆少,染色偏蓝,胞浆成熟程度落后于胞核。粒细胞和巨核细胞系一般无明显异常。

3. 铁代谢的检查　血清铁蛋白(SF)<12μg/L,血清铁(SI)<10.7μmol/L,总铁结合力(TIBC)升高(>62.7μmol/L),转铁蛋白饱和度(TS)<0.15,即可诊断。

（五）治疗要点

治疗原则为去除病因、应用铁剂、必要时输血。

1. 去除病因　合理喂养,及时添加含铁丰富的食物,纠正挑食、偏食等不良习惯。积极治疗慢性失血疾病。

2. 铁剂治疗　铁剂是治疗缺铁性贫血的特效药。首选口服给药,具有经济、安全、副作用小等优势。常用二价铁,有硫酸亚铁、富马酸亚铁、葡萄糖酸亚铁等。血红蛋白达到正常水平后再继续服用铁剂 6～8 周,以增加铁的储备。

3. 输血治疗　一般患儿无需输血。重症贫血并发心力衰竭或明显感染者可输血,以输新鲜浓缩红细胞为宜,输血时应注意输注的量和速度。贫血越严重,每次输注量就越少;速度宜慢,以免发生心功能不全。

【常见护理诊断／问题】

1. 活动耐力下降　与贫血导致组织、器官缺氧有关。

2. 营养失调:低于机体需要量　与铁的摄入不足、食欲缺乏、吸收不良、丢失过多或消耗增加有关。

3. 有感染的危险　与缺铁导致机体免疫功能低下有关。

4. 潜在并发症:心力衰竭。

【护理目标】

1. 患儿疲乏无力有所减轻,活动耐力逐渐增强。

2. 家长能正确选择含铁丰富的食物并协助患儿正确服用铁剂,保证铁的摄入。

3. 患儿不发生感染或感染得到及时处理。

4. 患儿无并发症发生或发生时得到及时发现与处理。

【护理措施】

（一）合理安排休息与活动

1. 轻、中度贫血的患儿　不必严格限制日常活动,但应避免剧烈运动,活动间歇充分休息,保证充足的睡眠。

2. 重度贫血的患儿　根据其活动耐力下降情况,安排活动计划,以不感到疲乏为宜;对活动后有明显气短、心悸等表现者,应严格限制活动量,必要时吸氧、卧床休息。

3. 易烦躁、激动的患儿　护士应耐心细致看护、安抚,使其保持安静,避免因哭闹而加重缺氧,各项护理操作应集中进行。

（二）合理安排饮食,补充含铁食物

1. 协助纠正不良习惯如挑食、偏食等;提倡母乳喂养,按时添加含铁丰富的辅食。人工喂养儿补充铁强化食品如铁强化乳,鲜牛乳要经加热处理后再喂养婴儿,防止因蛋白质过敏引起的肠道出血,从而导致铁的丢失。

2. 指导合理搭配饮食　提供含铁丰富的食物,如动物肝、动物血、瘦肉、豆类、紫菜、海带、黑木耳等,注意食物搭配;经常更换食物的品种,注意色、香、味的调配,增添新鲜感;创造良好的进食环境。

3. 增进食欲　根据医嘱给患儿服用助消化的药物如胃蛋白酶、多酶片等,促进消化、增进食欲。进食前不做引起疼痛和不适的检查、治疗与护理。

（三）按医嘱应用铁剂,观察疗效与副作用

1. 口服铁剂　铁剂首选口服。二价铁盐更加容易吸收。服用铁剂应注意:①宜从小剂量开始,1~2d 内加至足量,并在两餐之间服用,以减少对胃肠道的刺激。②铁剂可与维生素 C、果汁等同服,促进铁的吸收。③避免与牛奶、茶、咖啡、抗酸药物等同服。④因液体铁剂可使牙齿染黑,故用吸管或滴管直接将药液送到舌根部,服药后立即漱口。⑤服用铁剂后可出现柏油样大便,停药后会自行消失,应向家长说明原因,消除紧张心理。

2. 注射铁剂　肌内注射铁剂,应深部肌内注射,抽药和给药必须使用不同的针头,并以 Z 形注射方式进行,以防铁剂渗入皮下组织,造成注射部位的疼痛及皮肤着色或局部炎症。每次注射更换注射部位,减少局部刺激。首次注射铁剂应观察是否有过敏反应。

3. 疗效观察　铁剂治疗有效者在用药 2~3d 后网织红细胞升高,5~7d 达高峰,2~3 周后下降至正常;治疗 1~2 周后血红蛋白逐渐上升,3~4 周达到正常。血红蛋白恢复正常后再继续服用铁剂 6~8 周,以增加铁的储备。如 3 周内血红蛋白上升 <20g/L,应注意寻找原因。

 护理学而思

患儿,女,5 个月,35 周早产儿,出生体重 2 450g,生后一直人工喂养。查体:Hb 80g/L,

RBC 2.8×10^{12}/L。入院后患儿被初步诊断为营养性缺铁性贫血。

请思考：

1. 该患儿属于何种程度贫血？

2. 该患儿经铁剂治疗有效后，首先出现的改变是什么？

（四）观察病情变化，预防并发症

1. 观察病情变化　观察口唇、口腔黏膜及甲床等皮肤黏膜是否苍白；对重症患儿应及时监测脉搏、血压，并观察其变化情况，如有异常应及时报告医生。

2. 预防感染　鼓励患儿多饮水，可起到清洁口腔的作用，防止发生口腔感染。与感染患儿分室居住，以免交叉感染，避免到人群集中的公共场所。保持皮肤清洁干燥，勤洗澡、勤换内衣，对重症贫血卧床的患儿，要注意勤翻身，更换体位，按摩受压部位，防止发生压疮。

3. 防止发生心力衰竭　重度贫血患儿应卧床休息，以减少氧气的消耗，取半卧位，以减少回心血量，必要时给予氧气吸入。密切观察心率、呼吸、尿量变化，若出现心悸、气促、发绀、肝大等表现时，应及时通知医生，并按心力衰竭进行护理。

（五）健康指导

向家长及年长儿讲解该病的相关知识及护理要点：提倡母乳喂养，及时添加含铁丰富的辅食，早产儿和低体重儿在生后2个月开始补充铁剂；合理搭配饮食，培养良好饮食习惯；定期体检，发现贫血及时治疗。

【护理评价】

通过治疗与护理，患儿：

1. 是否疲乏无力减轻，活动耐力增强。

2. 家长是否能正确选择含铁丰富的食物并协助患儿正确服用铁剂，保证铁的摄入。

3. 是否发生感染或感染得到及时处理。

4. 是否无并发症发生或发生时得到及时发现与处理。

第四节　营养性巨幼红细胞贫血

 工作情景与任务

导入情景：

患儿，男，9个月，单纯母乳喂养，从未添加辅食，近来表情呆滞，面色蜡黄，舌面光滑，有轻微震颤，肝肋下4cm。辅助检查：Hb 90g/L，RBC 2×10^{12}/L。入院后患儿被初步诊断为营养性巨幼红细胞贫血。

工作任务：

1. 该患儿的主要病因是什么？

2. 如何对家长进行健康指导？

营养性巨幼红细胞贫血是由于缺乏维生素 B_{12} 和 / 或叶酸缺乏所引起的一种大细胞性贫血，其临床特点为贫血、神经精神症状、红细胞数减少比血红蛋白量减少更加明显、骨髓中出现巨幼红细胞、用维生素 B_{12} 和 / 或叶酸治疗有效。常见于 6～18 个月龄儿，2 岁以上少见。

 知识拓展

维生素 B_{12} 和叶酸的来源

人体不能合成叶酸，必须从食物中摄取。绿色新鲜蔬菜、水果、酵母、谷类和动物肝、肾等含丰富叶酸，但经加热易被分解破坏。人体维生素 B_{12} 主要来自于动物的肝、肾及蛋类、乳制品。若婴幼儿偏食，其饮食中缺乏肉类、动物肝、肾及蔬菜，可致维生素 B_{12} 和叶酸缺乏。

【概述】

（一）病因

1. 摄入量不足　长期单纯母乳喂养未及时添加辅食，喂养不当、不良饮食习惯等均可引起维生素 B_{12} 和叶酸缺乏。长期单纯羊乳喂养的儿童，没有及时添加辅食，由于羊乳中叶酸含量很低，可导致叶酸缺乏。

2. 需要量增加　婴幼儿生长发育较快，尤其是早产儿，对维生素 B_{12} 和叶酸的需要量增加，如不及时添加辅食易造成缺乏。

3. 吸收障碍　胃壁细胞分泌的糖蛋白（内因子）缺乏可引起维生素 B_{12} 吸收减少；慢性腹泻、小肠病变等可影响叶酸、维生素 B_{12} 吸收。

4. 疾病或药物因素　维生素 C 缺乏可增加叶酸的消耗；严重感染可致维生素 B_{12} 消耗量增加，如供给不足可致缺乏；长期或大量服用广谱抗生素可抑制肠道细菌合成叶酸；抗叶酸药物、抗癫痫药等可导致叶酸缺乏。

（二）发病机制

1. 叶酸经叶酸还原酶的还原作用和维生素 B_{12} 的催化作用后变成四氢叶酸。后者是合成 DNA 所必需的辅酶。当维生素 B_{12} 或叶酸缺乏后时，都可使四氢叶酸减少，导致 DNA 合成减少，使其红细胞分裂和增殖时间延长，而血红蛋白的合成不受影响，出现细胞核的发育落后于细胞质的发育,红细胞的体积变大,形成巨幼红细胞,而出现贫血。

2. 维生素B_{12}与神经髓鞘中脂蛋白的形成有关,当维生素B_{12}缺乏时可致中枢和外周神经髓鞘受损,因而出现神经精神症状。叶酸缺乏主要引起情感的改变,偶可见深感觉障碍。

【护理评估】

（一）健康史

评估母亲孕期营养情况、评估患儿的年龄与生长发育情况、患儿的喂养史(是否及时添加辅食、有无偏食)。了解患儿疾病史及用药史等。

（二）身体状况

主要为颜面轻度水肿、皮肤蜡黄、睑结膜苍白和神经精神症状。

1. 一般表现　起病缓慢,多呈虚胖,颜面轻度水肿,毛发稀疏发黄,严重者皮肤可见出血点或淤斑。

2. 贫血表现　患儿皮肤蜡黄或苍黄色,睑结膜、口腔黏膜、口唇、指甲等处苍白。偶有轻度黄疸,常伴有轻度肝大、脾大等骨髓外造血的表现。

3. 神经精神症状　是本病的特征性表现。患儿可出现烦躁不安、易怒等症状。维生素B_{12}缺乏者可表现为表情呆滞,嗜睡,少哭不笑,对外界反应迟钝,智力及动作发育落后甚至倒退等。重症患儿可出现全身和局部肢体的不规则性震颤,甚至抽搐、感觉异常、共济失调、踝阵挛和巴宾斯基征阳性等。叶酸缺乏者不发生神经系统症状,但可导致神经精神异常。

4. 其他　消化系统症状出现较早,如厌食、恶心、呕吐、腹泻等,重症患儿可有心脏扩大,出现心力衰竭等。

（三）心理－社会状况

评估患儿及家长的心态,对本病的病因及预防知识的了解程度,健康的需求等。本病由于持续时间长,会影响到儿童体格、神经精神的发育及心理行为的发展。震颤的患儿会出现烦躁、易怒的心理。家长由于缺乏本病的知识,担心患儿的病情会对今后成长造成影响,容易出现焦虑、担忧、歉疚,同时也渴望得到健康指导。

（四）辅助检查

1. 外周血象　红细胞数减少比血红蛋白量减少更加明显,呈大细胞性贫血。血涂片可见红细胞大小不等,以大细胞为多,中央淡染区不明显,可见巨幼变的有核红细胞,中性粒细胞呈分叶过多现象。网织红细胞、血小板、白细胞计数常减少。

2. 骨髓象　显示增生明显活跃,以红系增生为主;粒系、红系均出现巨幼变,表现为胞体变大,胞核的发育落后于胞浆;巨核细胞的核有过度分叶现象。

3. 血清维生素B_{12}与叶酸测定　血清维生素B_{12}<100ng/L(正常值200～800ng/L),叶酸<3μg/L(正常值5～6μg/L)。

（五）治疗要点

1. 一般治疗　加强营养,及时添加富含维生素B_{12}和叶酸的辅食,预防感染。

2. 去除病因　及时去除导致维生素 B_{12} 和叶酸缺乏的病因。

3. 维生素 B_{12} 与叶酸治疗　维生素 B_{12} 每次肌内注射 $100\mu g$,每周 $2 \sim 3$ 次,叶酸每次口服 5mg,每日 3 次,连用数周,直到临床症状好转、血象恢复正常为止。

【常见护理诊断／问题】

1. 营养失调:低于机体需要量　与维生素 B_{12} 和/或叶酸摄入不足、吸收不良等有关。

2. 活动耐力下降　与贫血致组织器官缺氧有关。

3. 有受伤的危险　与肢体或全身震颤及抽搐有关。

【护理目标】

1. 患儿食欲恢复正常,血清维生素 B_{12} 与叶酸测定达到正常水平。

2. 患儿活动耐力增强,活动量逐渐增加。

3. 患儿不受伤或受伤得到及时处理。

【护理措施】

（一）补充维生素 B_{12} 和叶酸

1. 指导合理饮食　改善哺乳期母亲营养,及时添加富含维生素 B_{12},如肉类、肝、肾、鱼、蛋、奶等动物性食物。添加富含叶酸的食物如绿叶蔬菜,动物肝、肾,以及蛋类、母乳、牛乳等。食物搭配合理,纠正年长儿挑食、偏食的不良习惯。注意食物的色、香、味,增强儿童的食欲。对震颤严重不能吞咽者可改用鼻饲。

2. 遵医嘱给药,并观察用药效果　一般用药 $2 \sim 4d$ 后,患儿精神症状好转、食欲增加,网织红细胞 $2 \sim 4d$ 开始上升,$6 \sim 7d$ 达到高峰,2 周后降至正常。$2 \sim 6$ 周红细胞和血红蛋白恢复正常,但神经精神症状恢复较慢。单纯维生素 B_{12} 缺乏时,不宜加用叶酸治疗,以免加重神经精神症状。叶酸治疗同时加服维生素 C,可以促进叶酸的吸收。恢复期应加用铁剂,防止红细胞增加过快时出现缺铁。

 护理学而思

患儿,女,1 岁,因脸色蜡黄、睑结膜苍白,表情呆滞、嗜睡、对外界反应迟钝入院。辅助检查:血清维生素 B_{12}50ng/L,叶酸 $1\mu g/L$。入院后被诊断为营养性巨幼红细胞贫血,给予维生素 B_{12} 和叶酸治疗。

请思考:

1. 促进叶酸的吸收可同服什么?

2. 当患儿神经精神症状加重时,如何治疗?

（二）注意休息,适当活动

一般不需严格卧床,可根据患儿的耐受情况安排其休息与活动,烦躁、震颤、抽搐严重者要限制活动,防止发生外伤。

（三）加强护理，防止受伤

由于维生素 B_{12} 缺乏的患儿，可出现全身震颤、抽搐、感觉异常、共济失调等，应观察患儿病情的变化，必要时遵医嘱给予镇静剂。对已经出牙的患儿，应在上、下门齿之间垫上缠有纱布的压舌板，防止舌咬伤；拉起床栏，防止坠床。

（四）健康指导

向家长介绍本病的发病原因、身体状况、治疗要点及预防措施；指导家长及时添加富含有维生素 B_{12} 与叶酸的辅食，如新鲜的绿叶蔬菜、水果、瘦肉、谷类、动物肝脏等。纠正挑食、偏食的不良习惯，满足儿童的营养需要。避免去人多拥挤、空气不流通的公共场所，以防发生交叉感染。

【护理评价】

通过治疗与护理，患儿：

1. 是否食欲恢复正常，血清维生素 B_{12} 与叶酸达到正常水平。

2. 是否活动耐力增强，活动量逐渐增加。

3. 是否不受伤或受伤得到及时处理。

章末小结

　　本章的学习重点是儿童贫血的诊断标准、贫血的分度，营养性贫血的身体状况与护理措施。学习难点是营养性贫血的发病机制、儿童造血及血液特点。在学习的过程中注意营养性缺铁性贫血的补铁注意事项，比较营养性缺铁性贫血与营养性巨幼红细胞贫血的异同点。

❓ 思考与练习

1. 患儿，男，10 个月，因面色苍白，精神差、食欲减退 2d 入院就诊。查体：皮肤黏膜苍白，P 120 次/min，肝右肋下 2.5cm，脾左肋下 1.5cm。血常规：Hb 85g/L，RBC 2.5×10^{12}/L。患儿被初步诊断为营养性缺铁性贫血。

问题：

（1）该患儿主要的护理诊断是什么？

（2）如何指导家长正确喂养患儿？

2. 患儿，女，1 岁，因四肢抽搐 2 次入院就诊。患儿出生后一直都是单纯羊乳喂养，未及时添加辅食。查体：颜面轻度水肿，面色蜡黄，毛发稀疏，有轻微震颤。

问题：

（1）该患儿的初步诊断是什么？

（2）该患儿的外周血象特点有哪些？

（朱水平）

第十二章 | 泌尿系统疾病患儿的护理

12章 数字内容

第一节 儿童泌尿系统解剖、生理特点

(一)解剖特点

1. **肾** 位于腹膜后脊柱两侧,左右各一,形似蚕豆。儿童年龄越小,肾脏相对越大,位置越低,下极可低至髂嵴以下第 4 腰椎水平,2 岁以后才达到髂嵴以上。故 2 岁以内健康儿童腹部触诊时容易扪及肾脏。

2. **输尿管** 婴幼儿输尿管长而弯曲,管壁肌肉及弹力纤维发育不良,容易受压及扭曲而导致梗阻,造成尿潴留而诱发泌尿道感染。

3. **膀胱** 婴儿膀胱位置相对较高,尿液充盈时,其顶部常在耻骨联合以上,腹部触诊易扪到膀胱;随着年龄增长,逐渐下降到盆腔内。

4. **尿道** 女婴尿道较短,新生儿女婴尿道仅长 1cm(性成熟期 3~5cm),外口暴露,且接近肛门,易受粪便污染引起上行感染。男婴尿道虽长,但常因包皮过长、包茎污垢积聚而引起上行感染。

（二）生理特点

1. 肾功能　新生儿出生时肾单位数量已达成人水平,但其生理功能尚不完善。肾小球滤过率、肾小管的重吸收能力及排泄功能均不成熟,对水及电解质平衡的调节能力较差,故易发生水、电解质紊乱及酸碱平衡失调等。

2. 排尿次数　生后最初几日因摄入少,每日排尿仅4～5次,1周后因新陈代谢旺盛,进水量较多而膀胱容量较小,排尿次数频繁,1周后可增至每日20～25次;1岁时每日排尿15～16次,学龄前期与学龄期每日6～7次。

3. 尿量　儿童尿量个体差异较大,主要与液体摄入、食物种类、气温、湿度和活动量等因素有关,见表12-1。

表12-1　不同年龄段儿童每日尿量

年龄	正常尿量/(ml·d⁻¹)	少尿/(ml·d⁻¹)	无尿/(ml·d⁻¹)
婴儿期	400～500	<200	<50
幼儿期	500～600		
学龄前期	600～800	<300	
学龄期	800～1 400	<400	

4. 尿液特点

（1）外观:出生后前几日尿液颜色较深,稍浑浊,放置后有红褐色沉淀,为尿酸盐结晶。正常婴幼儿尿液淡黄透明,但在寒冷季节放置后可出现乳白色沉淀,此为盐类结晶而使尿液变浑浊,加热后溶解。

（2）尿比重:出生较低,1岁后接近成人水平。

（3）酸碱度:生后头几日因尿中含尿酸盐较多,而呈强酸性,以后接近中性或弱酸性,pH多为5～7。

（4）尿蛋白:正常儿童尿中含微量蛋白,定性试验为阴性。

（5）细胞与管型:正常儿童新鲜离心尿沉渣镜检,红细胞<3个/HP,白细胞<5个/HP,一般无管型。12h尿沉渣计数:红细胞<50万,白细胞<100万,管型<5 000个。

第二节　急性肾小球肾炎

 工作情景与任务

导入情景:

患儿,男,6岁,因"眼睑水肿、少尿3d,加重1d"入院治疗。医生询问病史得知患儿2

周前曾患急性扁桃体炎。尿常规:蛋白(+),RBC(+++)。患儿被初步诊断为急性肾小球肾炎。

工作任务:

1. 请给家长讲解此病的病因与治疗要点。

2. 描述护士对该患儿应采取的主要护理措施。

急性肾小球肾炎是一组病因不一,临床表现为急性起病,多有前驱感染,以水肿、少尿、血尿、高血压为主,伴有不同程度蛋白尿或肾功能不全等特点的肾小球疾病。可分为急性链球菌感染后肾小球肾炎和非链球菌感染后肾小球肾炎,临床以前者多见,最常见的病原体是 A 组 β 溶血性链球菌。以 5～14 岁多见,男女比例约为 2∶1。

【概述】

目前认为,急性肾小球肾炎的发生主要与 A 组 β 溶血性链球菌感染有关。机体在前驱感染后,对链球菌的某些抗原成分产生抗体,形成循环免疫复合物并沉积于肾小球基底膜上激活补体系统,引起免疫和炎症反应,使肾小球基底膜损伤,血液成分漏出毛细血管,尿中出现蛋白、红细胞和各种管型。肾小球内皮和系膜细胞肿胀、增生,使肾小球滤过率降低,出现少尿、无尿,严重者发生急性肾衰竭。因肾小球滤过率降低,钠水潴留,细胞外液和血容量增多,临床上出现不同程度的水肿、循环充血和高血压,严重者可出现高血压脑病。

【护理评估】

(一)健康史

评估患儿发病前 1～3 周有无上呼吸道感染、猩红热、皮肤感染等链球菌感染史;评估水肿开始时间、持续时间、发生部位、发展顺序及程度;评估患儿 24h 排尿次数及尿量、尿色。

(二)身体状况

1. 前驱感染 90% 的患儿有链球菌的前驱感染史,以呼吸道及皮肤感染多见,也可见于猩红热,夏、秋季则为皮肤感染。咽炎感染至发病为 6～12d,而皮肤感染为 14～28d。

2. 典型表现

(1)水肿、少尿:是最常见和最早出现的症状。70% 的患儿有水肿,初期多为眼睑及颜面部水肿,逐渐波及躯干、四肢,重者遍及全身,呈非凹陷性。水肿主要是由于肾小球滤过率降低,导致尿少和钠水潴留引起。早期常有尿色深,尿量明显减少,严重者可出现无尿。一般在 1～2 周内随着尿量增多,水肿逐渐消退。

(2)血尿:起病时几乎都有血尿,50%～70% 患儿有肉眼血尿。酸性尿时呈浓茶色或烟灰水样,中性或弱碱性尿时则呈红色或洗肉水样。一般 1～2 周后转为镜下血尿,少数持续 3～4 周,而镜下血尿一般持续数月。并发感染时或运动后血尿可暂时加剧。

(3)蛋白尿:程度不一,约有 20% 患儿达到肾病综合征水平。

（4）高血压：30%~80% 患儿可有高血压，因钠水潴留血容量扩大所致。学龄前儿童 >120/80mmHg，学龄儿童 >130/90mmHg，一般在 1~2 周内随尿量增多而恢复正常。

3. 严重表现　少数患儿在起病 2 周内可出现下列严重表现，若不及早发现、及时治疗，可危及生命。

（1）严重循环充血：常发生在起病 1 周内，由于钠水潴留，血浆容量增加而出现循环充血。轻者仅有呼吸增快和肺部湿啰音，严重者表现为呼吸困难、端坐呼吸、颈静脉怒张、咳嗽、咳粉红色泡沫痰、两肺布满湿啰音、心脏扩大甚至出现奔马律、肝大、水肿加重等。少数可突然发生，病情急剧恶化。

（2）高血压脑病：由于脑血管痉挛，导致缺血、缺氧、血管渗透性增高而发生脑水肿。常发生在疾病早期，血压突然上升之后，血压可达（150~160）/（100~110）mmHg。年长儿会主诉剧烈头痛、恶心、呕吐、复视或一过性失明，严重者突然出现惊厥、昏迷等。

（3）急性肾衰竭：常发生于疾病初期，出现尿少、无尿等症状，引起暂时性氮质血症、电解质紊乱和代谢性酸中毒，一般持续 3~5d，在尿量逐渐增加后，病情好转。

（三）心理 - 社会状况

由于医疗上对患儿活动及饮食的严格限制、与家人及伙伴的分离、学习生活的中断、担心住院使得家庭经济负担加重等，患儿可产生焦虑、抑郁等心理。家长因缺乏本病有关的知识，出现烦躁、渴望寻求帮助等心理。

（四）辅助检查

1. 尿液检查　尿蛋白（+~+++）。镜下除见大量红细胞外，可见透明、颗粒、红细胞等多种管型，疾病早期也可见较多的白细胞和上皮细胞（并非感染）。

2. 血液检查　外周血白细胞一般轻度升高或正常，有轻度贫血，血沉增快。抗链球菌溶血素 O（ASO）升高，提示新近链球菌感染，是诊断链球菌感染后肾小球肾炎的依据。

（五）治疗要点

1. 利尿剂　一般用氢氯噻嗪口服，重者用呋塞米静脉注射或口服。

2. 降压药　经休息、限制水钠摄入及利尿而血压仍高者，首选硝苯地平口服，与卡托普利交替使用降压效果更佳；高血压脑病首选硝普钠静脉滴注。

3. 抗感染药　常用青霉素，用药 10~14d，主要是清除感染病灶，青霉素过敏者改用红霉素，避免使用肾毒性药物。

【常见护理诊断 / 问题】

1. 体液过多　与肾小球滤过率降低有关。

2. 活动耐力下降　与水肿、血压升高有关。

3. 潜在并发症：严重循环充血、高血压脑病、急性肾衰竭。

4. 知识缺乏：患儿及家长缺乏急性肾小球肾炎的相关知识。

【护理目标】

1. 患儿尿量增加、水肿减轻至消退。

2. 患儿乏力有所减轻,活动耐力逐渐增强。

3. 患儿无并发症发生或发生时得到及时发现与处理。

4. 患儿及家长了解急性肾小球肾炎的相关知识。

【护理措施】

(一)休息、利尿、控制水钠摄入

1. **休息原则** 起病2周内绝对卧床休息,待水肿消退、血压降至正常、肉眼血尿消失后,可下床在室内轻微活动;尿内红细胞减少(<10个/HP)及血沉正常方可上学,但应避免剧烈活动;12h尿沉渣计数正常后可恢复正常生活。

2. **饮食管理** 对于水肿、高血压、尿少的患儿,适当限制水和盐的摄入,食盐以<60mg/(kg·d)为宜,严重水肿或高血压者需无盐饮食。一般不必严格控制蛋白质的摄入,但有氮质血症时应限制蛋白质摄入,可给优质动物蛋白0.5g/(kg·d)。尿量增加、水肿消退、血压正常后逐渐恢复到正常饮食,以保证儿童生长发育的需要。

3. **利尿、降压** 凡经限制水钠摄入后,仍有明显水肿、尿少、高血压、全身循环充血者,均应按医嘱给予利尿剂、降压药,用药后注意观察药效和不良反应。氢氯噻嗪对胃肠道有刺激,应餐后服用;呋塞米静脉注射后注意观察有无水、电解质紊乱;应用硝普钠时应现配现用,放置4h后即不能使用,整个输液系统避光使用,以免药物见光分解,严格控制输液速度,注意观察血压、心率的变化。

4. **评估并记录患儿水肿变化情况** 准确记录24h出入量。

 护理学而思

患儿,男,8岁,初起为颜面部水肿,逐渐波及到躯干、四肢,血压160/110mmHg,入院后被诊断为急性肾小球肾炎合并高血压脑病。医嘱:给予降血压、利尿、抗感染等治疗。

请思考:

1. 急性肾小球肾炎合并高血压脑病首选药物是什么?

2. 护士在使用该药物时应该注意什么?

(二)密切观察病情变化,预防并发症发生

1. 观察患儿有无咳嗽及咳粉红色泡沫样痰,观察呼吸、脉搏的变化,警惕严重循环充血的发生,如发生立即让患儿取半卧位、吸氧,及时报告医生,并遵医嘱给药。

2. 观察患儿血压变化,如血压突然升高、出现剧烈头痛、呕吐、一过性失明、惊厥等,提示可能发生高血压脑病。立即报告医生并进行抢救,遵医嘱给予镇静剂、脱水剂等药物治疗。

3. 观察患儿的尿量、尿色及水肿变化情况,每日测体重,准确记录24h出入量,按医嘱准确留取尿标本送检,每周2次,以了解病情变化。患儿尿量增加、肉眼血尿消失,提示

病情好转;若持续少尿甚至无尿,出现头痛、恶心、呕吐等,提示可能发生急性肾衰竭,及时报告医生,进行相应处理。

(三)健康指导

1. 向患儿及家长讲解本病是一种自限性疾病,多数患儿都可以治愈,预后良好。强调本病急性期休息和限制患儿活动的重要性。

2. 强调预防本病的关键是防治链球菌感染,一旦发生上呼吸道或皮肤感染,要尽早应用抗生素彻底治疗,感染后 1~3 周内应随访尿常规。

3. 指导家长及患儿出院后定期门诊复查。

【护理评价】

通过治疗与护理,患儿:

1. 尿量是否增加,水肿是否减轻至消退。

2. 乏力症状有无减轻,活动耐力是否逐渐增加。

3. 是否无并发症发生或发生时得到及时发现与处理。

4. 家长是否了解急性肾小球肾炎的相关知识。

 知识拓展

儿童尿筛查

儿童肾脏疾病常起病隐匿,并无明显临床症状,部分患儿可进行性发展为终末期肾脏疾病。因此在儿童时期对肾脏疾病的早期发现非常重要。

目前我国主要采用尿液试纸法,留取晨尿中段尿标本进行筛查,检测项目主要为血尿、蛋白尿和白细胞尿等。由于尿液试纸法假阳性率高,故多采用重复检测。

尿筛查具有操作简便、经济实用、切实有效的特点,可帮助早期发现肾脏疾病。

第三节　肾病综合征

 工作情景与任务

导入情景:

患儿,男,6岁,由于颜面部水肿8d,双下肢水肿3d入院治疗。查体:精神差,食欲减退,水肿明显,阴囊水肿。患儿被初步诊断为肾病综合征。

工作任务:

1. 说出患儿目前首要的护理诊断。

2. 护士对该患儿水肿应采取的主要护理措施有哪些?

肾病综合征是一组由多种病因造成肾小球基底膜通透性增高,导致大量蛋白从尿中丢失的一种临床综合征。临床表现主要有大量蛋白尿、低蛋白血症、高胆固醇血症和明显水肿四大特征。发病年龄多为学龄前儿童,3~5岁为发病高峰期,男女比例为3.7:1。

肾病综合征按病因可分为原发性、继发性和先天性三大类型,儿童时期绝大多数是原发性,故本节重点介绍原发性肾病综合征。原发性又分单纯性肾病和肾炎性肾病两型,临床以单纯性肾病最多见。

【概述】

1. 病因与发病机制　本病的病因尚不明确,多认为与机体免疫功能异常有关。单纯性肾病的发病可能与 T 细胞免疫功能紊乱有关。肾炎性肾病患者的肾病变中常可发现免疫球蛋白和补体成分沉积,提示与免疫病理损伤有关。先天性肾病与遗传有关。

2. 病理生理

(1) 大量蛋白尿:最基本的病理生理改变。由于肾小球通透性增加,导致大量蛋白尿,继而导致低蛋白血症、水肿和高胆固醇血症的出现。

(2) 低蛋白血症:大量血浆蛋白从尿中丢失是造成低蛋白血症的主要原因。低蛋白血症导致血浆胶体渗透压降低。

(3) 水肿:血浆胶体渗透压降低使水由血管内转移到组织间隙,有效循环血量减少,肾小管对钠、水的重吸收增多,造成钠水潴留。

(4) 高胆固醇血症:低蛋白血症促进肝合成脂蛋白增加,形成高胆固醇血症。

【护理评估】

(一) 健康史

评估患儿起病有无感染、劳累等诱因,水肿开始的时间、发生部位、发展顺序及程度、用药情况、用药反应等。

(二) 身体状况

1. 单纯性肾病　起病隐匿,多无明显诱因。水肿最常见,始于眼睑、面部,渐遍及全身,水肿呈凹陷性,男孩常有阴囊明显水肿;严重者可有腹水、胸腔积液、心包积液。患儿起病初一般情况尚好,继之出现面色苍白、疲倦、食欲减退、精神萎靡等。水肿严重者可有少尿,一般无血尿和高血压。

2. 肾炎性肾病　发病年龄多为学龄期。水肿一般不严重,除具备肾病四大特征外,还具备以下四项中的一项或多项:①持续镜下血尿或发作性肉眼血尿。②持续或反复高血压。③持续性氮质血症。④血清总补体和补体 C3 下降。

3. 并发症

(1) 感染:是本病最常见的并发症。常见为呼吸道、皮肤、泌尿道感染和原发性腹膜炎等,其中以上呼吸道感染最多见。而感染又是病情反复和加重的诱因,并且影响激素疗效。

（2）电解质紊乱：常见低钠血症、低钾血症、低钙血症等，主要由于长期限盐、大量使用利尿剂等所致。

（3）血栓形成：肾病综合征高凝状态易导致动、静脉血栓形成，以肾静脉血栓最常见，可表现为突发腰痛或腹痛、出现血尿或血尿加重、少尿，甚至发生肾衰竭。

（4）低血容量性休克：由于低蛋白血症、血浆胶体渗透压下降、显著水肿而常有血容量不足，尤其在各种诱因引起低钠血症时，易出现低血容量性休克。

（三）心理－社会状况

患儿因长期应用激素治疗引起形象改变会产生自卑心理；由于本病病程长，年长儿中断学习、与同伴分离等，可产生焦虑、抑郁、烦躁等心理反应。家长因为知识缺乏，担忧患儿的严重水肿及激素治疗的副作用，渴望获得相关知识，愿意与医护人员合作。

（四）辅助检查

1. 尿液检查　尿蛋白定性多呈（+++～++++），大多可见透明管型和颗粒管型，肾炎性肾病患儿尿内红细胞可增多。24h 尿蛋白定量≥50mg/（kg·d）。

2. 血液检查　血浆总蛋白及白蛋白明显减少；胆固醇增多；血沉增快。肾炎性肾病者可有血清补体降低、不同程度的氮质血症。

（五）治疗要点

1. 一般治疗

（1）休息：一般无需严格限制活动，严重水肿、高血压、低血容量的患儿需卧床休息，但应经常变换体位。

（2）饮食：显著水肿和严重高血压时应暂时限制水钠摄入，病情缓解后不必继续限制。

2. 糖皮质激素治疗　肾病综合征的首选药，口服常选用泼尼松。

（1）短程疗法：泼尼松分次服用，共 4 周。4 周后减量，隔日晨起顿服，全疗程共 8 周，然后骤然停药。短程疗法易复发，目前国内较少采用。

（2）中、长程疗法：可用于各种类型的肾病综合征。泼尼松分次服用，若 4 周内尿蛋白转阴，则自转阴后至少巩固 2 周才开始减量，改为隔日晨起顿服，继续服用 4 周，以后每 2 周逐渐减量直至停药。6 个月为中程疗法，9 个月为长程疗法。

3. 免疫抑制剂治疗　用于频繁复发、激素耐药、依赖的患儿。常用的药物有环磷酰胺、环孢素等。

4. 其他　必要时给予抗凝、利尿、免疫调节、中医药治疗等。

【常见护理诊断／问题】

1. 体液过多　与蛋白尿引起的低蛋白血症导致钠水潴留有关。

2. 营养失调：低于机体需要量　与大量蛋白质从尿中丢失、食欲下降有关。

3. 有感染的危险　与水肿、免疫力低下有关。

4. 潜在并发症:电解质紊乱、血栓形成、药物副作用。

5. 焦虑　与病程长、学习中断、形象改变及知识缺乏等有关。

【护理目标】

1. 患儿水肿减轻至消退。

2. 患儿摄入足够营养,能满足机体的需要。

3. 患儿保持皮肤完整,未发生感染。

4. 患儿无并发症发生或发生时得到及时发现与处理。

5. 患儿及家长情绪稳定,能配合治疗与护理。

【护理措施】

（一）减轻水肿

1. 适当休息　一般不必严格限制活动,每日可下床轻微活动,可促进血液循环,防止血栓形成,但不要过度劳累,以免病情反复。严重水肿、高血压者需卧床休息,以减轻肾脏和心脏负担,但要注意经常更换体位,以防血管栓塞等并发症。

2. 调整水钠摄入量　一般不必过分限制水钠的摄入量,但重度水肿和严重高血压者适当限制。

3. 按医嘱用药　按医嘱正确地应用糖皮质激素及利尿剂等,并观察患儿用药前、后尿量及水肿变化。

4. 评估水肿变化情况　每日测体重1次,有腹水者每日测腹围1次,同时记录24h出入量。

（二）调整饮食

一般患儿不需要特别限制饮食,但因消化道黏膜水肿使消化能力减弱,应注意减轻消化道负担,给易消化的饮食,如优质的蛋白(乳类、蛋、鱼、家禽等)、少量脂肪、足量碳水化合物及高维生素饮食;激素治疗过程中食欲增加者应适当控制食量。

1. 热量　总热量依年龄而定。其中糖类占40%～60%,一般为多糖和纤维,可增加富含可溶性纤维的饮食如燕麦、米糠及豆类等。

2. 脂肪　为减轻高胆固醇血症应少食动物脂肪,以植物性脂肪为宜,脂肪一般为2～4g/(kg·d)。

3. 蛋白质　大量蛋白尿期间蛋白质摄入量不宜过多,蛋白质供给1.5～2.0g/(kg·d)为宜,三餐中蛋白质的分配宜重点放在晚餐。

4. 水和盐　一般不必限制水,但水肿时应限制钠的摄入,一般为1～2g/d,严重水肿则应<1g/d,待水肿明显好转应逐渐增加食盐摄入量。

5. 维生素D和钙　患儿应用糖皮质激素治疗过程中,应补充维生素D和钙。

（三）预防感染

1. 实行保护性隔离　与感染性疾病患儿分住,有条件者安排单人病室。严格执行探视制度,拒绝有明显感染表现的探视者进入病室,病室应定期消毒。避免带患儿到公共场所。

2. 加强皮肤护理

（1）保持床铺整洁、干燥，被褥松软。水肿严重时在臀部和四肢受压部位垫软垫或用气垫床，防止受压部位血液循环障碍而发生感染，帮助患儿经常翻身，防止出现压疮。

（2）阴囊水肿时可用棉垫或丁字带托起，保持局部干燥，防止皮肤破损。

（3）注意保持皮肤清洁、干燥，及时更换内衣。

（4）严格执行无菌操作，严重水肿者尽量避免肌内注射，以防药液外渗而导致局部潮湿、糜烂或感染。皮肤破损处涂抹碘伏预防感染。

 护理学而思

患儿，男，5岁，全身明显凹陷性水肿，阴囊显著水肿 3d 来院就诊，被初步诊断为肾病综合征。入院后给予糖皮质激素、利尿、抗感染等治疗。

请思考：

1. 该患儿阴囊显著水肿该如何进行护理？

2. 治疗过程中护士能否进行肌内注射，为什么？

3. 监测体温及白细胞计数　及时发现感染灶，发生感染者遵医嘱使用抗生素治疗。

（四）观察药物疗效及副作用

1. 激素　治疗期间注意观察水肿、每日尿量、尿蛋白变化及血浆蛋白恢复情况，注意观察激素的副作用，如库欣综合征、高血压、消化道溃疡、骨质疏松等。遵医嘱及时补充维生素 D 及钙剂，以免发生维生素 D 缺乏性手足搐搦症。

 知识拓展

库欣综合征

库欣综合征（Cushing syndrome）是由多种原因引起的肾上腺皮质分泌过量的糖皮质激素（主要是皮质醇）所致病症的总称。其主要表现为向心性肥胖、满月脸、水牛背、悬垂腹、痤疮、皮肤紫纹、高血压、继发性糖尿病和骨质疏松等。

2. 利尿剂　应用时注意观察尿量，定期检查血钾、血钠，尿量过多应及时与医生联系，因大量利尿可加重血容量不足，有出现低血容量性休克或静脉血栓形成的危险。

3. 免疫抑制剂　如使用环磷酰胺治疗时注意观察有无白细胞数下降、脱发、胃肠道反应及出血性膀胱炎等。用药期间要多饮水和定期检查血常规。

4. 其他　抗凝和溶栓疗法能减少血栓的发生,使用肝素过程中注意监测凝血时间及凝血酶原时间。

(五)心理支持

关心、关爱患儿,多与患儿及其家长沟通,鼓励他们倾听患儿内心的感受。帮助患儿适应形象的改变,解释外形的改变是暂时的,激素停药后即可恢复,使其保持良好情绪。

(六)健康指导

1. 向患儿及家长讲解本病有关知识、患儿病情、护理要点、疾病预后等;强调激素治疗的重要性,使患儿和家长能够主动配合并按计划服药;介绍如何观察并发症的早期表现及预防方法。

2. 做好出院指导,强调要遵医嘱继续按时服用激素,定期来院复查,逐渐递减激素剂量,不可随便减量或停药,以免复发;说明感染和劳累是造成本病复发的主要诱因,讲解预防措施,如避免患儿到人多的公共场所,病情缓解后可上学,但不能参加剧烈活动等。预防接种应在停药 1 年后进行,否则可能引起肾病综合征复发。

【护理评价】

通过治疗与护理,患儿:

1. 水肿是否减轻至消退。

2. 是否摄入足够营养,能否满足机体的需要。

3. 皮肤是否保持完整,有无发生感染。

4. 是否无并发症发生或发生时得到及时发现与处理。

5. 与家长是否情绪稳定,能配合治疗与护理。

章末小结　本章的学习重点是儿童正常尿量的范围、少尿及无尿的判断标准,急性肾小球肾炎、肾病综合征的身体状况与护理措施。学习难点是急性肾小球肾炎、肾病综合征的辅助检查与治疗要点。在学习的过程中注意准确识记儿童尿量的正常范围、少尿及无尿的判断标准,比较急性肾小球肾炎与肾病综合征的异同点。

? 思考与练习

1. 患儿,男,6 岁,因眼睑水肿,尿少 2d 来院就诊。查体:眼睑、颜面明显水肿,血压 130/90mmHg。尿常规:尿蛋白(++),红细胞 15 个 /HP,可见红细胞管型,ASO 增高。患儿被初步诊断为急性肾小球肾炎。

问题:

(1)该患儿主要的护理诊断是什么?

（2）该患儿应如何合理休息？

2. 患儿，男，8岁，因眼睑、颜面部及双下肢水肿3d入院治疗。查体：精神差，面色苍白，眼睑、颜面明显水肿，血压正常。尿常规：尿蛋白（++++），红细胞4个/HP，未见红细胞管型。患儿被初步诊断为肾病综合征。

问题：

（1）该患儿主要的护理诊断是什么？

（2）为避免患儿出现感染，可以采取哪些护理措施？

（朱水平）

第十三章 │ 神经系统疾病患儿的护理

13章 数字内容

第一节 儿童神经系统解剖、生理特点

神经系统包括中枢神经系统、周围神经系统和自主神经系统,其相互协调作用完成对躯体、智力和情绪活动的控制。中枢神经系统起着控制枢纽的作用,主要由脑和脊髓组成。周围神经系统包括脑神经、脊神经和躯体神经等。自主神经系统包括交感神经和副交感神经。自主神经调节无意识过程以控制不随意的躯体运动。在儿童生长发育过程中,神经系统发育最早、速度也快。各年龄阶段具有一定的解剖生理特点和正常的表现特征。

（一）脑和脊髓

中枢神经系统是由胚胎时期的神经管发育形成。脑是中枢神经系统的核心,在胎儿期神经系统最先开始发育,出生时脑重量约370g,7岁时接近成人,重约1 500g。新生儿大脑表面已有主要的沟和回,但脑沟较浅、脑回较宽。随着年龄的增大,大脑的沟和回逐渐加深、增厚,出生后6个月时接近成人。生后3个月时神经髓鞘逐渐形成,但神经活动不稳定,皮层下中枢兴奋性较高,对外界刺激的反应较慢且易于泛化,常出现无意识的手足徐动。婴幼儿时期遇到强刺激时也易发生昏睡或惊厥。随着年龄增长,脑发育逐渐成熟与复杂化,3岁时脑细胞的分化基本完成,8岁时接近成人。在基础代谢状态下,儿童脑耗氧量约占机体总耗氧量的50%,而成人仅为20%,因此儿童对缺氧的耐受性较成人更差。

脊髓是脑和脑部神经冲动上下传递的通道。出生时脊髓结构比较完善,功能基本成熟。脊髓的结构发育与脊柱的发育相对不平衡,脊髓随年龄而增长,新生儿脊髓下端在第2腰椎下缘,生后脊髓的发育落后于脊柱发育,4岁时上移达到第1~2腰椎间隙。故婴幼儿时期行腰椎穿刺的位置要低,以免损伤脊髓,以第4~5腰椎间隙为宜(图13-1),4岁以后以第3~4腰椎间隙为宜。

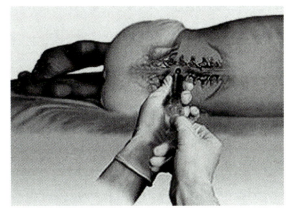

图13-1　儿童腰椎穿刺部位

(二)脑脊液

新生儿脑脊液量少,约50ml,压力低,故抽取脑脊液较困难。以后随年龄的增长和脑室的发育,脑脊液的量逐渐增多,婴儿40~60ml,幼儿60~100ml,学龄期儿童100~150ml。正常儿童脑脊液外观清亮透明,100~150ml,压力为0.69~1.96kPa,细胞数不超过$10\times10^6/L$(新生儿可达$20\times10^6/L$),糖含量2.8~4.5mmol/L,氯化物117~127mmol/L,蛋白不超过400mg/L。正常小儿及几种常见脑膜炎脑脊液特点见表13-1。

表13-1　正常小儿及几种常见脑膜炎脑脊液改变特点

	压力/kPa	外观	白细胞数 ($\times10^6$/L)	蛋白/ ($g\cdot L^{-1}$)	糖/ ($mmol\cdot L^{-1}$)	病原学检查
正常	0.69~1.96	清	0~5	0.2~0.4	2.8~4.5	
化脓性脑膜炎	升高	浑浊	>1 000,以中性粒细胞为主	1~5	明显降低	涂片培养可见细菌
病毒性脑膜炎、脑炎	正常或升高	多数清	10~100	正常或稍高	正常	病毒抗体阳性
结核性脑膜炎	升高	毛玻璃样	数十至数百,以淋巴细胞为主	增高	减低	涂片培养见结核菌

(三)神经反射

1. 生理反射

(1)出生时已存在终身不消失的反射:角膜反射、瞳孔对光反射、结膜反射及吞咽反射等。神经系统发生病变,这些反射可减弱或消失。

(2)出生时已存在以后逐渐消失的反射:觅食反射、拥抱反射、握持反射、吸吮反射及颈肢反射等。觅食反射、拥抱反射、握持反射于生后 3～4 个月消失,颈肢反射于生后 5～6 个月消失,吸吮反射于 1 岁左右完全消失。神经系统发生病变,这些反射存在与消失的时间将发生变化。

（3）出生时不存在以后逐渐出现且终身不消失的反射:腹壁反射、提睾反射及腱反射等,1 岁后可引出并较稳定。神经系统发生病变,这些反射不能按时出现或持续不对称。

2. 病理反射　病理反射包括巴宾斯基（Babinski）征、戈登（Gordon）征、奥本海姆（Oppenheim）征等。2 岁以下婴幼儿,呈现巴宾斯基征阳性可为生理现象,2 岁以上或单侧阳性为病理现象,提示锥体束损伤。颅内压增高时出现脑膜刺激征,即颈项强直、凯尔尼格（Kernig）征、布鲁津斯基（Brudzinski）征的阳性反应。由于婴儿颅缝和囟门对颅内压力的缓冲作用,脑膜刺激征表现得通常不明显或出现得较晚。3～4 个月以内的婴儿因屈肌张力较高,凯尔尼格征、布鲁津斯基征可呈阳性,属生理现象。

第二节　化脓性脑膜炎

　工作情景与任务

导入情景：

患儿,3 个月,昨日因发热、精神差,被初步诊断为化脓性脑膜炎入院。护士今日上午发现患儿突然抽搐,伴有喷射性呕吐。

工作任务：

1. 患儿发生喷射性呕吐的原因是什么?

2. 如何对该患儿进行急救处理?

化脓性脑膜炎是由各种化脓性细菌引起的急性脑膜炎症,部分患儿病变可累及脑实质。本病是儿童,尤其婴幼儿时期常见的中枢神经系统感染性疾病。临床上以急性发热、惊厥、颅内压增高、意识障碍、脑膜刺激征阳性和脑脊液改变为特征。

【概述】

本病的发生与致病菌类型和患儿年龄有密切关系。新生儿及 2 个月内的婴儿,易感染肠道革兰氏阴性杆菌（大肠埃希氏菌和铜绿假单胞菌最多见）和金黄色葡萄球菌;3 个月至 3 岁婴幼儿易感染流感嗜血杆菌、肺炎链球菌和脑膜炎双球菌;学龄前儿童和学龄儿童以脑膜炎球菌、肺炎链球菌、流感嗜血杆菌和金黄色葡萄球菌多见。

致病菌可通过多种途径侵入脑膜。最常见的途径是致病菌通过体内感染灶（上呼吸道、胃肠道黏膜、新生儿皮肤、脐部侵入等）经血流、血脑屏障到达脑膜;还可通过邻近组织器官感染（中耳炎、乳突炎等）扩散波及脑膜;与颅腔形成直接通道（颅骨骨折、神经外科手术、皮肤窦道和脑脊膜膨出），细菌可因此直接进入蛛网膜下腔。

在细菌毒素和多种炎症相关细胞因子作用下，形成以软脑膜、蛛网膜和表层脑组织为主的炎症反应，表现为广泛性血管充血，大量中性粒细胞浸润和纤维蛋白渗出，伴有弥漫性血管源性和细胞毒性脑水肿。早期或轻症患儿，炎性渗出物主要在大脑顶部表面，逐渐蔓延至大脑基底部和脊髓表面，可造成广泛的炎性粘连和脓液聚集，随病情进展，出现脑室管膜炎、硬膜下积液或积脓、脑膜脑炎、脑积水等，炎症累及周围脑神经可引起失明、面瘫、耳聋等相应的功能改变。

【护理评估】

（一）健康史

评估患儿发病前有无呼吸道、消化道或皮肤的感染史；新生儿有无脐带感染史；近期是否患过鼻窦炎、中耳炎、乳突炎、皮肤窦道等；是否有脑脊膜膨出等先天畸形；有无颅脑外伤史及手术史。

（二）身体状况

90%的化脓性脑膜炎患儿为5岁以下儿童，其中约75%的患儿为2岁以内的婴幼儿。由流感嗜血杆菌引起的化脓性脑膜炎患儿多集中在2个月至2岁。一年四季均有化脓性脑膜炎发生，由肺炎链球菌引起的化脓性脑膜炎以冬、春季多见，由脑膜炎球菌和流感嗜血杆菌引起的化脓性脑膜炎则分别以春、秋季较多。化脓性脑膜炎大多急性起病，部分患儿患病前多有上呼吸道或消化道感染症状。

1. 典型表现

（1）感染性中毒症状：发热、烦躁不安、面色灰白。

（2）急性脑功能障碍症状：进行性加重的意识改变，逐渐出现精神萎靡、嗜睡、昏睡、昏迷到深度昏迷。约30%的患儿有反复的全身性或局限性惊厥发作。脑膜炎球菌感染的化脓性脑膜炎患儿常有淤点、淤斑，并迅速发生休克。

（3）颅内压增高：年长儿表现为剧烈头痛、频繁呕吐等，婴儿表现为易激惹（摇晃和抱着时更严重），前囟增大、张力增高，头围增大等。病情严重时可合并脑疝，可有呼吸不规则、瞳孔不等大、意识障碍突然加重等体征。

（4）脑膜刺激征：颈项强直最常见，凯尔尼格征、布鲁津斯基征阳性。

2. 非典型表现 3个月以下患儿起病隐匿，症状不典型。

（1）发热可高可低或不发热，甚至体温不升。

（2）颅内压增高表现多不明显，婴幼儿不会诉头痛，仅有吐奶、尖叫或颅缝分离。

（3）惊厥可不典型，可仅见面部、肢体轻微抽搐，或呈发作性眨眼、呼吸不规则、屏气等各种不易发生和确定的发作。

（4）由于颅缝和囟门的缓冲作用，脑膜刺激征不明显。

3. 并发症

（1）硬脑膜下积液：有30%～60%的化脓性脑膜炎患儿可并发硬脑膜下积液，多见于

1岁以内的婴儿,肺炎链球菌和流感嗜血杆菌引起的化脓性脑膜炎多见。经化脓性脑膜炎有效治疗48~72h后脑脊液有好转,但体温持续不退或退而复升;或一般情况好转后又出现高热、惊厥、意识障碍、前囟隆起或颅内压增高等症状,则应考虑本病。颅骨透照试验或CT检查有助于确诊。硬膜下穿刺是确诊的主要手段,同时也起到治疗作用,如积液量>2ml,蛋白定量>0.4g/L即可确诊。

（2）脑室管膜炎:主要发生在治疗被延误的婴儿。患儿在有效抗生素治疗下发热不退、惊厥、意识障碍不改善、进行性加重的颈项强直甚至角弓反张,脑脊液始终无法正常化,以及CT可见脑室扩大时,需考虑本病,确诊有赖于侧脑室穿刺。治疗大多困难,病死率、致残率均高。

（3）抗利尿激素异常分泌综合征:炎症累及下丘脑和神经垂体,可引起抗利尿激素过量分泌,导致低钠血症和血浆渗透压降低,临床表现为恶心、呕吐、尿少及软弱无力等,并可加重脑水肿和意识障碍,促使惊厥发作。

（4）脑积水:表现为前囟扩大饱满、头围进行性增大,颅缝裂开,头颅叩诊呈破壶音,头皮静脉曲张,额大面小,"落日眼"等。疾病晚期,持续的颅内高压使大脑皮质退行性萎缩,患儿出现进行性智力减退和其他神经功能障碍。

（5）各种神经功能障碍:部分患儿可有神经性耳聋、智力低下、脑性瘫痪、癫痫、视力障碍和行为异常等各种神经功能障碍表现。

 知识拓展

脑脊液检查

脑脊液是脑室脉络膜分泌的,填充在脑和脊髓的蛛网膜下隙,主要起保护大脑和脊髓,缓冲震动,维持颅内压平衡,同时为脑和脊髓输送营养和代谢产物的作用。正常情况下脑脊液的压力、成分等是恒定的,当颅内发生感染时脑脊液会发生改变,所以检查脑脊液可以为临床提供重要的诊断依据。

（三）心理－社会状况

患儿家长担心病情严重而危及生命或留有后遗症,产生焦虑、自责等心理变化。注意评估家长及患儿对本病知识的认知程度、焦虑或恐惧的程度、应对方式;评估社区、家庭、托幼机构的卫生情况;评估患儿及家庭是否有无助感、是否得到社会支持;了解可能引发疾病的社会及环境因素及家庭经济承受能力等。

（四）辅助检查

1. 脑脊液检查　是本病确诊的重要依据。尽可能在抗生素使用前采集脑脊液,有利于提高培养的阳性率。对有疑似严重颅内压增高表现的患儿,在未有效降低颅内压之前,腰椎穿刺有诱发脑疝的可能,应特别谨慎。典型改变为压力增高,外观浑浊似米汤样,白细胞总数明显增多达 1 000×10⁶/L 以上,分类以中性粒细胞为主;糖和氯化物含量显著下降,蛋白质明显增高。

2. 血常规　外周血白细胞计数大多明显增高,以中性粒细胞增高为主。但严重感染或不规则治疗者,白细胞总数可减少。

3. 血培养　对疑似化脓性脑膜炎的患儿均应做血培养,早期做血培养对病原菌的确定有较大意义,新生儿及早期未用抗生素的患儿血培养阳性率更高。

4. 皮肤淤点、淤斑涂片　是发现脑膜炎球菌简便而重要的检查方法。

5. 影像学检查　对于出现神经定位体征、治疗效果不理想或已有并发症的患儿应进行头颅 CT 或 MRI 检查。

 护理学而思

患儿,2 岁。早晨起床时出现发热、呕吐、哭闹,时而用手拍打头部,立即来院就诊。检查发现患儿 T 39.1℃,颈项强直。患儿被初步诊断为化脓性脑膜炎。

请思考:

1. 如何协助医生为患儿行腰椎穿刺?

2. 为患儿行腰椎穿刺时需注意什么?

(五)治疗要点

1. 抗生素治疗　选用对病原菌敏感、易透过血脑屏障、毒性低的抗生素,早期、联合、足量、足疗程、静脉给药,力求用药 24h 内杀灭脑脊液中的致病菌。病原菌未明确前,建议先采用可覆盖最可能病原菌的经验性抗生素治疗,可使用万古霉素、头孢噻肟等。病原菌明确后,根据不同的致病菌选用敏感的抗生素。脑膜炎球菌感染患儿应静脉滴注给药 7d;肺炎链球菌、流感嗜血杆菌脑膜炎应静脉滴注给药 10～14d;金黄色葡萄球菌和革兰氏阴性杆菌脑膜炎,应用药 21d 以上。伴有并发症的患儿应适当延长给药时间。

2. 肾上腺皮质激素治疗　肾上腺皮质激素可抑制多种炎症因子的产生,使血管通透性降低,减轻脑水肿及颅内高压症状,常用地塞米松分次静脉给药。皮质激素有稳定血脑屏障的作用,因而减少了脑脊液中抗生素的浓度,必须强调在首剂抗生素使用的同时使用地塞米松。

3. 对症及支持治疗　密切观察生命体征、意识、瞳孔、呼吸节律等变化。降温、降颅内压、镇静止惊等对症治疗。保证热量摄入,维持水、电解质以及酸碱平衡。

4. 并发症治疗

(1) 硬脑膜下积液:少量积液无须处理。积液量较大引起颅内压增高时,采取硬膜下穿刺放出积液,一般每次每侧不超过 15ml。放液时任其自然流出,不可抽吸。若反复放液无效时,应外科手术引流。

(2)脑室管膜炎:行侧脑室穿刺引流缓解症状,同时应用适宜抗生素行脑室内注入。

(3)脑积水:主要依赖手术治疗。可行正中孔粘连松解、导水管扩张及脑脊液分流术。

【常见护理诊断/问题】

1. 体温过高　与细菌感染有关。

2. 潜在并发症:颅内压增高。

3. 有受伤的危险　与惊厥发作有关。

4. 营养失调:低于机体需要量　与摄入不足、机体消耗增多有关。

5. 焦虑　与疾病预后不良有关。

【护理目标】

1. 患儿体温恢复正常。

2. 未发生并发症或发生时能及时发现并处理。

3. 患儿未发生受伤。

4. 患儿营养摄入能满足机体需求。

5. 家长了解本病的相关知识,并能配合治疗与护理。

【护理措施】

(一)维持体温正常

保持病室安静清洁,空气新鲜,温、湿度适宜。高热患儿需卧床休息,每4h测量体温1次,并观察热型及伴随症状,及时给予物理降温,必要时药物降温,防止惊厥。退热出汗时及时更换衣服,记录降温效果。鼓励患儿多饮水,必要时静脉补液。遵医嘱给予抗生素等药物治疗,了解各种药物的使用要求、配伍禁忌及不良反应。

(二)密切观察病情变化

1. 生命体征的观察　密切监测生命体征,观察患儿的意识状态、面色、神志、瞳孔、囟门等变化,详细记录观察结果,早期预测病情变化。如患儿出现意识障碍、囟门隆起或紧张度增高、瞳孔改变、躁动不安、频繁呕吐、四肢肌张力增高则为惊厥发作先兆。若患儿出现呼吸节律不规则、瞳孔忽大忽小或两侧不等大、对光反射迟钝、血压升高,说明有脑疝及呼吸衰竭。应经常巡视、密切观察、详细记录,备好抢救药品及急救设备,以便及早给予急救处理。

2. 并发症的观察　如患儿经48~72h治疗后发热不退或退后复升,病情不见好转或病情反复,前囟饱满、颅缝裂开、呕吐不止、频繁惊厥,首先应考虑并发硬脑膜下积液的可能;如患儿高热不退,反复发作惊厥,前囟饱满,颅缝裂开,频繁呕吐,出现"落日眼"现象,则提示出现脑积水。发生上述情况时,应马上报告医生,备好氧气、吸引器、呼吸机、硬脑膜下穿刺包及侧脑室引流包等物品,积极配合急救处理。

(三)防止受伤

保持环境和患儿安静,绝对卧床休息。护理操作动作尽量轻柔、集中进行,减少一切刺激。拉好床栏,避免躁动及惊厥时受伤或坠床。对呕吐频繁患儿应将其头偏向一侧,呕吐后及时清除呕吐物,保持呼吸道通畅,防止误吸和窒息。协助患儿漱口,做好口腔护理。帮助患儿洗漱、进食、大小便及个人卫生等生活护理,保持臀部干燥,必要时使用气垫等,预防压疮的发生,每1~2h翻身一次。避免拖、拉、拽等动作,防止擦伤。

(四)保证充足的营养

保证足够热量摄入,根据患儿热量需要制订饮食计划。提供高热量、高蛋白、高维生素、易消化的清淡流质或半流质饮食。根据病情需要恰当选择补充营养的方式。频繁呕吐者,少量多餐,以减轻胃的饱胀感,防止呕吐发生。注意食物的调配,增加患儿食欲。频繁呕吐不能进食者,应注意观察呕吐情况,给予鼻饲或静脉输液,维持水、电解质平衡;监测患儿每日能量摄入量,及时给予适当调整。

(五)心理护理

根据患儿不同年龄,采取不同方式实施心理安慰、关心和爱护,并给予家长安慰,消除患儿和家长的焦虑、恐惧心理。根据患儿及家长的接受程度,介绍病情、治疗和护理的目的与方法,使其接受疾病的事实并能主动配合,增强战胜疾病的信心。

(六)健康指导

1. 宣传化脓性脑膜炎的预防知识,积极防治上呼吸道、消化道等感染性疾病,预防皮肤外伤和脐部感染。

2. 对恢复期和有神经系统后遗症的患儿,应与家属一起根据患儿具体情况制订系统的功能训练计划,指导家长具体的护理措施,促进机体康复。

【护理评价】

通过治疗与护理,患儿:

1. 体温是否恢复正常。

2. 有无并发症发生,发生时是否及时发现并治疗。

3. 是否有效地避免外伤的发生。

4. 营养是否得到满足。

5. 家长能否正确对待疾病,焦虑是否缓解。

第三节 病毒性脑膜炎、脑炎

 工作情景与任务

导入情景:

患儿,男,5个月,因咳嗽1周,发热2d,抽搐1次入院。查体:T 38.7℃,P 140次/min,R 32次/min,精神萎靡,嗜睡,前囟饱满,颈软,余正常。脑脊液检查:压力增高,外观清亮,

白细胞计数 $50 \times 10^6/L$，淋巴细胞为主，糖和氯化物正常。

工作任务：

1. 患儿最可能的诊断是什么？
2. 下一步患儿病情观察的重点是什么？

病毒性脑膜炎、脑炎是由各种病毒感染人体后引起的一组以精神和意识障碍为突出表现的中枢神经系统感染性疾病。若病变主要累及脑实质则称为病毒性脑炎，若病变主要累及脑膜则称为病毒性脑膜炎。本病发病急，病情重，进展快，轻者能自行缓解，危重者可出现后遗症，甚至导致死亡。大多数患儿病程呈自限性。

【概述】

本病 80% 为肠道病毒（柯萨奇病毒、埃可病毒等）感染，其次为单纯疱疹病毒、腮腺炎病毒、腺病毒、虫媒病毒和其他病毒等。病毒经呼吸道（如腺病毒和出疹性病毒）或肠道（肠道病毒）进入淋巴系统繁殖，然后经血流（虫媒病毒直接进入血流）感染颅外某些脏器，此时患儿可有发热等全身症状。若病毒在定居脏器内进一步繁殖，即可能入侵脑或脑膜组织，出现中枢神经系统症状。病毒性脑炎、脑膜炎的病理改变主要是大量病毒直接对脑组织的入侵和破坏，引起神经细胞的炎症、水肿、坏死等脑实质炎症，若宿主对病毒抗原发生强烈免疫反应，将进一步导致脱髓鞘、血管与血管周围脑组织的损伤。

【护理评估】

（一）健康史

了解患儿发病前有无呼吸道、消化道病毒感染史；有无接触动物或被昆虫叮咬史；有无其他传染病发病史；近期是否接种过疫苗及生活环境是否为疫源地。

（二）身体状况

病情轻重差异很大，取决于脑膜或脑实质受损的程度。通常病毒性脑炎的临床经过较病毒性脑膜炎严重，重症病毒性脑炎更容易发生急性期死亡或后遗症。

1. 病毒性脑膜炎　急性起病，先有上呼吸道感染或前驱传染性疾病，一般表现为发热、恶心、呕吐、精神差、嗜睡，婴儿常烦躁不安，易激惹；年长儿可诉头痛。很少发生严重意识障碍和惊厥，脑膜刺激征可为阳性，但无局限性神经系统体征。病程大多在 1~2 周内。

2. 病毒性脑炎　起病急，其临床表现因脑实质受损部位的病理改变、范围和严重程度不同而有所不同。

（1）弥漫性大脑病变：占大多数，主要表现为发热、反复惊厥发作、不同程度的意识障碍和颅内压增高症状。惊厥大多呈全身性发作，但也可有局灶性发作，严重者可呈惊厥持续状态。患儿可有嗜睡、昏睡、昏迷，甚至去角质状态等不同程度的意识改变。若呼吸节律不规则或瞳孔不等大，要考虑颅内高压并发脑疝的可能性。部分患儿伴偏瘫或肢体瘫痪表现。

（2）病变主要累及额叶皮质运动区：以反复惊厥发作为主要表现，伴或不伴发热。多为全身性或局灶性强直－阵挛或阵挛性发作，少数为肌阵挛或强直性发作，都可出现惊厥持续状态。

（3）病变主要累及额叶底部、颞叶边缘系统：主要表现为精神情绪异常，如躁狂、幻觉、失语及定向力、记忆力和计算力障碍等，伴发热或无热。多种病毒可引起此类表现，但单纯疱疹病毒引起者最严重。该病毒脑炎的神经细胞内可见含病毒抗原颗粒的包涵体，此时可被称为急性包涵体脑炎，常合并惊厥与昏迷，病死率较高。

部分患儿可同时出现上述多种类型的表现。当病变累及锥体束时可出现病理征阳性。

（三）心理－社会状况

评估家长对本病的了解程度、经济承受能力；评估家长对疾病转归的认知能力；评估患儿患病后对生活环境改变的适应能力和应对方式、对疾病本身的耐受能力、对治疗护理的配合程度和认知能力；评估家长的心理状况，严重者可导致后遗症甚至危及生命，家长是否有紧张、焦虑和恐惧等表现。

（四）辅助检查

1. 脑脊液检查　压力正常或增高，外观清亮，白细胞总数轻度增多（$<300 \times 10^6/L$），病程早期以中性粒细胞为主，后期以淋巴细胞为主；蛋白质大多数正常或轻度升高，糖和氯化物一般在正常范围。脑脊液涂片和培养无细菌。

2. 病原学检查　部分患儿脑脊液病毒培养及特异性抗体检测为阳性。恢复期血清特异性抗体滴度高于急性期4倍以上有诊断价值。

3. 脑电图　以弥漫性或局限性异常慢波背景活动为特征，少数伴有棘波、棘慢复合波。慢波背景活动只能提示脑功能障碍，不能证实病毒感染，但有较高的临床参考价值。某些病毒性脑膜炎患儿脑电图也可正常。

4. 神经影像学检查　MRI 显示病变比 CT 更有优势，有助于确定病变的部位、范围和性质。可发现弥漫性脑水肿，皮质、基底节、脑桥、小脑的局灶性异常。

（五）治疗要点

本病无特异性治疗。急性期及时给予支持与对症治疗是降低病死率和致残率的关键。

1. 对症治疗与支持治疗　卧床休息，维持体温正常及水、电解质平衡。控制脑水肿和颅内高压，严格限制液体入量，静脉注射甘露醇。控制惊厥发作，遵医嘱给予地西泮、苯妥英钠等止惊药物。合理供给营养，对营养状况不良者给予静脉营养或白蛋白。

2. 抗病毒治疗　对病原尚未明确的病毒性脑炎应首选阿昔洛韦治疗，根据病情需要也可酌情选用干扰素、更昔洛韦、利巴韦林等。

 护理学而思

患儿，男，4岁，1周前流涕，继之发热、乏力、头痛，曾用青霉素、利巴韦林治疗未见明显效果，2h 前出现全身性抽搐，持续 1～3min，给予镇静剂缓解后又反复发作，同时伴有呕吐、呈喷射状。查体:T39.1℃,P 108 次 /min,R 20 次 /min。患儿昏睡状态,颈抵抗,肌张力增高,双侧巴宾斯基征弱阳性。

请思考:

1. 患儿发生喷射性呕吐的原因是什么?

2. 如何对该患儿进行急救处理?

【常见护理诊断 / 问题】

1. 体温过高　与病毒血症有关。

2. 急性意识障碍　与脑实质炎症有关。

3. 躯体活动障碍　与昏迷、瘫痪有关。

4. 潜在并发症:颅内压增高。

【护理目标】

1. 患儿体温恢复正常。

2. 患儿意识逐渐恢复正常。

3. 患儿躯体移动障碍好转或消失。

4. 未发生并发症或发生时能及时发现并处理。

【护理措施】

(一)维持体温正常

保持病室安静,空气新鲜,定时通风,避免声、光等刺激。保持舒适体位,监测患儿的体温、热型及伴随症状,高热时给予物理降温或遵医嘱药物降温,并观察降温效果,及时更换汗湿的衣服,鼓励患儿多喝水,必要时静脉补液。

(二)昏迷的护理

昏迷患儿取平卧位,垫高一侧背部,头偏向一侧,抬高上半身 20°～30°,每 2h 翻身 1次、拍背,促进痰液的排出,按摩局部皮肤,防止出现压疮和坠积性肺炎。保持呼吸道通畅,如有痰液堵塞,立即吸痰,必要时作气管切开或使用人工呼吸机。保证营养的摄入,耐心喂养,防止呛咳,对有昏迷或吞咽困难的患儿应尽早给予鼻饲或静脉营养,保证热量供给,维持水、电解质平衡。做好口腔护理。卧床期间协助患儿洗漱、进食,及时清理大小便,并教会家长协助患儿翻身及皮肤护理方法。

(三)促进机体功能的恢复

1. 恢复脑功能　去除影响患儿情绪的不良因素,创造良好的环境,使患儿减轻不安与焦虑;针对患儿存在的幻觉、定向力错误采取适当措施,提供保护性照顾和日常生活护理。静脉输注能量合剂营养脑细胞,遵医嘱使用促进脑细胞代谢的药物,促进脑功能恢复。

2. 恢复肢体功能　保持肢体呈功能位置,病情稳定后,及早帮助患儿进行肢体的主、被动功能锻炼,在改变锻炼方式时加强指导,耐心帮助,给予鼓励,增强患儿自我照顾的能力和信心。

（四）密切观察病情变化

密切观察生命体征及神经系统的症状和体征,如患儿出现意识障碍、瞳孔改变、躁动不安、频繁呕吐、四肢肌张力增高等症状及体征,提示有脑水肿、颅内压升高;若呼吸节律不规则、瞳孔忽大忽小或两侧不等大、对光反射迟钝、血压升高,需警惕脑疝的发生。应经常巡视、密切观察、详细记录,备好抢救药品及急救设备,以便及早给予急救处理。

（五）健康指导

1. 主动向患儿和家长介绍病情、用药指导及护理方法,做好患儿及家长的心理护理,使患儿及家长保持乐观情绪,增强战胜疾病的信心。

2. 教会家长日常生活护理及保护患儿的一般知识,夏季注意灭蚊、防蚊,指导并鼓励家长坚持智力训练和瘫痪肢体的功能锻炼。

【护理评价】

通过治疗与护理,患儿:

1. 体温是否恢复正常。

2. 意识是否恢复正常。

3. 躯体能否自由移动。

4. 有无并发症发生,发生时是否及时发现并治疗。

第四节　惊　厥

工作情景与任务

导入情景:

患儿,男,2岁,发热、鼻塞、流涕1d来院就诊。20min前患儿突然出现意识丧失、头向后仰、两眼上翻、眼球固定、牙关紧闭、面色青紫、四肢抽搐,持续约1min。患儿9个月感冒高热时曾有类似发作。查体:T 39.5℃,神志清楚,一般情况好,咽部充血,心肺无异常,神经系统检查阴性。

工作任务:

1. 患儿目前最主要的危险是什么?

2. 患儿目前主要的护理措施有哪些?

3. 下一步患儿护理观察的重点是什么?

惊厥是由神经元功能紊乱引起脑细胞突然异常放电所致的全身或局部肌肉不自主收缩,常伴有意识障碍。婴幼儿易发生惊厥主要是由于大脑皮质功能发育未成熟,神经髓鞘未完全形成,血脑屏障的功能较差以及水、电解质代谢不稳定,各种较弱的刺激也能引起大脑皮质形成强烈的兴奋灶并迅速泛化,导致神经细胞突然大量、异常、反复放电活动所致。故儿童惊厥是儿科常见的急症,发病率是成人的 10～15 倍,尤以婴幼儿多见。

【概述】

惊厥可由多种原因引起,主要分为:

1. 感染性疾病

(1)颅内感染:如由细菌、病毒、真菌、寄生虫引起的脑膜炎、脑炎。脑脊液检查对诊断有较大的帮助。

(2)颅外感染:感染中毒性脑病(大多并发于脓毒症、重症肺炎、中毒性细菌性痢疾等严重细菌性感染疾病)、热性惊厥等,其中以热性惊厥最常见。

2. 非感染性疾病

(1)颅内疾病:颅脑损伤与出血、先天发育畸形、颅内占位性病变等。

(2)颅外疾病:缺氧缺血性脑损伤、代谢性疾病(水、电解质紊乱,肝肾衰竭,瑞氏综合征,遗传代谢性疾病等)、中毒等。

3. 不同年龄儿童的常见病因

(1)新生儿期:以产伤、窒息、先天性颅脑畸形、低血糖症、低血钙症、脓毒症、化脓性脑膜炎和破伤风常见。

(2)1 个月～1 岁:围生期损伤后遗症、先天性颅脑畸形、低血钙症、化脓性脑膜炎、婴儿痉挛多见。6 个月后热性惊厥逐渐增多。

(3)1～3 岁:热性惊厥、各种脑膜炎和脑炎、中毒性脑病、低血糖症多见。

(4)学龄前期及学龄期儿童:以中毒性脑病、各种脑膜炎和脑炎、颅内肿瘤、颅脑外伤、各种中毒、高血压脑病、癫痫多见。

【护理评估】

(一)健康史

了解患儿出生时是否有产伤史、窒息史、难产史等;有无喂养不及时所致的低血糖。评估患儿有无呼吸道、消化道或皮肤等前驱感染;是否患有颅内外感染、毒物接触史。了解患儿发病前期征兆、发病特征、发病诱因等。了解患儿惊厥发作时有无意识障碍、大小便失禁及伴随症状;既往有无抽搐史、癫痫病史和热性惊厥史;家族中有无类似疾病史。

(二)身体状况

根据不同病因和神经系统受累部位不同,其发作形式和严重程度不同。

1. 惊厥典型表现　惊厥发作时表现为突然意识丧失,头向后仰,双眼凝视、上翻或斜视,口吐白沫,牙关紧闭,面部及四肢肌肉不自主地强直性或阵挛性抽搐,面色发绀,部分患儿有大小便失禁。持续时间为数秒至数分或更长时间,发作停止后多入睡。惊厥典型表现常见于癫痫大发作。新生儿或小婴儿惊厥表现可不典型,多为局限性抽搐,表现为呼吸暂停、口角抽动、咀嚼、反复眨眼、一侧肢体抽动、两眼凝视等微小发作,一般神志清楚。

2. 惊厥持续状态　指惊厥发作持续 30min 以上或两次发作间歇期意识不能完全恢

复者,是惊厥的危重型。由于惊厥时间过长,可导致脑水肿、脑组织缺氧损伤而危及生命。惊厥持续状态多见于癫痫大发作、破伤风、严重的颅内感染、代谢紊乱、脑肿瘤等。

3. 热性惊厥   是在发热初期或体温快速上升期出现的惊厥,排除了中枢神经系统感染以及引发惊厥的任何其他急性病,既往也没有无热惊厥史。多由上呼吸道感染引起,是婴幼儿时期最常见的惊厥性疾病。根据临床特点可分为单纯型热性惊厥和复杂型热性惊厥两种,见表13-2。

(1)单纯型热性惊厥的临床特点:①多见于6个月至3岁的婴幼儿。②多发生于上呼吸道感染的初期,急骤高热开始后12h之内。③多呈全身强直-阵挛性发作,持续数秒至10min,神志恢复快,发作后,除原发病的表现外,一切如常。④在1次热性疾病中,一般只发作1次,发作后不留后遗症,约50%的患儿在以后的热性疾病中再次或多次发作。⑤无神经系统阳性体征,热退后一周脑电图正常。

(2)复杂型热性惊厥的临床特点:①初发年龄小于6个月或大于6岁。②惊厥发作形式呈部分性发作,发作后有暂时性麻痹,惊厥发作持续15min以上。③开始时高热发生惊厥,以后低热或无热时也发生惊厥。④可有热性惊厥家族史。

表13-2 热性惊厥的鉴别要点

分类	单纯型热性惊厥	复杂型热性惊厥
发病率	在热性惊厥中约占75%	在热性惊厥中约占25%
惊厥发作形式	全身性发作	局限性或不对称
惊厥持续时间	短暂发作,大多数在15min内	长时间发作,≥15min
惊厥发作次数	1次热程中仅有1次发作	24h内发作≥2次
热性惊厥复发总次数	≤4次	≥5次

(三)心理-社会状况

不同年龄的患儿心理改变也各有差异,年长儿可产生自卑、恐惧心理,担心再次发作而长时间处于紧张状态。年幼患儿的家长因知识缺乏,出现紧张、惊慌失措等,甚至采取错误的处置方法,担心后遗症而产生焦虑的心理。

(四)辅助检查

检查血、尿、便常规,根据病情需要可测定血液生化检查、脑脊液等,必要时可做眼底检查、脑电图、头颅B超、头颅CT及MRI等检查。

(五)治疗要点

维持生命体征,控制惊厥发作,去除惊厥病因,预防惊厥复发。

1. 镇静止惊   多数惊厥发作可在5min内自行缓解,发作超过5min者需要及时给予药物止惊治疗。如有静脉通道,应静脉推注地西泮,每次0.3~0.5mg/kg,1~2mg/min,如持续发作、必要时10~15min后可重复一次。如不能或难以马上建立静脉通道的情况下,可肌内注射咪达唑仑,该药具有很好的止惊效果,而且注射简便、快速,是控制惊厥的首选药,首剂 0.2～0.3mg/kg,最大不超过 10mg。苯巴比妥钠肌内注射吸收较慢,不适合用于急救,常用于新生儿惊厥的初始治疗。按照病情需要还可使用 10% 水合氯醛灌肠、苯妥英钠(适用于癫痫持续状态)等。

2. 对症治疗 高热者予降温;维持水、电解质平衡,保证水分和能量的供给。必要时给予循环和呼吸支持。

3. 病因治疗 不同年龄儿童导致惊厥的病因存在明显差异,应及时、准确地了解惊厥的不同病因,采取针对性治疗措施。

【常见护理诊断/问题】

1. 有窒息的危险 与惊厥发作、呼吸道堵塞有关。

2. 有受伤的危险 与抽搐及意识障碍有关。

3. 体温过高 与感染及惊厥持续状态有关。

4. 知识缺乏:家长缺乏惊厥发作时急救及预防的知识。

【护理目标】

1. 控制惊厥,患儿不发生窒息。

2. 患儿不发生外伤或能及时发现并处理。

3. 患儿体温恢复正常。

4. 患儿家长能说出惊厥发作时的紧急处理原则及护理要点。

【护理措施】

（一）防止窒息

惊厥发作时应就地抢救,专人守护,不要搬运,立即让患儿平卧,头偏向一侧,解开衣领。及时清除呼吸道分泌物及呕吐物,将舌头轻轻向外牵拉,防止舌后坠阻塞呼吸道,保证气道通畅,必要时给予氧气吸入。备好吸引器、气管插管等急救用物,遵医嘱给予止惊药,观察并记录用药后的反应。

（二）预防受伤

惊厥发作时,在患儿上、下牙齿之间放置牙垫,防止舌咬伤。牙关紧闭时,不能用力撬开,避免损伤牙齿。将纱布放在患儿手中和腋下,防止皮肤损伤。放置床栏,避免坠床,在床栏处放置棉垫,同时移开床上硬物,防止碰伤。若患儿发作倒地时,就地急救,移开可能伤害患儿的物品,勿强力按压或牵拉患儿肢体,以免骨折或脱位。对可能发生惊厥的患儿要有专人看护,以防发作时受伤。

 护理学而思

患儿,2 岁,傍晚突然发生抽搐、神志不清、两眼上翻。患儿家长惊慌失措,急忙将其送往医院。门诊护士接诊后急测体温 41.1℃,经医生检查,患儿被初步诊断为热性惊厥。

请思考:

1. 如何协助医生进行急救护理?

2. 如何指导家长进行惊厥发作时的正确处理?

(三)维持体温正常

保持室内温、湿度适宜,通风良好。对发热的患儿应每 4h 测体温 1 次,如为超高热或有高热惊厥史者 1~2h 测量一次。患儿体温超过 38.5℃时,应遵医嘱及时给予物理降温或药物降温,退热处理 1h 后复测体温。

(四)密切观察病情,预防脑水肿的发生

各种刺激均可使惊厥加重或时间延长,故应保持患儿安静,避免不必要的刺激。密切观察患儿体温、血压、呼吸、脉搏、意识及瞳孔变化,了解患儿是局部还是全身性抽搐、持续的时间及伴随症状等。观察有无颅内压增高的先兆,一旦发现呼吸节律不整或深而慢,血压升高、脉率减慢,提示颅内压增高,应及时通知医生,遵医嘱给予静脉注射甘露醇或地塞米松等降颅内压药物,以防脑疝发生。

(五)健康指导

1. 向家长详细说明患儿病情,讲解惊厥的病因和诱因,指导家长掌握预防惊厥的措施。

2. 教会家长惊厥发作时的急救方法,如按压人中、合谷穴,保持安静,不可摇晃、大声喊叫或搬动患儿,发作缓解后再将患儿送往医院。教会家长在患儿发热时进行物理降温和药物降温的方法。

3. 对惊厥发作时间较长的患儿应指导家长用游戏的方式观察患儿有无神经系统后遗症,及时给予治疗和康复锻炼。

【护理评价】

通过治疗与护理,患儿:

1. 有无窒息发生。

2. 是否有效地避免外伤的发生。

3. 体温是否恢复正常。

4. 家长能否掌握惊厥发作时的紧急处理原则及护理要点。

> **章末小结**
>
> 本章的学习重点是化脓性脑膜炎、病毒性脑炎、脑膜炎、惊厥身体状况的评估、治疗要点和主要护理措施。学习难点是常见颅内感染性疾病的脑脊液改变特点及如何实施有效的健康指导。在学习的过程中注意与患儿家长进行有效的沟通,指导家长密切观察患儿病情变化、减少并发症的发生,对有后遗症存留的患儿积极进行智力训练和肢体功能锻炼,降低对生活的影响。

1. 患儿,男,3岁,因发热2d,抽搐1次入院。查体:T 38.5℃,HR 108次/min,R 29次/min,神志清楚,呼吸规则,咽部充血,双肺呼吸音粗,神经系统无阳性体征。辅助检查:白细胞 19.28×10^9/L,淋巴细胞20.7%,中性粒细胞69.8%,红细胞 4.92×10^{12}/L,血小板 316×10^9/L,血红蛋白134g/L。患儿被诊断为热性惊厥收住入院。

　　问题:

　　(1)如何对该患儿进行护理评估?

　　(2)该患儿目前主要存在哪些护理问题?

　　(3)入院后应为该患儿和家长提供哪些健康指导?

2. 患儿,男,1岁,发热3d,呕吐2次,就诊过程中出现抽搐,被诊断为化脓性脑膜炎收住入院。患儿现神志清楚,轻度嗜睡。

　　问题:

　　(1)如何对该患儿进行护理评估?

　　(2)该患儿目前的主要护理诊断有哪些?

　　(3)针对该患儿的主要护理措施有哪些?

3. 患儿,5岁,3d前曾出现发热、头痛和呕吐,院外按"感冒"治疗,效果不佳。近1d来患儿突然出现多语、哭笑无常,入院前突然惊厥1次。查体:T 38.5℃,神志不清,脑膜刺激征(−)。脑脊液检查后患儿被诊断为病毒性脑炎。

　　问题:

　　(1)该患儿现存的护理诊断有哪些?

　　(2)病毒性脑炎患儿脑脊液检查的特点是什么?

(林　芳)

第十四章 | 免疫性疾病患儿的护理

14章 数字内容

第一节 风 湿 热

工作情景与任务

导入情景:

患儿,男,8岁,因低热、关节肿痛1周,胸闷、心悸1d入院。患儿半月前曾患化脓性扁桃体炎。查体:T 38.3℃,R 25次/min,P 120次/min,精神萎靡,面色苍白。双肺呼吸音清,HR 120次/min,心律齐,心尖部第一心音低钝,可闻及吹风样收缩期杂音。双侧膝关节红肿伴活动受限。心电图可见P-R间期延长,ASO增高。患儿被初步诊断为风湿热。

工作任务:

1. 作出该患儿现存的护理诊断。
2. 该患儿限制活动的时间为多长?

【概述】

风湿热是一种由咽喉部感染A组β溶血性链球菌后发生的急性或慢性风湿性疾病,

可反复发作,病变主要累及心脏、关节、皮肤和皮下组织。临床表现主要为关节炎、心脏炎、发热、环形红斑、皮下小结、舞蹈病等,其中心脏炎是最严重的表现,反复发作可造成慢性风湿性心脏病。本病常见于5~15岁儿童和青少年,3岁以下罕见。无明显性别差异。一年四季均可发病,以冬、春季多见。

风湿热的发病机制与由A组β溶血性链球菌感染引起的变态反应和自身免疫反应有关。影响风湿热发生的因素有:链球菌在咽峡部存在时间长短(存在时间越长,发病机会越大)、特殊的致风湿热A组溶血性链球菌株、某些人群具有明显的易感性。

【护理评估】
(一)健康史
了解患儿发病前1~6周有无上呼吸道链球菌感染的表现;有无发热、关节疼痛;是否伴有皮疹等;有无不自主的动作表现。既往有无心脏病或关节炎病史。家庭居住的气候、环境条件,家族成员中有无类似疾病。

(二)身体状况
风湿热发生于咽峡部链球菌感染后,多呈急性起病,临床表现轻重不一,取决于疾病侵犯部位和程度。其中以发热和心脏炎最常见,皮肤和皮下组织的表现不常见,通常只发生在已有心脏炎、关节炎或舞蹈病的患儿中。

1. 一般表现　发热,急性期达38~40℃,热型不规则,1~2周后转为低热。可有疲倦、食欲缺乏、面色苍白、多汗、关节痛、腹痛等症状。患儿如不经治疗,一次急性风湿热发作一般不超过6个月;如不进行预防性治疗可反复周期性发作。

2. 心脏炎　40%~50%的风湿热患儿累及心脏,是风湿热唯一的持续性器官损害。首次风湿热发作时,常在起病1~2周内出现心脏炎的症状。初次发作时以心肌炎及心内膜炎多见,也可发生全心炎。

(1)心肌炎:病情轻者可无症状,重者可伴有不同程度的心力衰竭;安静时心动过速与体温升高不成比例;心脏扩大,心尖冲动弥散;听诊心音低钝,可闻及奔马律;心尖部可闻及轻度收缩期杂音,75%的初发患儿主动脉瓣区可闻及舒张中期杂音。

(2)心内膜炎:主要侵犯二尖瓣和主动脉瓣,造成关闭不全。二尖瓣关闭不全表现为心尖部吹风样全收缩期杂音;主动脉瓣关闭不全时胸骨左缘第3肋间可闻及舒张期叹气样杂音。急性期瓣膜损害多为充血水肿,恢复期可逐渐消失。反复发作可使心瓣膜形成永久性瘢痕,导致风湿性心瓣膜病。

(3)心包炎:表现为心前区疼痛,心底部可闻及心包摩擦音,可伴有颈静脉怒张、肝大等心包填塞的表现。心包积液量很少时,临床上常难发现;心包积液量多时心前区搏动消失,心音遥远。X线检查心影向两侧扩大呈烧瓶形。有心包炎表现患儿,提示心脏炎严重,易发生心力衰竭。

风湿性心脏炎初次发作有5%~10%患儿发生充血性心力衰竭,再发时发生率更高。风湿性心脏病患儿伴有心力衰竭者,提示有活动性心脏炎存在。

风湿热与风湿性心脏病的关系

风湿热是与 A 组 β 溶血性链球菌密切相关的免疫性疾病，是导致风湿性心脏病（简称风心病）的直接原因。如果风湿热反复发作侵犯到心脏，引起心脏瓣膜永久瘢痕，从而出现瓣膜狭窄或关闭不全，称为风湿性心脏病。因此，要预防风心病，必须要控制风湿热的复发。

3. 关节炎　占急性风湿热患儿的 50%～60%，主要累及膝、踝、肘、腕等大关节，以游走性和多发性为特点，局部出现红、肿、热、痛，活动受限，每个受累关节持续数日后自行消退，愈后不留关节畸形。

4. 舞蹈病　常在其他症状出现后数周至数月出现。女童多见，表现为全身或部分肌肉不自主快速运动，如挤眉弄眼、伸舌努嘴、耸肩缩颈、语言障碍、书写障碍、细微动作不协调等，在兴奋或注意力集中时加剧，入睡后消失。患儿常伴肌无力和情绪不稳定。舞蹈病病程 1～2 个月，个别病例在 1～2 年内可反复发作。

5. 皮肤症状

（1）皮下小结：常见于肘、腕、膝、踝等关节伸侧，或枕部、前额皮肤以及胸、腰椎脊突的突起部分，呈坚硬无痛结节，与皮肤不粘连，直径为 0.1～1.0cm，2～4 周消失。皮下小结常与心脏炎并存，为风湿活动的显著标志。

（2）环形红斑：分布于躯干及四肢近端屈侧，典型红斑呈边界清楚但大小不等的环形或半环形淡红斑，中心苍白，呈一过性，或时隐时现呈迁延性，可持续数周。

（三）心理－社会状况

因风湿热常反复发作，可导致慢性风湿性心脏病，严重影响患儿的生命质量，所以应评估家长有无焦虑，对疾病的治疗、预后、预防复发等知识的认识情况。年长儿还需评估有无因休学带来的担忧及舞蹈病带来的自卑等。评估家庭环境及家庭经济情况，既往有无住院的经历。

（四）辅助检查

1. 链球菌感染证据

（1）咽拭子培养：可出现 A 组 β 溶血性链球菌。

（2）抗链球菌溶血素 O（ASO）：50%～80% 的患儿 ASO 滴度升高。

（3）抗脱氧核糖核酸酶 B、抗链球菌激酶（ASK）、抗透明质酸酶（AH）同时测定阳性率可提高到 95%。

2. 风湿热活动指标　仅能反映疾病的活动情况，对本病诊断并无特异性。

（1）外周血检查：白细胞计数和中性粒细胞计数增高、血沉增快、C 反应蛋白（CRP）

阳性。

（2）血清学检查:黏蛋白增高等。

（五）治疗要点

1. 一般治疗　卧床休息,加强营养,补充维生素等。

2. 清除链球菌感染　青霉素 80 万单位肌内注射治疗,每日 2 次,持续 2 周,以彻底清除链球菌感染。对青霉素过敏者可改用红霉素。

3. 抗风湿治疗　有心脏炎者宜早期用糖皮质激素治疗,常用泼尼松每日 2mg/kg,最大量≤60mg/d,分次口服,2～4 周后逐渐减量,总疗程 8～12 周。无心脏炎者用阿司匹林,每日 100mg/kg,最大量≤3g/d,分次口服,2 周后逐渐减量,总疗程 4～8 周。

4. 对症治疗　有充血性心力衰竭时及时给予大剂量静脉注射糖皮质激素,应慎用或不用洋地黄制剂,以免出现洋地黄中毒。必要时吸氧,给予利尿剂和血管扩张剂等。舞蹈病时可用苯巴比妥、地西泮等镇静剂。关节肿痛时应予制动等。

【常见护理诊断/问题】

1. 心输出量减少　与心脏受损有关。

2. 疼痛　与关节受累有关。

3. 体温过高　与感染有关。

4. 焦虑　与知识缺乏、疾病威胁有关。

5. 潜在并发症:心力衰竭、药物副作用　与心脏受损、药物不良反应有关。

【护理目标】

1. 患儿保持充足的心输出量,生命体征在正常范围。

2. 患儿疼痛缓解或消失。

3. 患儿体温恢复正常。

4. 患儿表现出放松和舒适。

5. 未发生并发症或发生时能及时发现并处理。

【护理措施】

（一）减轻心脏损害

1. 限制活动　急性期无心脏炎患儿建议卧床休息 2 周,逐渐增加活动量,于 2 周后恢复至正常活动水平;有心脏炎无心力衰竭患儿建议卧床休息 4 周,随后 4 周内逐渐达到正常活动水平;有心脏炎伴心力衰竭患儿应卧床休息至少 8 周,随后 2～3 个月内逐渐增加活动量。

2. 观察病情　注意患儿面色、呼吸、心率、心律及心音的变化,如出现烦躁、面色苍白、多汗、气急等心力衰竭的表现,应马上通知医生,及时处理。

3. 加强饮食管理　给予营养丰富、易消化的饮食,心力衰竭患儿应适当地限制盐和水的摄入,少量多餐,保持大便通畅。

（二）缓解关节疼痛

关节疼痛时应制动,将关节置于功能位,避免受压,移动肢体时动作需轻柔。急性期后热水袋局部热敷关节可止痛。注意患肢保暖,避免寒冷潮湿,加强皮肤护理。

 护理学而思

患儿,男,7岁,不规则发热10d,背部红色环形红斑,中心苍白,双膝关节疼痛,自述心前区不适、胸闷。经了解患儿3周前曾患咽峡炎,血清ASO升高。患儿被初步诊断为风湿热。

请思考:

1. 引起该病的主要病因是什么?

2. 减轻关节疼痛的护理措施有哪些?

（三）降低体温

密切观察体温变化,注意热型。患儿如出现高热时,及时给予适当的物理、药物降温,并遵医嘱给予抗风湿、抗炎治疗。

（四）用药护理

用药期间注意观察药物副作用,饭后服用阿司匹林可减少对胃肠道的刺激,按医嘱加用维生素K以防止出血;密切观察泼尼松使用后引起的库欣综合征、消化道溃疡、肾上腺皮质功能不全、电解质紊乱等副作用;需要使用洋地黄制剂时,应注意观察是否出现恶心、呕吐、心律不齐、心动过缓等洋地黄中毒的表现。

（五）心理护理

关心爱护患儿,向患儿耐心解释各项检查、治疗、护理措施的意义,及时解除各种不适感,增强其战胜疾病的信心。

（六）健康指导

1. 讲解疾病的有关知识和护理要点,使家长学会观察病情、预防上呼吸道感染和防止疾病复发的各种措施。

2. 指导家长合理安排患儿的日常生活,避免剧烈活动。积极锻炼身体,增强体质,防止受凉。

3. 定期门诊随访,向家长强调预防复发的重要性,预防药物首选长效青霉素,预防注射期限至少5年,最好持续至25岁,有风湿性心脏病者,宜终身药物预防。

【护理评价】

通过治疗与护理,患儿:

1. 生命体征是否恢复正常。

2. 关节疼痛是否减轻或消失。

3. 体温是否恢复正常。

4. 焦虑是否缓解。

5. 有无并发症发生,发生时是否及时发现并治疗。

第二节 过敏性紫癜

 工作情景与任务

导入情景:

患儿,男,6岁,出现皮疹3d,10d前患上呼吸道感染,查体时发现四肢伸面有散在紫色斑丘疹,突出皮面,压之不褪色。患儿被初步诊断为过敏性紫癜。

工作任务:

1. 如何对该患儿进行护理评估?

2. 入院后对该患儿护理观察的重点是什么?

【概述】

过敏性紫癜是以小血管炎为主要病变的系统性血管炎。临床表现为非血小板减少性皮肤紫癜,伴关节肿痛、腹痛、便血和血尿、蛋白尿等。常见于2~8岁儿童,男孩多于女孩。一年四季均有发病,以春、秋季多见。

本病的病因尚不明确,目前认为与某种致敏因素引起的自身免疫反应有关。发病机制可能为病原体(细菌、病毒、寄生虫等)、药物(阿司匹林、抗生素等)、食物(鱼虾、蛋、牛奶等)及疫苗注射、麻醉、恶性病变等作为致敏因素,作用于有遗传背景的个体,激发B细胞克隆扩增,导致IgA介导的系统性血管炎。另据相关报道表明,A组溶血性链球菌感染是诱发过敏性紫癜的重要原因。

【护理评估】

(一)健康史

询问患儿发病前1~3周有无上呼吸道感染史;是否过敏体质;有无发病诱因;既往变应原是否明确;有无接触易过敏的食物、药物、疫苗注射、麻醉等;既往有无类似发作史。

(二)身体状况

多为急性起病,病前1~3周常有上呼吸道感染史。约半数患儿伴有低热、乏力、精神萎靡、食欲缺乏等全身症状。首发症状以皮肤紫癜为主,少数病例首先出现腹痛、关节炎或肾脏症状。

1. 皮肤紫癜 反复出现皮肤紫癜为本病特征,多见于四肢和臀部,伸侧较多,对称分布,分批出现,面部和躯干少见。初起为紫红色斑丘疹,高出皮肤,压之不褪色,数日后转为暗紫色,最终呈棕褐色而消退。少数重症患儿紫癜可大片融合形成大疱伴出血性坏死。皮肤紫癜一般在4～6周后消退,部分患儿可间隔数周或数月后再次复发。

2. 消化道症状　约2/3患儿可出现,一般以阵发性剧烈腹痛为主,常见脐周或下腹部疼痛,伴呕吐,但呕血少见。部分患儿有黑便或血便,偶见于并发肠套叠、肠梗阻或肠穿孔者。

3. 关节症状　约1/3患儿出现膝、踝、肘、腕等大关节肿痛,活动受限。多在数日内消失而不遗留后遗症。

4. 肾脏症状　30%～60%患儿有肾脏损害表现。肾脏症状多发生于起病1个月内,症状轻重不一,多数患儿出现血尿、蛋白尿及管型尿,伴血压增高和水肿,称为紫癜性肾炎;少数呈肾病综合征表现。一般患儿肾损害较轻,大多数都能完全恢复。少数发展为慢性肾炎,死于慢性肾衰竭。

5. 其他　偶因颅内出血,导致失语、瘫痪、昏迷、惊厥。个别患儿有鼻出血、牙龈出血、咯血等。偶尔累及循环系统发生心肌炎和心包炎,累及呼吸系统发生喉头水肿、哮喘、肺出血等。

(三) 心理－社会状况

了解患儿及家长对疾病的认知程度;患儿的饮食、家庭经济和环境状况;家长是否能掌握本病反复发作和并发肾损害的相关知识,是否了解如何查找过敏原,避免再次接触;家长是否容易产生焦虑和对预后担忧的心理改变。

(四) 辅助检查

1. 血象　白细胞计数正常或轻度增高,中性粒细胞和嗜酸性粒细胞计数可增高。血小板计数正常甚至升高,出血和凝血时间正常,血块退缩试验正常,部分患儿毛细血管脆性试验阳性。

2. 其他　肾脏受损可有血尿、蛋白尿、管型尿;血清IgA浓度常升高,血清IgG和IgM浓度正常,也可轻度升高;大便潜血试验阳性;腹部超声检查有利于早期诊断肠套叠。

(五) 治疗要点

1. 一般治疗　卧床休息,积极寻找和去除致病因素,如控制感染、补充维生素、对症处理、避免过敏等。

2. 肾上腺皮质激素和免疫抑制剂　激素对急性期腹痛和关节痛可予缓解,但不能预防肾脏损害的发生,也不能影响预后,因此不建议使用激素预防紫癜发生。建议泼尼松每日1～2mg/kg,分次口服,症状缓解后即可停药。严重过敏性紫癜肾炎可在激素使用基础上加用免疫抑制剂如环磷酰胺等。

3. 抗凝治疗　应用阻止血小板凝集和血栓形成的药物,阿司匹林每日3～5mg/kg,或每日25～50mg,每日1次口服;双嘧达莫每日3～5mg/kg,分次口服。以过敏性紫癜性肾炎为主要病变时,可用肝素治疗。

4. 对症治疗　患儿如有消化道症状时应限制粗糙饮食,出血患儿应卧床休息,如有大量出血时要考虑输血并禁食。抗组胺药及钙剂可减轻一些过敏反应的强度,恢复毛细血管内壁的完整性,缓解部分患儿腹痛的症状。

【常见护理诊断/问题】

1. 皮肤完整性受损　与血管炎有关。
2. 疼痛　与关节肿痛、腹痛有关。
3. 潜在并发症:消化道出血、紫癜性肾炎等。

【护理目标】

1. 患儿皮肤恢复正常。
2. 患儿疼痛缓解或消失。
3. 未发生并发症或发生时能及时发现并处理。

 护理学而思

患儿,男,11岁,因双下肢出现皮疹1周,伴关节肿痛、腹痛、便血1d入院。体格检查:T 37.2℃,P 80次/min,R 18次/min,神志清楚,双下肢、臀部可见密集暗红色斑丘疹,尤以小腿较多,高出皮面,压之不褪色,双侧对称分布。咽充血,双侧扁桃体Ⅰ度肿大,表面未见脓点。腹平软,脐周围有轻度压痛,无肌紧张及反跳痛。实验室检查:血小板计数、出血和凝血时间、骨髓象均正常,毛细血管脆性试验阳性。患儿被初步诊断为过敏性紫癜。

请思考:

1. 患儿的哪些症状提示过敏性紫癜?
2. 对该患儿的护理重点是什么,如何监测病情?

【护理措施】

(一)皮肤护理

1. 观察皮疹的形态、颜色、数量、分布、出疹及消退时间,是否反复出现,每日详细记录皮疹变化情况。
2. 每日用温水清洗皮肤,保持清洁、干燥,剪短指甲,避免抓伤,如有破溃及时处理,防止出血和感染。
3. 患儿衣着应选择宽松、柔软、纯棉内衣,保持衣物清洁、干燥。
4. 避免接触各种可能的过敏原,遵医嘱使用止血药、脱敏药等,确保疗效。

(二)缓解疼痛

1. 关节疼痛　观察患儿关节疼痛及肿胀程度,保护病变部位,避免外伤,受累关节置于功能位,协助患儿取舒适的体位以减轻疼痛。据病情给予热敷,指导患儿利用放松、娱乐等方法减轻疼痛。
2. 腹痛　患儿腹痛时应卧床休息,观察腹痛情况,注意大便性状,详细记录大便次数,做好日常生活护理。

3. 遵医嘱使用解痉止痛药或肾上腺皮质激素,以缓解局部疼痛。

(三) 观察病情

1. 观察有无腹痛、便血等情况,注意腹部体征变化。有消化道出血时,应卧床休息,给予无渣流食,出血量多时要禁食并做好输血准备,经静脉补充营养。

2. 观察尿色、尿量及尿比重的变化,定时做尿常规检查,若有血尿和蛋白尿,提示紫癜性肾炎,按肾炎护理。

3. 观察患儿有无烦躁不安、头痛、呕吐等颅内出血表现,发现异常立即通知医生,及时处理。

4. 观察药物疗效,注意患儿在使用肾上腺皮质激素治疗期间,应向家属及患儿说明可能出现的不良反应,并加强护理;在应用环磷酰胺期间应嘱患儿多饮水,注意观察小便量及色泽改变。

(四) 健康指导

1. 过敏性紫癜可反复发作或并发肾损害,向家长介绍本病的有关知识,以积极配合住院期间的治疗和护理,并帮助其树立战胜疾病的信心。

2. 指导家长和患儿学会观察病情,饮食应清淡,多吃水果蔬菜,忌食辛辣刺激食物,避免进食粗糙、坚硬的食物损伤胃肠道;避免接触各种可能的过敏原以及定期去医院复查。

3. 出院后指导患儿适当参加体育锻炼,保持心情轻松愉快,预防上呼吸道感染。

【护理评价】

通过治疗与护理,患儿:

1. 紫癜是否消退。

2. 疼痛是否减轻或消失。

3. 有无并发症发生,发生时是否及时发现并治疗。

章末小结

　　本章的学习重点是风湿热和过敏性紫癜的身心状况评估、治疗要点和主要护理措施。学习难点是对患儿和家长实施有效的健康教育,指导家长观察病情和药物不良反应,合理用药。在学习的过程中注意作出护理诊断或提出护理问题时要依据健康史、身体状况、心理－社会状况和治疗要点,护理措施要针对护理诊断/问题来制订。

❓ 思考与练习

1. 患儿,男,6 岁,因双下肢出现皮疹 5d,腹痛 2d 入院。查体:T 37.2℃,神志清楚,双下肢可见散在暗红色斑丘疹,突出皮面,压之不褪色,双侧对称分布,余皮肤未见皮疹及出血点。双肺呼吸音清,心率 96 次 /min,腹部平软,脐周轻压痛,无腹肌紧张及反跳痛。血常规:WBC $18.35 \times 10^9/L$,淋巴细胞(L)19.7%,N 71.8%,RBC $4.89 \times 10^{12}/L$,血小板(PLT) $412 \times 10^9/L$,Hb 134g/L。患儿被初步诊断为过敏性紫癜。

问题:

(1)患儿目前主要存在哪些护理问题?

(2)过敏性紫癜皮疹的特点是什么?

2. 患儿,女,7 岁,以发热伴关节肿痛 9d 入院。左腕关节、肘、膝关节肿痛,活动受限。查体:T 38.1℃,面色苍白,背部见环形红色皮疹,中间肤色苍白,左肘关节肿、压痛,双肺呼吸音清,心率 100 次 /min,第一心音低钝,心尖部可闻及收缩期杂音,腹软,肝脾未及。患儿被初步诊断为风湿热。

问题:

(1)如何评估患儿的健康史?

(2)目前该患儿存在哪些护理问题?

3. 患儿,男,9 岁,1 年来常常感到胸闷、心悸、乏力,尤其活动后明显,伴有四肢大关节疼痛,呈游走性。3d 前"感冒"后胸闷、气促、乏力症状加重。查体:咽充血,扁桃体 I 度肿大、充血,心率 126 次 /min,心音低钝,心尖部闻及收缩期杂音,双下肢水肿。患儿被初步诊断为风湿热。

问题:

(1)风湿热最严重的临床表现是什么?

(2)患儿目前应采取哪些护理措施?

(林　芳)

第十五章 | 遗传代谢性疾病患儿的护理

15章 数字内容

遗传代谢性疾病是由遗传物质发生改变或由致病基因所控制的疾病,可引起全身各系统的结构或功能障碍,种类很多,可以出现畸形、代谢异常、神经和肌肉功能障碍,是我国缺陷儿出生的重要原因。多数遗传代谢性疾病目前仍然缺乏有效的治疗方法,对患儿及早进行治疗和科学护理,可以有效改善患儿预后,提高其生存质量。

第一节 21-三体综合征

 工作情景与任务

导入情景:

患儿,男,9个月,其母亲因患儿尚未出牙、不能独坐、反应迟钝来儿科门诊咨询。查体:表情呆滞,眼距宽,眼裂小,鼻梁低平,张口伸舌,口水多。询问得知:孩子为足月顺产儿,父母非近亲结婚,双方家庭成员均无遗传性疾病史。

工作任务:

1. 请根据患儿的外形特征判断患儿最可能患有何种疾病?

2. 需要为该患儿进一步做何种检查以明确诊断?

3. 护士应如何跟家长沟通并指导其正确照顾患儿?

【概述】

21-三体综合征又称唐氏综合征,是人类最早发现的常染色体病。临床特征为特殊面容、智力落后、生长发育迟缓并可伴多发畸形。相关致病因素有:

1. 孕母年龄　孕母年龄在35岁以上时,新生儿发生该疾病的风险较高,可能与母体卵细胞衰老有关。

2. 致畸变物质及疾病的影响　孕早期病毒感染(如EB病毒、流行性腮腺炎病毒、风疹病毒、肝炎病毒、巨细胞病毒及麻疹病毒等)、接受放射线照射、应用致畸药物(抗代谢药物、抗癫痫药物等)、接触毒物(苯、甲苯、农药等)均可导致染色体发生畸变。

【护理评估】

（一）健康史

评估孕母年龄、孕早期是否有病毒感染、接受放射线照射、应用致畸药物、接触毒物等情况。评估患儿父母亲是否存在染色体异常。

（二）身体状况

该疾病主要特征为智力落后、生长发育迟缓和特殊面容,并可伴有多种畸形。

1. 智力落后　是该疾病最突出、最严重的表现。绝大部分患儿都有不同程度的智力发育障碍,随年龄的增长日益明显,抽象思维能力受损最大。嵌合体型患儿若正常细胞比例较大则智力障碍较轻。

2. 生长发育迟缓　患儿出生的身长和体重均较正常儿低,生后体格发育、动作发育均迟缓,身材矮小,骨龄落后于实际年龄,出牙迟且顺序异常;四肢短,韧带松弛,关节可过度弯曲;肌张力低下,腹部膨隆,可伴有脐疝;手指粗短,小指尤短,中间指骨短宽且向内弯曲;运动发育及性发育均延迟。

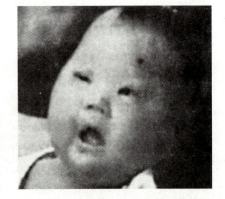

图 15-1　21-三体综合征特殊面容

3. 特殊面容　出生时即有明显的特殊面容(图15-1),表情呆滞,眼距宽、眼裂小,双眼外眦上斜,可有内眦赘皮;鼻梁低平,耳小异形,张口伸舌,流涎多;头小而圆,前囟大且闭合延迟;颈短而宽;常呈嗜睡状,有喂养困难。

4. 皮纹特点　可有通贯手,手掌三叉点移向掌心,atd角一般>45°(图15-2),第4、第5指桡箕增多。

5. 伴发畸形　约50%患儿伴有先天性心脏病,其次是消化道畸形。先天性甲状腺功能减退症和急性淋巴细胞性白血病的发生率明显高于正常人群,免疫功能低下,易患感染性疾病;外生殖器发育一般正常,但男孩可有隐睾、小阴茎,无生殖能力;女孩性发育延迟,少数可有生育能力。

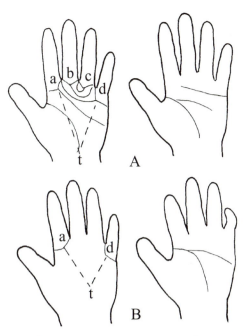

图 15-2 正常人和 21- 三体综合征患儿的皮纹比较

（三）心理 - 社会状况

该疾病是终身致残性疾病,患儿家长常表现出焦虑、忧伤、自责等复杂心理反应。应注意评估家长对该疾病的认识程度,如是否了解有关遗传病知识、父母角色是否称职、家庭经济承受能力及社会支持系统等。

（四）辅助检查

1. 细胞遗传学检查　染色体核型分 3 型:

1）标准型:47,XY(XX),+21,约占患儿总数的 95%,体细胞染色体总数为 47 条。

2）易位型:46,XY(XX),-14 或 +t(14q21q),占 2.5%~5%,染色体总数为 46 条,其中 1 条是易位染色体。

3）嵌合型:由于受精卵的 21 号染色体在早期分裂过程中不分离,使患儿体内存在两种细胞系,一种正常细胞,另一种为 21- 三体细胞,形成嵌合体,其核型为 46,XY(或XX)/47,XY(或 XX),+21。此型患儿异常细胞所占比例不同,临床表现亦不同。

2. 分子细胞遗传学检查　用荧光素标记的 21 号染色体的相应片段序列为探针,与外周血中的淋巴细胞或羊水细胞进行原位杂交,在该疾病患者的细胞中呈现 3 个 21 号染色体的荧光信号。

（五）治疗要点

该疾病尚无特殊有效的治疗方法,应采取综合措施,提供医疗和社会服务,注意预防和治疗感染,如伴有其他畸形,可考虑手术矫治。对患儿进行长期耐心的教育训练以提高其生活自理能力以及掌握一定的工作技能。

【常见护理诊断 / 问题】

1. 自理缺陷　与智力低下有关。

2. 有感染的危险　与免疫功能低下有关。

3. 焦虑　与患儿严重疾病有关。

4. 知识缺乏:家长缺乏该疾病相关的知识。

【护理目标】

1. 患儿能逐步掌握生活自理能力,从事简单劳动。

2. 患儿能避免或减少感染性疾病。

3. 患儿家长紧张、焦虑等情绪得到缓解,能够积极配合治疗和护理。

4. 患儿家长掌握有关知识,能够对患儿进行教育、训练。

【护理措施】

（一）加强生活照顾,培养自理能力

1. 悉心照顾患儿,协助其穿衣、吃饭,耐心喂养,防止意外事故。

2. 保持皮肤干燥、清洁,定期洗澡,患儿流涎后应及时擦干,保持下颌及颈部清洁。

3. 帮助家长制订教育、训练方案,进行示范,使患儿通过训练能逐步生活自理,从事简单劳动,提高生活质量。

（二）预防感染

保持室内空气流通,尽量避免接触感染者;呼吸道感染者接触患儿需戴口罩;注意个人卫生,保持口腔、鼻腔清洁,勤洗手。

（三）缓解焦虑

家长常难以接受孩子患有此病,应利用社会资源及时给予情感和信息支持,耐心开导,提供有关患儿养育、家庭照顾的知识,协助家庭建立个性化的养育和培养计划,使他们尽快适应疾病带来的影响。

（四）健康指导

35 岁以上妇女,妊娠后应做羊水细胞检查;注意发现易位染色体携带者,子代有 21-三体综合征者,或姨表姐妹中有此患者的,应及早检查子亲代的染色体核型;孕期应预防病毒感染,避免接受 X 线照射,勿滥用药物。

【护理评价】

通过积极治疗和护理,患儿:

1. 是否逐渐掌握生活自理技能。

2. 是否能避免或减少感染性疾病。

3. 家长紧张、焦虑等情绪是否得到缓解,是否能够积极配合治疗和护理。

4. 家长是否掌握对患儿进行教育、训练的有关知识,是否能够对患儿进行科学训练。

21- 三体综合征的遗传咨询与产前筛查

标准型 21- 三体综合征的再发风险为 1%,少数有生育能力的女性患者,其子代发病概率为 50%;易位型的再发风险为 4%~10%。因此,对高危孕妇要做好遗传咨询与产前筛查。可以通过羊水细胞或绒毛膜细胞染色体检查、孕中期筛查血清标记物测定孕妇人绒毛膜促性腺激素、甲胎蛋白及游离雌三醇等方式进行产前诊断,结合孕母年龄,可以估算出该疾病发生的危险度,该方法可以检出 60%~80% 的 21- 三体综合征胎儿。此外,通过B超测量胎儿颈项皮肤厚度也是诊断 21- 三体综合征的重要指标。

第二节　苯丙酮尿症

　工作情景与任务

导入情景:

患儿,男,10 个月,家长因其目光呆滞、时有癫痫样发作等异常表现,今来医院就诊。查体:皮肤干燥,伴有湿疹,头发发黄,靠近可闻及鼠尿样臭味。

工作任务:

1. 患儿最可能患有何种疾病?

2. 哪项实验室检查有助于诊断?

【概述】

苯丙酮尿症(PKU)是一种常染色体隐性遗传疾病,由苯丙氨酸羟化酶基因突变导致酶活性降低,苯丙氨酸及其代谢产物在体内蓄积而引起。临床以智力发育落后,皮肤、毛发色素浅淡和鼠尿样臭味为特征,其发病率有种族和地域差异。

苯丙氨酸是人体必需氨基酸,体内的苯丙氨酸一部分用于蛋白质的合成,一部分通过苯丙氨酸羟化酶作用转变为酪氨酸,仅有少部分经过次要代谢途径,转变成苯丙酮酸。由于患儿苯丙氨酸羟化酶活性降低,不能将苯丙氨酸转化为酪氨酸,导致苯丙氨酸在血液、脑脊液及组织中的浓度极度增高,通过旁路代谢产生大量苯丙酮酸、苯乙酸、苯乳酸等,由于尿液和汗液中排出较多的苯乙酸,而呈特殊的鼠尿样臭味。由于酪氨酸生成减少,可致使甲状腺素、肾上腺素和黑色素等合成不足,高浓度的苯丙氨酸及其代谢产物在脑中大量蓄积,会导致脑损伤。

【护理评估】
（一）健康史
询问家族成员中有无类似疾病史、父母是否近亲结婚；评估患儿有无智力低下及体格发育落后等状况；了解患儿喂养情况、饮食结构及体味等。

（二）身体状况
患儿出生时多正常，3～6个月时出现症状，1岁时症状逐渐明显。

（1）神经系统表现：以智力发育落后最为突出。可有行为异常，如兴奋不安、抑郁、多动、孤僻等，亦可有癫痫小发作，少数呈肌张力增高和腱反射亢进表现。

（2）外貌：患儿在出生数月后，因黑色素合成不足，毛发由黑变黄，皮肤和虹膜色泽变浅，皮肤干燥，常伴有湿疹。

（3）体味：由于尿液及汗液中排出较多的苯乙酸，有明显的鼠尿样臭味。

（三）心理－社会状况
评估家长是否掌握该疾病的有关知识，特别是饮食治疗的方法；了解父母的角色是否称职、家庭经济状况等。

（四）辅助检查
（1）新生儿筛查：采用细菌生长抑制试验可以半定量测定新生儿血液中苯丙氨酸浓度。新生儿喂乳3d后，采集1滴足跟血，吸在专用采血滤纸上，晾干后送至筛查实验室，进行苯丙氨酸测定。当苯丙氨酸浓度>0.24mmol/L，即2倍于正常参考值时，应复查或采静脉血进行苯丙氨酸和酪氨酸定量测定。

（2）尿三氯化铁试验：一般用于较大婴儿和儿童的筛查。将三氯化铁滴入尿液，如尿中苯丙氨酸浓度增高，则立即出现绿色反应，提示阳性。

（3）血苯丙氨酸浓度测定：正常人血苯丙氨酸浓度为<0.12mmol/L，轻度PKU为0.12～0.36mmol/L，中度PKU为0.36～1.2mmol/L，典型PKU患儿血苯丙氨酸浓度>1.2mmol/L。

（4）DNA分析：进行基因突变检测，可进行基因诊断和产前诊断。

（五）治疗要点
一旦确诊，应立即治疗。主要是饮食疗法，给予低苯丙氨酸饮食，开始治疗的年龄越小，预后越好。由于苯丙氨酸是合成蛋白质的必需氨基酸，完全缺乏时亦可导致神经系统损害，因此对婴儿可喂给特制的低苯丙氨酸奶粉，添加辅食时应以淀粉类、蔬菜、水果等低蛋白食物为主。除饮食控制外，需根据病情给予相应的药物治疗。

【常见护理诊断／问题】
1. 生长发育改变　与高浓度的苯丙氨酸导致细胞受损有关。
2. 有皮肤完整性受损的危险　与皮肤异常分泌物的刺激有关。
3. 知识缺乏：家长缺乏饮食控制方面的知识。

【护理目标】

1. 智力、语言和身体发育等方面达到正常标准。
2. 皮肤完整,清洁干燥,无湿疹、瘙痒和破溃等皮肤损害。
3. 家长能够正确掌握并执行个性化饮食方案,对患儿进行饮食管理。

【护理措施】

（一）控制饮食、促进生长

给予低苯丙氨酸饮食,使苯丙氨酸的摄入量既能保证生长发育和代谢的最低需要,又能使血中苯丙氨酸维持在理想浓度。血苯丙氨酸理想控制浓度范围为:0~1岁,0.12~0.24mmol/L;1~12岁,0.12~0.36mmol/L;>12岁,0.12~0.6mmol/L。新生儿首选低苯丙氨酸配方奶,待血中苯丙氨酸浓度降至理想状态时,可逐渐添加少量天然食物,如母乳(母乳的苯丙氨酸含量仅为牛奶的1/3)。较大婴儿和儿童可添加牛奶、粥、面、蛋等。添加食品以低蛋白、低苯丙氨酸食物为主,常用食物的苯丙氨酸含量见表15-1。

表 15-1　常用食物的苯丙氨酸含量(每 100g 食物)

食物	苯丙氨酸 /mg	蛋白质 /g
母乳	36	1.3
牛乳	113	2.9
北豆腐	507	10.2
南豆腐	266	5.5
豆腐干	691	15.8
瘦猪肉	805	17.3
瘦牛肉	700	19.0
鸡蛋	715	14.7
小麦粉	514	10.9
小米	510	9.3
土豆	70	2.1
白薯	51	1.0
藕粉或麦淀粉	4	0.8
籼米	352	7.0
胡萝卜	17	0.9

治疗期间应定期监测患儿血中苯丙氨酸浓度、生长发育状况等。饮食控制应至少持续到青春期以后,终身治疗对患儿更有益。

（二）皮肤护理

勤换尿布,保持皮肤清洁、干燥,尤其是腋下、腹股沟等皮肤皱褶处,若发现湿疹应及时处理。

（三）家庭支持

及时给予家长情感支持,提供儿童养护、家庭照顾的有关知识。强调饮食控制的重要性,协助制订饮食治疗方案,督促定期复查,提供遗传代谢病咨询,避免近亲结婚,开展新生儿筛查,以早期发现,尽早治疗;对有该疾病家族史的孕妇必须采用 DNA 分析或检测羊水中蝶呤等方法对其胎儿进行产前诊断。

【护理评价】

通过积极治疗和护理,患儿:

1. 智力、语言和身体发育等方面是否达到正常标准。
2. 皮肤是否完整,皮肤损害是否得到有效避免和治疗。
3. 家长是否能够正确掌握并执行个性化饮食方案,是否能对患儿进行饮食管理。

 知识拓展

出生缺陷的三级预防

为防止出生缺陷的情况出现,世界卫生组织提出出生缺陷的三级预防概念。

一级预防:防止出生缺陷的发生,在怀孕之前和怀孕早期普遍开展生殖健康指导、遗传咨询、婚前检查及孕期保健。

二级预防:减少缺陷儿出生,在怀孕的早期,对高危孕妇进行必要的产前诊断,及早确诊、及时处理。

三级预防:治疗出生缺陷,在胎儿出生之后进行新生儿护理及疾病筛查、早期诊断和及时治疗等。

第三节　先天性甲状腺功能减退症

 工作情景与任务

导入情景:

患儿,女,1岁,其母发现患儿常将舌头伸出口外,毛发稀少,面部水肿,皮肤干燥,遂到医院咨询。查体:表情呆滞,眼距宽,鼻梁宽平,躯干长,四肢短。患儿被初步诊断为先天性甲状腺功能减退症。

工作任务：

1. 请向家长介绍该患儿的护理目标。

2. 请给家长讲解该疾病的主要治疗措施及护理要点。

先天性甲状腺功能减退症是由于甲状腺激素合成不足或其受体缺陷所导致的一种疾病，简称先天性甲减，是小儿常见的内分泌疾病。根据不同病因分为散发性和地方性两种。①散发性：系先天性甲状腺发育不良、异位或甲状腺激素合成途径中酶缺陷所致。②地方性：多见于甲状腺肿流行的山区，是由于该地区水、土和食物中碘元素缺乏所致。

【概述】

病因

1. 散发性先天性甲状腺功能减退症

（1）甲状腺发育不全或异位：是引起先天性甲状腺功能减退的最主要原因，女：男≈2:1。

（2）甲状腺激素合成障碍：是引起先天性甲状腺功能减退的第二位原因。多由于甲状腺激素合成和分泌过程中酶的缺陷，造成甲状腺激素合成不足，多为常染色体隐性遗传代谢性疾病。

（3）促甲状腺激素（TSH）、促甲状腺激素释放激素（TRH）缺乏：因垂体分泌 TSH 障碍而造成甲状腺功能减退，常见于特发性垂体功能低下或下丘脑、垂体发育缺陷。其中因 TRH 不足所致者较多见。

（4）母亲因素：母亲服用抗甲状腺药物或者患有自身免疫性疾病，存在抗促甲状腺激素受体抗体，均可通过胎盘影响胎儿，造成暂时性甲状腺功能减退，通常在 3 个月内好转。

2. 地方性先天性甲状腺功能减退症　多因孕妇饮食缺碘，导致胎儿在胚胎期因碘缺乏而导致甲状腺功能减退。随着碘化食盐的广泛使用，其发病率已明显降低。

【护理评估】

（一）健康史

询问家族中是否有类似疾病；询问母亲妊娠期间饮食习惯及用药史；评估患儿的体格发育及智力发育状况，是否有喂养困难，以及评估当地是否为缺碘地区等。

（二）身体状况

主要临床特征包括智力落后、生长发育迟缓及生理功能低下等。

1. 新生儿期甲状腺功能减退　患儿常为过期产，主要表现为喂养困难、腹胀、便秘；生理性黄疸时间延长达 2 周以上；对外界反应低下、肌张力低、哭声低、体温低、前囟较大、后囟未闭、四肢冷、末梢循环差、皮肤粗糙、心率缓慢、心音低钝等。

2. 典型症状　多数先天性甲状腺功能减退症患儿常在出生半年后出现典型症状。

（1）生理功能低下：精神差，嗜睡，安静少动，肌张力低，体温低，脉搏、呼吸缓慢，食欲缺乏，腹胀，便秘，心音低钝，心电图呈低电压、P-R 间期延长、T 波平坦等。

（2）生长发育迟缓：骨龄发育落后，身材矮小，躯干长而四肢短，囟门关闭迟，出牙迟。

（3）特殊面容和体态：头大、颈短、塌鼻、鼻唇增厚，眼距宽，舌厚大常伸出口外，面色苍黄，表情呆滞，面容浮肿，皮肤粗糙、干燥、贫血貌，眼睑水肿，头发稀疏、眉毛脱落。

（4）神经系统功能障碍：表情呆板、淡漠，神经反射迟钝，智力低下；运动发育障碍，如翻身、坐、立、走的时间均延迟。

3. 地方性甲状腺功能减退症　临床表现出两种不同类型。

（1）"神经性"综合征：以共济失调、痉挛性瘫痪、聋哑和智力低下为特征，但身材基本正常且甲状腺功能正常或仅轻度减低。

（2）"黏液水肿性"综合征：以显著的生长发育和性发育落后、黏液性水肿、智力低下为显著特征。血清 T_4 降低，TSH 增高。

（三）心理－社会状况

家长因对该疾病病因、护理、预后等知识的缺乏，常出现内疚、焦虑和恐惧等心理反应；需要对其家庭经济及环境状况进行评估。

（四）辅助检查

1. 新生儿筛查　目前多采用出生后 2~3d 的新生儿干血滴纸片检测 TSH 浓度作为初筛，结果大于 20mU/L 时，再检测血清 T_4 和 TSH 以确诊。

2. 血清 T_3、T_4、TSH 测定　如果血清 T_4 降低，TSH 明显增高即可确诊；T_3 可降低或正常。

3. X 线检查　患儿骨龄常明显落后于实际年龄。

4. 其他检查　如甲状腺放射性核素检查、TRH 刺激试验、基础代谢率测定等。

（五）治疗要点

该疾病应早期诊断，尽早治疗，以避免对脑发育造成损害。一旦确诊，应立即给予甲状腺激素终身替代治疗，愈早诊断、早治疗（生后 3 个月内开始），预后愈好。目前常用的药物有左甲状腺素钠，一般起始剂量为 8~9μg/（kg·d），大剂量为 10~15μg/（kg·d）。用药剂量需根据甲状腺功能及临床表现进行适当调整。应终身服用甲状腺制剂，不能中断。饮食中应富含蛋白质、维生素及矿物质。

【常见护理诊断／问题】

1. 体温过低　与新陈代谢低下有关。
2. 营养失调：低于机体需要量　与喂养困难、食欲缺乏有关。
3. 便秘　与活动量少、肌张力降低有关。
4. 生长发育迟缓　与甲状腺功能减退有关。
5. 知识缺乏：患儿家长缺乏先天性甲状腺功能减退症的相关知识。

【护理目标】

1. 患儿体温维持在正常范围。
2. 患儿得到充足的营养，代谢增强，生长发育加速。

3. 患儿大便通畅。

4. 患儿能掌握基本生活技能,无意外发生。

5. 患儿及家长掌握正确服药及药效观察的方法。

【护理措施】

(一)保暖

注意保持室内温、湿度适宜,适时增减衣服,避免受凉;加强皮肤护理。

(二)保证营养供给

指导正确的喂养方法,给予高蛋白、高维生素、富含钙和铁的易消化食物。对吸吮困难、吞咽缓慢的患儿要耐心喂养;不能吸吮者可选用滴管喂或管饲,保证生长发育需要。

(三)保持大便通畅

指导防治便秘的措施:①提供充足的液体入量。②多吃含粗纤维的蔬菜、水果。③适当增加活动量、每日顺肠蠕动方向按摩腹部数次,增加肠蠕动。④养成定时排便的习惯。⑤必要时使用大便软化剂、缓泻剂或灌肠。

(四)加强行为训练,提高自理能力

通过各种康复训练方法,加强智力、行为训练,以促进生长发育,使其掌握基本生活技能,提高患儿的自理能力。

(五)指导用药

让家长了解终身用药的必要性,并指导其掌握药物服用方法及疗效的观察。甲状腺制剂作用缓慢,用药 1 周左右才能达到最佳效力。服药后要密切观察患儿生长曲线、智商、骨龄及 T_3、T_4 和 TSH 的变化等,以便随时调整药物剂量。强调治疗过程中应定期随访复查,治疗开始时每 2 周随访 1 次;血清 TSH 和 T_4 正常后,每 3 个月随访 1 次;服药 1~2 年后,每 6 个月随访 1 次。告诉家长如果出生后 1~2 个月内开始治疗,智力绝大多数可达到正常;如果未能及早诊断而在 6 个月后才开始治疗,虽然给予甲状腺激素可以改善生长状况,但是智力仍会受到严重损害。

【护理评价】

通过积极治疗和护理,患儿:

1. 体温是否正常。

2. 是否得到充足的营养补充。

3. 大便是否通畅。

4. 是否能掌握基本生活技能,无意外发生。

5. 及家长是否掌握正确服药及药效观察的方法。

新生儿疾病筛查

某些遗传代谢性疾病、内分泌性疾病,在新生儿出生时尚无症状,但可以通过筛查,早期诊断并及时给予治疗,预防症状出现及严重后果产生。新生儿疾病筛查的病种应符合以下条件:①发病率高或发病率不高但后果严重。②筛查方法简便可靠且能够确诊。③能有效治疗或能预防、减轻出现症状。目前我国主要筛查苯丙酮尿症和先天性甲状腺功能减退症两种疾病,多采用血液滤纸法,采血时间为新生儿生后并充分哺乳72h后,足跟针刺采血。

章末小结

本章的学习重点是21-三体综合征、苯丙酮尿症、先天性甲状腺功能减退症患儿的身心状况评估、治疗要点和主要护理措施。学习难点是21-三体综合征、苯丙酮尿症、先天性甲状腺功能减退症的发病机制以及对患儿和家长实施有效的健康指导。在学习的过程中了解相关疾病的治疗要点;熟悉病因,掌握临床表现、护理诊断和护理措施;具有对于遗传代谢性疾病进行科普宣传、有效干预遗传代谢性疾病发生以及提升患儿的生存质量、减轻家庭和社会的压力的能力。

❓ 思考与练习

1. 患儿,女,1岁,足月顺产儿,出生体重2 860g。患儿母亲36岁,父亲37岁,非近亲结婚,无遗传代谢性疾病家族史。查体:患儿神志清楚,表情呆滞,体重9.2kg,身长71cm,头围42cm,前囟1cm×1cm,眼裂小,双眼外眦上斜,眼距较宽,鼻梁较低,耳郭小,常伸舌伴流涎,心前区可闻及Ⅲ~Ⅳ级收缩期杂音,四肢肌张力低,通贯手,手指粗短,食欲缺乏,尚不能独站。患儿母亲非常担心孩子而就诊。

问题:

(1)该患儿最可能患有哪种疾病?

(2)为明确诊断,还需要进行哪些检查?

(3)患儿存在的主要护理诊断/问题有哪些?

(4)如何帮助患儿母亲减轻焦虑和不安的情绪?

2. 患儿,女,2岁,因间断抽搐就诊。查体:患儿头发稀黄,头不能竖起,皮肤白嫩,不会独站,肌张力较高,不认识父母,尿有鼠尿味。

问题:

（1）该患儿最可能患有哪种疾病?

（2）请告知家长如何对患儿进行饮食护理。

3. 患儿,男,3岁,智力和生长发育落后,经常便秘。查体:患儿身高70cm,皮肤粗糙,面容浮肿,鼻梁低平,舌体宽厚,常伸出口外,腹部膨隆,有脐疝。

问题:

（1）该患儿最可能患有哪种疾病?

（2）为明确诊断首选哪种检查?

（3）该患儿最佳的治疗方案是什么?

（郑高福）

第十六章 ｜ 感染性疾病患儿的护理

16章 数字内容

第一节 麻 疹

 工作情景与任务

导入情景:

患儿,男,2岁,发热伴流涕、咳嗽、畏光流泪 2d,家长按"感冒"治疗,无好转,到医院就诊。查体:T 39.5℃,口腔下白齿对应的黏膜处见有 0.5～1mm 灰白色斑点,耳后发际处有红色斑疹,疹间皮肤正常。患儿被初步诊断为麻疹。

工作任务:

1. 请对患儿家长讲解消毒、隔离知识。
2. 请采取措施使患儿的体温恢复正常。

【概述】

麻疹是由麻疹病毒引起的儿童常见的急性呼吸道传染病。临床上以发热、上呼吸道炎、结膜炎、口腔科氏斑（又称麻疹黏膜斑，Koplik spot）、全身斑丘疹及疹退后遗留色素沉着伴糠麸样脱屑为主要表现。

麻疹病毒为 RNA 病毒，属副黏液病毒，仅有一个血清型，抗原性稳定。病毒不耐热，对日光和消毒剂均敏感，但在低温下能长期存活。病毒大量存在于前驱期和出疹期患者的呼吸道分泌物中，带病毒的飞沫经呼吸道吸入为主要传播途径。该疾病传染性极强，患者是唯一的传染源，全年均可发病，冬、春季节多见，6 个月至 5 岁的儿童好发。患儿自出疹前 5d 至出疹后 5d 内均有传染性；有并发症（如肺炎）的患儿，传染期可延长至出疹后 10d，病后能获持久免疫。

【护理评估】

（一）健康史

询问本次发病之前有无麻疹患者接触史、麻疹疫苗接种史，还应询问出疹时间、出疹部位和出疹顺序等。

（二）身体状况

典型麻疹的临床过程分为四期：

1. 潜伏期　一般为 6～18d，平均为 10d。在潜伏期末可有轻度发热、精神差、全身不适等症状。

2. 前驱期　一般为 3～4d。主要表现有发热、上呼吸道炎症和麻疹黏膜斑（彩图 16-1）。①发热：为首发症状，多为中度以上发热。②上呼吸道炎症：发热同时伴有咳嗽、流涕、喷嚏等上呼吸道感染症状；眼结膜充血、流泪、畏光及眼睑水肿是该疾病的特点。③麻疹黏膜斑：发疹前 24～48h 在上下磨牙相对的颊黏膜上，可出现 0.5～1.0mm 大小的灰白色麻疹黏膜斑，周围有红晕，出疹后逐渐消失，具有早期诊断价值。

3. 出疹期　皮疹多在发热 3～4d 后按一定顺序出现（彩图 16-2）。①出疹顺序：初见于耳后发际，渐延及额、面、颈部、躯干、四肢，最后达手掌与足底。②皮疹特征：开始为淡红色的斑丘疹，直径 2～4mm，压之褪色，散在分布，疹间皮肤正常，3～5d 出齐，出疹高峰期皮疹增多，部分融合，呈暗红色。③全身中毒症状加重：高热、精神萎靡、嗜睡，重者有谵妄、抽搐，咳嗽加剧，肺部可闻及少量干、湿啰音。

4. 恢复期　一般在出疹 3～4d 后皮疹按出疹顺序消退，可有糠麸样脱屑及褐色色素沉着，经 7～10d 消退。此期体温下降，全身状况逐渐好转。

麻疹患儿易并发肺炎、喉炎、心肌炎、麻疹脑炎、营养不良和维生素 A 缺乏等，其中肺炎是麻疹最常见的并发症。

（三）心理 - 社会状况

麻疹预后良好，多数患儿需要在家护理，应注意评估家长对疾病的认知程度和护理能力，严防因不良生活习惯和不正确的护理方法妨碍疾病的康复和导致疾病的传播。要了解家庭及社区居民对疾病的认知程度、防治态度。麻疹患儿需要隔离治疗，由于活动受限及知识缺乏等，容易产生孤独、恐惧、紧张等心理变化。

（四）辅助检查

1. 血常规　血白细胞计数和中性粒细胞计数正常或减少，淋巴细胞相对增多。

2. 病原学检查　从患儿呼吸道分泌物中分离出麻疹病毒或检测到麻疹病毒抗原均可作出特异性诊断。

3. 血清学检查　采用酶联免疫吸附试验进行麻疹特异性 IgM 抗体检测，敏感性和特异性均好，有早期诊断价值。

（五）治疗要点

主要是加强护理、对症治疗，防止并发症的发生。鼓励患儿多饮水，注意补充维生素，尤其是维生素 A 和维生素 D。保持水、电解质及酸碱平衡，必要时静脉补液。高热时可酌情使用退热剂，避免急骤退热，特别是出疹期；伴有烦躁不安或惊厥者给予镇静剂。

【常见护理诊断/问题】

1. 有传播感染的危险　与呼吸道排出病毒有关。

2. 体温过高　与病毒血症、继发感染有关。

3. 有皮肤完整性受损的危险　与麻疹病毒感染所致皮疹有关。

4. 营养失调：低于机体需要　与食欲缺乏、摄入量少、高热消耗增加有关。

5. 潜在并发症：肺炎、喉炎等。

6. 知识缺乏：家长及患儿缺乏疾病防治的相关知识。

【护理目标】

1. 感染未发生传播。

2. 患儿体温在疹退后降至正常。

3. 患儿皮疹消退，皮肤完整、无感染。

4. 患儿患病期间能得到充足的营养。

5. 患儿无并发症或发生时得到及时发现与处理。

6. 家长及患儿了解麻疹防护的相关知识。

【护理措施】

（一）预防感染的传播

1. 隔离　对患儿宜采取呼吸道隔离至出疹后 5d，有并发症者延至出疹后 10d，接触过患儿的易感儿隔离观察 3 周，并给予被动免疫。

2. 防止病原传播　病室要注意通风换气（2 次 /d）、进行空气消毒，患儿衣被及玩具暴晒 2h。医护人员接触患儿前后应洗手。

3. 加强易感儿童的保护　按计划接种麻疹减毒活疫苗是预防麻疹最有效的措施；有密切接触史的易感儿在 5d 内注射血清免疫球蛋白可预防发病。

（二）维持体温正常

1. 休息　绝对卧床休息至皮疹消退、体温正常为止。保持室内空气新鲜，避免对流风,室温保持在 18～22℃,相对湿度 50%～60%。衣被要适宜,忌捂汗,出汗后及时擦干并更换衣被。

2. 降温　处理麻疹高热时需兼顾透疹,不宜用药物及物理方法强行降温,尤其禁用冷敷及乙醇擦浴,防止因体温骤降而引起末梢循环障碍使皮疹突然隐退。如体温升至40℃以上,可给予物理降温,如少盖衣被、温水擦浴或给予小剂量退热剂(常用量的 1/3～1/2)等,以免发生惊厥。

 知识拓展

做好麻疹患儿的皮肤清洁

麻疹患儿"不能洗脸"这种说法、做法是错误的。麻疹病毒侵入人体以后大量复制、增殖,广泛分布于皮肤皮疹以及口腔黏膜、眼结膜、鼻黏膜等部位的分泌物中,如不及时清洗,分泌物长时间刺激,可使这些部位的抵抗力下降,给病毒继续侵入和其他致病菌的生长繁殖创造条件,容易继发肺炎、喉炎、结膜炎等并发症,严重的还可威胁患儿的生命。因此,在护理时要做好麻疹患儿的皮肤清洁。

(三)保持皮肤黏膜的完整性

1. 皮肤护理　在保暖的前提下,保持皮肤清洁,每日用温水擦浴、勤换内衣。如出疹不畅,可用鲜芫荽煎水服或外用,帮助透疹。勤剪指甲,避免患儿抓伤皮肤引起继发感染。

2. 口、眼、鼻部的护理　加强口腔护理,常用生理盐水或漱口液洗漱口腔。必要时可用生理盐水清洗双眼,再滴入抗生素滴眼液或眼膏,每日数次,可服用维生素 A 预防干眼。及时清除鼻腔分泌物,保持气道通畅。

(四)保证营养的供给

发热期间给予营养丰富、高维生素、清淡、易消化的流质或半流质饮食,少量多餐。鼓励多饮水,必要时按医嘱静脉补液。恢复期应给予高蛋白、高能量、富含维生素的食物,无须忌口。

(五)注意观察病情

出疹期若透疹不畅、疹色暗紫、持续高热、咳嗽加剧、呼吸困难、肺部湿啰音增多,可能并发了肺炎;患儿若出现频咳、声嘶、吸气性呼吸困难、三凹征,可能是并发了喉炎;患儿若出现嗜睡、惊厥、昏迷,可能并发了脑炎。若出现上述表现应及时报告医生并给予相应的护理。

(六)健康指导

向家长介绍麻疹的流行特点、病程、隔离时间、早期症状、并发症及预后,指导家长进行隔离消毒、皮肤护理和病情观察等,强调预防麻疹的重要性和主要护理措施,如麻疹流行期间易感儿应尽量避免去人员密集、空气流通性差的公共场所,托幼机构应加强晨间检查,8个月以上未患过麻疹者均应接种麻疹减毒活疫苗等。

【护理评价】

通过积极治疗和护理,患儿:

1. 感染是否得到控制。

2. 体温是否恢复正常。

3. 皮疹是否消退、皮肤是否完好。

4. 患病期间是否得到充足的营养补充。

5. 是否无并发症或发生时得到及时发现与处理。

6. 家庭成员是否了解麻疹防护的相关知识。

第二节 水 痘

 工作情景与任务

导入情景:

患儿,男,6岁,因咽痛2d,发热1d,身体出现皮疹来院就诊。查体:T 38.9℃,躯干可见少量斑疹、丘疹。患儿被初步诊断为水痘。

工作任务:

1. 请向患儿和家长介绍水痘的流行特点。

2. 请对水痘患儿的皮肤进行护理。

【概述】

水痘是由水痘-带状疱疹病毒引起的儿童常见的急性出疹性疾病,传染性极强。全年均可发病,以冬、春季多发。临床特征为分批出现的皮肤黏膜斑疹、丘疹、疱疹、结痂等皮肤损害并存。人群对水痘普遍易感,以2~6岁为发病高峰。水痘患者是唯一的传染源。病毒存在于患者呼吸道鼻咽分泌物和疱疹液中,经飞沫及直接接触传播;病毒在外界抵抗力弱,不耐热和酸,在痂皮中不能存活。出疹前1~2d至疱疹结痂为止均有很强的传染性。患儿感染后可获得持久免疫力。

【护理评估】

（一）健康史

询问近2~3周内有无水痘患者或带状疱疹患者接触史,有无肾上腺糖皮质激素及免疫抑制剂等药物使用史,有无水痘－带状疱疹病毒减毒活疫苗接种史,本次发病有无低热、食欲缺乏等前驱症状,评估本次皮疹的出疹时间、皮疹分布和特点。

（二）身体状况

潜伏期多为 2 周,有时可达 3 周。典型水痘表现如下:

1. 前驱期　婴幼儿常无症状或症状轻微。年长儿可有低热、头痛、食欲缺乏、咽痛等上呼吸道感染症状,持续 1~2d。

2. 出疹期　发热第 1d 就可出疹,皮疹特点为:

1）皮疹分批出现,开始为红色斑疹或斑丘疹,迅速发展成疱疹;疱疹壁薄易破、周围有红晕、有凹陷,随后疱疹液由清亮变为浑浊,瘙痒感重,2~3d 开始干枯结痂,愈后多不留瘢痕。由于皮疹分批出现,故同一部位同时存在斑疹、丘疹、疱疹、结痂是水痘皮疹的重要特征（彩图 16-3）。

2）皮疹呈向心性分布,躯干多,四肢少,这是水痘皮疹的又一特征。

3）黏膜疱疹可出现在口腔、咽、眼结膜、生殖器等处,破溃后形成溃疡,疼痛明显。

水痘为自限性疾病,10d 左右自愈。免疫功能低下、正在应用肾上腺糖皮质激素的儿童,若感染水痘,病情严重,易发生出血性和播散性皮疹,表现为高热,皮疹分布广泛,可融合形成大疱型疱疹或出血性皮疹,继发感染者可引起败血症,病死率高。水痘的常见并发症为皮肤继发性细菌感染（最常见）、肺炎、脑炎等。

（三）心理－社会状况

由于水痘皮疹痒感极重,影响患儿睡眠,患儿易产生烦躁、焦虑心理,多表现为哭闹。注意评估家长、保育人员在水痘预防、护理及隔离消毒方面的认知水平。

（四）辅助检查

1. 血常规　白细胞计数大多正常,继发细菌感染时可增高。

2. 疱疹刮片检查　可见多核巨细胞及核内包涵体。

3. 血清学检查　做血清特异性抗体 IgM 检查有助于早期诊断;双份血清抗体 IgG 滴度升高 4 倍以上可确诊。

（五）治疗要点

主要采取对症治疗。皮肤瘙痒时可局部应用炉甘石洗剂及口服抗组胺药物,高热时给予退热剂。阿昔洛韦为目前抗水痘－带状疱疹病毒的首选药物,治疗越早越好。继发细菌感染者可给予抗生素治疗。此外,亦可选用 α- 干扰素。皮质激素有可能导致病情播散,不宜使用。

【常见护理诊断／问题】

1. 有传播感染的危险　与呼吸道及疱液排出病毒有关。

2. 皮肤黏膜完整性受损　与水痘病毒引起的皮疹及继发感染有关。

3. 体温过高　与病毒血症有关。

4. 潜在并发症:皮肤继发性细菌感染、肺炎、脑炎等。

5. 知识缺乏:家长及患儿缺乏该疾病防治的相关知识。

【护理目标】

1. 密切接触者无感染或得到及时隔离。

2. 患儿皮疹消退,皮肤完整、无感染。

3. 患儿体温降至正常。

4. 患儿未发生并发症或并发症得到及时发现和处理。

5. 家长及患儿掌握疾病防治基本知识。

【护理措施】

（一）预防感染的传播

1. 隔离　隔离患儿至疱疹全部结痂为止。易感儿接触后应隔离观察 3 周。

2. 防止病原传播　避免易感者与患儿接触,尤其是体弱儿、孕妇或免疫缺陷者。保持室内空气新鲜,可采用紫外线消毒。

3. 保护易感儿童　做好疫苗的预防接种工作;对已接触水痘者,需在接触后 72h 内给予水痘 – 带状疱疹免疫球蛋白肌内注射,可起到预防或减轻症状的作用。

（二）维持皮肤完整性

1. 室温适宜,保持衣被清洁宽大,避免因穿衣过紧和衣被过厚,增加痒感。勤换内衣,保持皮肤清洁、干燥;剪短指甲,婴幼儿可戴连指手套,以免搔破皮肤,继发感染或留下瘢痕。

2. 皮肤瘙痒时,温水洗浴,疱疹无破溃者,局部涂炉甘石洗剂或 5% 碳酸氢钠溶液,也可遵医嘱口服抗组胺药物;疱疹破溃、继发感染者局部涂抗生素软膏,或遵医嘱口服抗生素控制感染。

（三）维持体温正常

患儿多有中低度发热,不必用药物降温。有高热者,可用物理降温或使用适量退热剂;避免使用肾上腺皮质激素,防止病毒播散、病情加重;忌用阿司匹林,以免引起瑞氏综合征。卧床休息至热退、症状减轻。给予富含营养的清淡饮食,多饮水。

（四）观察病情

注意观察患儿精神、体温、食欲、有无呕吐等。若患儿出现发热、咳嗽、气促、呼吸困难等,可能并发肺炎;如患儿出现头痛、呕吐、嗜睡、惊厥等症状,可能并发脑炎。注意观察,及早发现,并给予相应的治疗及护理。

（五）健康指导

护士向家长介绍水痘患儿隔离时间,使家长有充分思想准备,以免引起焦虑。指导家长注意观察患儿体温、精神、食欲及有无呕吐等,发现异常应及时到医院就诊。指导家长做好皮肤护理,注意检查,防止继发感染。流行期间避免易感儿去公共场所。

【护理评价】

通过积极治疗和护理,患儿:

1. 感染是否得到控制。

2. 体温是否恢复正常。

3. 皮疹是否消退、皮肤是否恢复良好。

4. 是否无并发症或发生时得到及时发现与处理。

5. 家庭成员是否掌握水痘的居家护理要点。

 护理学而思

患儿,男,5岁,未患过水痘,8d前曾与患水痘同学有接触史。现患儿自述乏力、皮肤瘙痒难忍。查体:T 38.2℃,前胸部皮肤有散在斑丘疹、椭圆形小水疱,皮肤有抓痕。

请思考:

1. 针对瘙痒难忍时,对该患儿应采取何种护理措施?

2. 该患儿的隔离时间。

第三节　猩　红　热

 工作情景与任务

导入情景:

患儿,女,6岁,咽痛2d,发热1d,躯干出现皮疹来诊。查体:T 39.4℃,面部充血,口周苍白;咽部充血明显,扁桃体Ⅰ度肿大,躯干、四肢弥漫性充血,广泛分布针尖大小红色皮疹,指压褪色。患儿被初步诊断为猩红热。

工作任务:

1. 猩红热的病原体是什么?

2. 猩红热患儿在病程2~3周时会发生哪些并发症?

【概述】

猩红热是由A组β溶血性链球菌引起的急性呼吸道传染病。临床以发热、咽峡炎、全身弥漫性鲜红色皮疹和疹后脱屑为特征。少数儿童在病后出现心、肾变态反应性并发症。

患者和带菌者是主要的传染源,主要经空气飞沫传播。该疾病全年均可发病,冬、春季节多见。多见于3岁以上儿童。A组β溶血性链球菌,外界生命力较强,在痰和渗出物中可存活数,0℃环境中可存活数月;对热及干燥抵抗力不强,56℃处理30min及一般消毒剂均可将其杀灭。

【护理评估】

（一）健康史

评估患儿有无与猩红热患者接触史，居住环境是否阴暗潮湿、空气不流通、居住拥挤等，有无发热、咽痛等病史。

（二）身体状况

潜伏期平均 2~3d。典型病例起病急骤并有发热、咽峡炎。

1. 发热　多为持续性，可达 39℃左右，伴有头痛、全身不适、食欲缺乏等一般中毒症状。

2. 咽峡炎　表现有咽痛、咽及扁桃体充血，其上有脓性分泌物覆盖。腭部可见有充血或出血性黏膜疹，可先于皮疹出现。

3. 皮疹　发热后 1~2d 开始出疹，始于耳后、颈部及上胸部，24h 内迅速蔓及全身。典型皮疹是在全身皮肤弥漫性充血的基础上出现分布均匀、针尖大小的丘疹，压之褪色，疹间无正常皮肤，伴痒感（彩图 16-4）。少数可见带黄白色脓头且不易破溃的皮疹，称"粟粒疹"，严重者可表现为出血性皮疹。在皮肤皱褶处，皮疹密集或因摩擦出血而呈紫红色线状，称为"线状疹"，亦称巴氏线（Pastia lines）（彩图 16-5）。颜面部仅有充血而无皮疹，口鼻周围充血不明显，与面部充血相比显得发白，称为"口周苍白圈"（彩图 16-6）。皮疹多于 48h 达高峰，继之依出疹顺序开始消退，皮肤随之脱屑，面部及躯干常为糠屑状脱屑，手足掌处常呈手套、足套状片状脱皮。2~3d 内退尽，重者可持续 1 周。与出疹同时可出现舌乳头肿胀，舌面覆以白苔，称为"草莓舌"（彩图 16-7）。2~3d 后，舌乳头凸起，舌苔脱落，舌面光滑呈绛红色，称为"杨梅舌"（彩图 16-8）。

4. 并发症　初期可发生化脓性和中毒性并发症，如化脓性淋巴结炎、中毒性心肌炎、中毒性肝炎等。在病程第 2~3 周，可并发风湿热、急性肾小球肾炎等，为变态反应所致。

（三）心理－社会状况

猩红热好发于年长儿，他们往往对疾病能正确认识，也能积极配合治疗及护理。但在疾病恢复期由于患病部位的皮肤大片脱皮，会引起患儿担心外表形象从而产生恐惧、焦虑等情绪变化。

（四）辅助检查

1. 血常规　白细胞计数增高，中性粒细胞比例常在 80% 以上，严重患儿可出现中毒颗粒。

2. 细菌培养　咽拭子或病灶分泌物培养可有 A 组 β 溶血性链球菌生长。

3. 免疫荧光检查　用免疫荧光法检测咽拭子涂片可快速诊断。

（五）治疗要点

1. 病原治疗　首选青霉素，根据病情选择肌内注射或静脉途径给药，疗程 5~7d。对青霉素过敏者可选用红霉素，疗程同青霉素。

2. 对症治疗　中毒型或脓毒型猩红热中毒症状明显,除应用大剂量青霉素外,可给予肾上腺糖皮质激素,发生休克者,给予抗休克治疗。

【常见护理诊断/问题】

1. 有传播感染的危险　与呼吸道排出病原体有关。

2. 体温过高　与链球菌感染、毒血症有关。

3. 有皮肤完整性受损的危险　与皮疹、脱皮有关。

4. 潜在并发症:化脓性感染、风湿热、肾小球肾炎等。

【护理目标】

1. 密切接触者未发生感染或得到及时隔离。

2. 患儿体温在疹退后降至正常。

3. 患儿皮疹消退,皮肤完整、无感染。

4. 患儿无并发症或发生时得到及时发现与处理。

【护理措施】

(一)预防感染的传播

患儿隔离至临床症状消失后 1 周、咽拭子培养连续 3 次阴性。对密切接触者医学观察 7d,一旦有咽痛、扁桃体炎表现应给予隔离观察、治疗。

(二)维持体温正常

1. 环境　病室应保持空气新鲜、流通,温、湿度适宜,室内温度在 18~20℃,相对湿度应在 50%~60% 为宜。

2. 休息　急性期应卧床休息,保持心情平静,有并发症者应绝对卧床休息 2~3 周。

3. 饮食　应给予易消化、营养丰富、高维生素的流质或半流质饮食,多饮水,注意补充足够的液体,必要时静脉输液以保证入量。

4. 降温　可采用物理降温,禁用乙醇擦浴,以避免对皮肤的刺激。对持续高热用物理降温效果不明显者按医嘱采用药物降温。

(三)维持皮肤完整性

保持皮肤清洁,每日用温水轻擦皮肤,禁用肥皂水、酒精擦拭。出疹期皮肤有瘙痒感,应避免搔抓损伤皮肤造成感染,可涂炉甘石洗剂止痒;忌穿绒布或化纤内衣裤,以免加重痒感。疹退后有皮肤脱屑,应任其自然脱落,嘱患儿不要强行撕脱,有大片脱皮时可用消毒剪刀剪掉。

(四)观察病情变化

注意观察体温变化、咽痛症状及咽部分泌物变化、皮疹变化;在病程第 2~3 周时易出现并发症,以急性肾小球肾炎多见,患儿家长应注意观察患儿有无眼睑浮肿、尿量以及尿液颜色的变化,并定时检查尿常规,及时发现肾脏损害。

【护理评价】

通过积极治疗和护理,患儿:

1. 感染是否得到控制。
2. 体温是否恢复正常。
3. 皮疹是否消退、皮肤是否恢复良好。
4. 是否无并发症或发生时得到及时发现与处理。

第四节　流行性腮腺炎

 工作情景与任务

导入情景：

患儿，男，7岁，因发热、乏力、右腮部肿胀疼痛2d就诊。查体：T 38.3℃，右侧面部围绕耳垂周围肿胀，有触痛。血常规：白细胞计数正常，血淀粉酶升高，初步诊断为流行性腮腺炎。

工作任务：

1. 该患儿可能存在的护理问题有哪些？
2. 该对患儿采取哪些护理措施？

【概述】

流行性腮腺炎是由腮腺炎病毒引起的儿童常见的急性呼吸道传染病。临床以腮腺肿大、疼痛为特征。可累及其他腺体组织或脏器，系非化脓性炎症。全年均可发病，以冬、春季多见。5~15岁儿童好发，患者和隐性感染者为传染源，自腮腺肿大前1d到消肿后3d均有传染性，感染后可获得持久免疫力。

腮腺炎病毒为RNA病毒，仅有一个血清型，存在于患者唾液、血液、尿液及脑脊液中，主要通过直接接触、飞沫传播，也可经唾液污染的食具、玩具等途径传播。病毒在外界抵抗力弱，56℃加热20min或甲醛、紫外线等可以使其灭活，但在低温条件下可存活较久。

【护理评估】

（一）健康史

询问患儿发病前2~3周内有无流行性腮腺炎患者接触史，有无腮腺炎疫苗接种史，本次发病前有无发热、头痛和肌痛等症状，既往有无腮腺反复肿大或腮腺炎病史。

（二）身体状况

潜伏期14~25d，平均18d。部分患儿有发热、头痛、肌痛、乏力、食欲缺乏等前驱症状。通常一侧先肿大，继而累及对侧，也有两侧同时肿大或始终限于一侧者。腮腺肿大以耳垂为中心（图16-9），向前、后、下发展，边缘不清，触之有弹性及触痛。伴周围组织水肿，局部皮肤张紧发亮、灼热,但不红,疼痛明显,咀嚼食物时会加重。在上颌第二磨牙旁的颊黏膜处,可见红肿的腮腺导管口(彩图16-10),无脓性分泌物。腮腺肿大2~3d达高峰,5d后逐渐消退。颌下腺、舌下腺、颈部淋巴结也可同时受累。

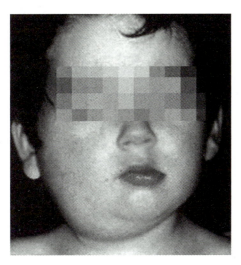

图 16-9　流行性腮腺炎腮腺肿大

腮腺炎病毒有嗜腺体和嗜神经性,故病毒常侵入中枢神经系统、其他腺体或器官,而使部分患儿发生脑膜脑炎(最常见)、睾丸炎、卵巢炎、急性胰腺炎等。

(三)心理-社会状况

该疾病有传染性,需要隔离治疗,因急性疼痛明显、进食困难、外表形象的改变和担心学习等,可使患儿出现烦躁、焦虑、抑郁等心理变化。注意家长有无因对该疾病缺乏科学认知,产生焦虑或自责以及对传染病或并发症的过分担忧等情绪变化。

(四)辅助检查

1. 血清和尿淀粉酶测定　病程早期约90%患儿血清和尿液淀粉酶增高,其增高程度与腮腺肿大的程度平行。

2. 血清学检查　血清中特异性IgM抗体增高提示近期感染。

3. 病毒分离　患儿唾液、脑脊液、血液、尿液中可分离出腮腺炎病毒。

(五)治疗要点

主要为对症处理和支持治疗。发病早期可用利巴韦林静脉滴注,疗程5~7d。头痛和并发睾丸炎者可酌情应用镇痛药。睾丸胀痛可用棉花垫或丁字带托起,局部冷敷。重症可短期应用肾上腺皮质激素治疗。

【常见护理诊断/问题】

1. 有传播感染的危险　与病原体排出有关。

2. 疼痛　与腮腺非化脓性炎症有关。

3. 体温过高　与病毒感染有关。

4. 潜在并发症:脑膜脑炎、睾丸炎、急性胰腺炎等。

5. 知识缺乏:家长及患儿缺乏该疾病防治的相关知识。

【护理目标】

1. 感染未发生传播。

2. 疼痛减轻或消失。

3. 患儿体温降至正常。

4. 患儿无并发症或发生时得到及时发现与处理。

5. 家长及患儿掌握疾病防治基本知识。

【护理措施】

（一）预防感染的传播

呼吸道隔离至腮腺肿大消退后 3d。对患儿呼吸道分泌物污染的物品进行消毒。流行期间应加强托幼机构的晨检工作。居室应空气流通,保持空气新鲜。

（二）减轻疼痛

1. 口腔护理　保持口腔清洁,常用温盐水漱口,多饮水,以减少口腔内残余食物,防止继发感染。

2. 饮食护理　给予易消化、清淡、有营养的半流质或软食,避免吃酸、辣、干、硬等刺激性食物,以免咀嚼及唾液分泌增加使疼痛加剧。

3. 局部护理　局部冷敷,以减轻炎症充血及疼痛。

（三）维持体温正常

监测体温,高热者根据具体情况给予物理或药物降温,鼓励多饮水。发热伴有并发症者应卧床休息至热退为止。

（四）观察病情

注意有无脑膜脑炎、睾丸炎、急性胰腺炎等临床征象,如出现剧烈呕吐、头痛,睾丸肿痛,中上腹疼痛等,应及时报告医生,予以相应治疗和护理。

（五）健康指导

无并发症的患儿一般在家中隔离治疗,指导家长做好隔离、饮食、用药等护理,介绍减轻疼痛的方法;有并发症的及时到医院就诊。腮腺炎流行期间,避免带孩子到人群密集的场所。对 8 个月以上易感儿童接种腮腺炎减毒活疫苗,有效保护期可达 10 年。

【护理评价】

通过积极治疗和护理,患儿:

1. 感染是否得到控制。

2. 疼痛是否得到缓解。

3. 体温是否恢复正常。

4. 是否无并发症或发生时得到及时发现与处理。

5. 家庭成员是否掌握健康指导主要内容并能够给患儿开展居家护理。

第五节　中毒性细菌性痢疾

导入情景：

患儿，男，5 岁，发热、腹泻 1d，抽搐 2 次，家长紧急将其送医院就诊。查体：T 39.5℃，面色苍白，经询问患儿有不洁饮食史。患儿被初步诊断为细菌性痢疾。

工作任务：

1. 请向家长介绍该疾病的传染源和传播途径。

2. 应该采取哪些护理措施来降低体温、控制惊厥？

【概述】

细菌性痢疾是由志贺菌属引起的肠道传染病，病原体为痢疾杆菌，系革兰氏阴性杆菌，对外界抵抗力较强，耐寒、耐湿，但不耐热和阳光，日光照射 30min 或 60℃加热 5～10min 可将其灭活，对一般消毒剂均敏感。中毒型细菌性痢疾是急性细菌性痢疾的危重型，起病急骤，其临床特征为突发高热、腹泻、反复惊厥、嗜睡、迅速发生休克和昏迷，病死率高，须积极抢救。

痢疾患者和带菌者是主要传染源。人群普遍易感，多见于 3～7 岁儿童，以夏、秋季多见，流行季节可暴发流行，主要通过消化道传播。

【护理评估】

（一）健康史

询问本次发病前有无不洁饮食史、与腹泻患者接触史；有无高热、惊厥、休克等表现；了解患儿既往身体状况。

（二）身体状况

潜伏期通常为 1～2d。起病急骤，患儿突然高热，体温可达 40℃以上，常在肠道症状出现前发生惊厥，一般数小时内即可出现中毒症状。肠道症状往往在数小时或十余小时后出现，故常被误诊为其他热性疾病。根据临床特点分为以下四型：

1. 休克型（皮肤内脏微循环障碍型）　此型较常见。主要表现为感染性休克。早期为微循环障碍，患儿精神萎靡、面色苍白、四肢厥冷、脉搏细速、血压正常或偏低、脉压差小。随着病情进展，微循环淤血、缺氧，出现发绀、面色青灰、皮肤花纹、血压下降或测不出、心音低钝、少尿或无尿，后期可伴心、肺、肾等多器官功能障碍。

2. 脑型（脑微循环障碍型）　以颅内压增高、脑水肿、脑疝及呼吸衰竭为主。患儿有剧烈头痛、呕吐、血压增高、心率相对缓慢、肌张力增高、反复惊厥及昏迷。严重者出现呼吸节律不齐、瞳孔两侧大小不等、对光反射迟钝或消失。

3. 肺型（肺微循环障碍型） 以肺微循环障碍为主，主要表现为呼吸窘迫综合征，常由脑型或休克型发展而来，病情危重，病死率高。

4. 混合型 同时或先后出现以上两型或三型的征象，病情最为严重，预后差。

（三）心理－社会状况

家庭成员常表现出自责、紧张、焦虑、恐惧等情绪变化。应注意评估家庭成员对该疾病的认知程度。

（四）辅助检查

1. 血常规 白细胞计数和中性粒细胞计数增高。

2. 大便常规 镜检可见大量脓细胞、红细胞、巨噬细胞。

3. 大便培养 可见痢疾杆菌生长。

4. 免疫学检查 采用免疫荧光抗体等方法检测粪便的细菌抗原，有助于早期诊断。

（五）治疗要点

1. 降温止惊 对高热的患儿可采用物理降温、药物降温及亚冬眠疗法。惊厥患儿可用地西泮止惊或用水合氯醛保留灌肠。

2. 抗生素治疗 可选用环丙沙星、左旋氧氟沙星、头孢噻肟钠或头孢曲松钠等。

3. 防治脑水肿和呼吸衰竭 保持呼吸道通畅，给氧；用20%甘露醇快速静脉滴注，减轻脑水肿，必要时可用肾上腺糖皮质激素；若出现呼吸衰竭应及早使用呼吸机。

4. 防治微循环衰竭 首先扩充血容量、纠正酸中毒，维持水、电解质平衡，在充分扩容的基础上应用东莨菪碱、酚妥拉明、多巴胺等血管活性药物，改善微循环；使用肾上腺糖皮质激素改善病情。

 护理学而思

患儿，女，3岁，腹泻伴发热1d，家人曾自行给予"消炎药"（具体不详）治疗，效果不明显，2h前惊厥1次入院。查体：T 39.0℃，精神萎靡、面色苍白、皮肤稍干燥，腹部轻压痛，肠鸣音活跃。颈无抵抗，克尼格征（－），布鲁辛斯基征（－）。大便呈黄色黏液便。患儿被初步诊断为细菌性痢疾。

请思考：
如何为患儿缓解腹痛症状？

【常见护理诊断/问题】

1. 组织灌注量不足 与微循环障碍有关。

2. 体温过高 与毒血症有关。

3. 有传播感染的危险 与肠道病原体排出有关。

4. 潜在并发症：脑水肿、呼吸衰竭等。

5. 焦虑 与病情危重有关。

【护理目标】

1. 恢复有效循环血容量。

2. 患儿体温降至正常。

3. 感染未发生传播。

4. 患儿无并发症或发生时得到及时发现与处理。

5. 家长无紧张、焦虑情绪。

【护理措施】

（一）维持有效循环血容量

患儿取平卧位或头高脚低位，注意保暖，记录出入量，密切观察生命体征、神志、面色、肢端温度与尿量的变化，迅速建立有效的静脉通道，维持水、电解质平衡，纠正酸中毒。

（二）维持体温正常

保持室内空气流通，温、湿度适宜。监测患儿体温变化，高热时给予物理降温或药物降温，对持续高热不退、频发惊厥者可采用亚冬眠疗法。

（三）预防疾病的传播

1. 管理传染源 肠道隔离至临床症状消失后 1 周或 3 次大便培养阴性。

2. 切断传播途径 加强水源、饮食、粪便的管理。养成良好卫生习惯，如饭前便后洗手，不喝生水，不吃变质、不洁食物等。患儿食具要煮沸消毒 15min，粪便要用 1% 含氯消毒液处理，尿布或内裤要沸水浸泡后再洗。

3. 保护易感人群 在菌痢流行期间，易感者口服多价痢疾减毒活菌苗，有较好的保护作用。

（四）防治脑水肿和呼吸衰竭

专人监护，密切观察神志、面色、体温、脉搏、瞳孔、血压、尿量、呼吸节律变化及惊厥情况。按医嘱使用镇静剂、脱水剂、利尿剂等，控制惊厥，降低颅内压。保持呼吸道通畅，给氧；做好人工呼吸、气管插管、气管切开的准备工作，必要时使用呼吸机。

（五）减轻家长心理压力

向患儿家长介绍病情，提供心理支持，减轻家长紧张、焦虑的情绪，与医护人员建立信任关系，从而积极配合治疗和护理。

（六）健康指导

向患儿与家长介绍疾病的发生原因、传播方式和预防知识。指导家长注意儿童饮食卫生，养成良好卫生习惯等。餐具单独使用，用后煮沸消毒，玩具及用物定期在阳光下暴晒，直到隔离期结束。

【护理评价】

通过积极治疗和护理,患儿:

1. 是否恢复有效循环血容量。

2. 体温是否恢复正常。

3. 感染是否得到控制。

4. 是否无并发症或发生时得到及时发现与处理。

5. 家长心理压力是否得到缓解,是否配合治疗和护理。

第六节　手 足 口 病

 工作情景与任务

导入情景:

患儿,男,2岁,乏力、头痛,食欲缺乏3d,手掌出现小疱1d来医院就诊。查体:T 37.8℃,手掌、口腔黏膜有散在疱疹,疱壁薄,疱液清,周围有红晕。

工作任务:

1. 初步诊断患儿最有可能是何种疾病?

2. 该从哪些方面阻断该疾病传播?

【概述】

手足口病主要是由肠道病毒引起的急性传染病,可引发手、足、口腔等部位的疱疹,少数患儿可出现心肌炎、肺水肿、无菌性脑膜炎等并发症。重症患儿病情发展快,可导致死亡。病原体以柯萨奇病毒A16型和肠道病毒71型最为常见。

患者和隐性感染者为主要传染源。可通过空气飞沫或直接接触传播。该疾病常见于夏、秋季节,多发生于5岁以下儿童,可在托幼机构中流行。

【护理评估】

（一）健康史

询问患儿发病前1~2周内有无手足口病患儿接触史;近期托幼机构有无手足口病流行;是否有良好的卫生习惯。本次发病前有无发热、头痛、咽痛、咳嗽、腹痛等症状。

（二）身体状况

潜伏期多为2~10d,平均3~5d。

1. 普通病例　患儿发病前可有不同程度的发热、头痛、乏力、食欲缺乏、咽痛、咳嗽、腹痛等前驱症状。口腔黏膜出现散在疱疹,手足和臀部出现斑丘疹、疱疹,疱内液体较少,周围有炎性红晕,见表16-1。病程1周左右,预后较好,少有复发,极少数发展成重症。

2. 重症病例 除上述典型表现外(部分婴幼儿可无典型皮疹),早期可出现持续高热,末梢循环不良,呼吸、心率明显增快,精神差,呕吐,肢体抖动或无力,抽搐等,进一步发展可出现循环衰竭、肺水肿、昏迷甚至死亡,存活病例可留有后遗症。

表16-1 儿童出疹性疾病的鉴别要点

疾病	病原体	全身症状及其他特征	皮疹特点	发热与皮疹的关系
麻疹	麻疹病毒	发热、咳嗽、畏光、鼻黏膜表层的炎症、结膜炎,麻疹黏膜斑	红色斑丘疹,自头面部→颈→躯干→四肢,退疹后有色素沉着及细小脱屑	发热3~4d后出疹,出疹期为发热的高峰期
水痘	水痘-带状疱疹病毒	典型水痘全身症状轻,表现为发热、全身不适、食欲缺乏等。重症水痘可出现高热及全身中毒症状	皮疹分批出现,按红色斑疹、丘疹、疱疹、结痂的顺序演变。丘疹、疱疹、结痂并存	发热第1d可出疹
猩红热	A组β溶血性链球菌	发热、咽痛、头痛、呕吐、"杨梅舌"、环口苍白圈、颈部淋巴结肿大	皮肤弥漫性充血,上有密集针尖大小丘疹,全身皮肤均可受累,疹退后伴脱皮	发热1~2d出疹,出疹时高热
手足口病	肠道病毒	发热、头痛、乏力、食欲缺乏、咽痛、咳嗽、腹痛等	口腔黏膜、手足出现直径2~4mm的圆形或椭圆形斑丘疹和疱疹,周围有炎性红晕,破溃后形成溃疡或糜烂,疼痛明显	患儿发病前可有不同程度的发热
药物疹		原发病症状,有近期服药史	皮疹痒感,与用药有关。皮疹多变,可呈斑丘疹、疱疹、猩红热样皮疹、荨麻疹等	发热多为原发病引起
风疹	风疹病毒	全身症状轻,耳后、枕部淋巴结肿大并触痛	面颈部→躯干→四肢,斑丘疹,疹间有正常皮肤,退疹后无色素沉着及脱屑	症状出现后1~2d出疹
幼儿急疹	人类疱疹病毒6型	主要见于婴幼儿,一般情况好,高热时可有惊厥,耳后枕部淋巴结亦可肿大,常伴有轻度腹泻	红色细小密集斑丘疹,头、面、颈及躯干部多见,四肢较少,1d出齐,次日即开始消退	高热3~5d,热退疹出

（三）心理－社会状况

评估家长对该疾病了解程度及护理能力,观察患儿有无恐惧心理。

（四）辅助检查

1. 血常规　白细胞计数正常或偏低,中性粒细胞计数减少,淋巴细胞计数相对增高。

2. 病原学检查　留取咽拭子和粪便标本进行病毒学检测,检测出阳性或分离到肠道病毒即可确诊。

（五）治疗要点

1. 普通病例　目前尚无特异性治疗措施,主要为对症治疗,加强隔离,避免交叉感染。适当休息,清淡饮食,做好口腔护理和皮肤护理。

2. 重症病例　神经系统受累者积极给予甘露醇降压治疗;酌情应用糖皮质激素和免疫球蛋白;给予降温、镇静、止惊;严密观察病情变化,密切监护。呼吸、循环衰竭治疗者保持呼吸通畅,吸氧;监测呼吸、心率、血压和血氧饱和度;呼吸功能障碍时及时气管插管使用正压机械通气;在维持血压稳定的情况下,限制液体入量;头肩抬高 15°～30°,保持中立位,留置胃管、导尿管;根据血压、循环的变化可选用血管活性药物,如多巴胺、多巴酚丁胺等药物,酌情使用利尿药治疗;保护重要脏器,维持内环境稳定;继发感染时给予抗生素治疗。恢复期给予支持治疗,促进各脏器功能恢复;功能康复治疗和中西医结合治疗。

【常见护理诊断/问题】

1. 有传播感染的危险　与病毒经空气飞沫、粪－口途径、直接接触传播等有关。

2. 体温过高　与病毒感染有关。

3. 皮肤黏膜完整性受损　与手足皮肤受损和口腔黏膜受损有关。

4. 潜在并发症:心肌炎、脑膜炎等。

【护理目标】

1. 未发生感染播散。

2. 患儿体温恢复正常。

3. 患儿皮肤黏膜完整。

4. 患儿病情无恶化,并发症得到积极预防、及时处理。

【护理措施】

（一）预防感染的传播

轻症患儿居家隔离,隔离至体温正常、皮疹消退,一般 2 周左右;房间每日通风 2 次,并定期空气消毒;接触患儿前后均要消毒双手。用具消毒、暴晒,对患儿呕吐物和粪便用含氯消毒液处理 2h 后倾倒。尽量减少陪护及探视人员,并做好陪护宣教,勤洗手、戴口罩等。

（二）维持体温正常

患儿应适度休息,保持室内安静、空气清新,维持室温 18～20℃,相对湿度 50%～

60%。高热者遵医嘱给予降温。

（三）维持皮肤、口腔黏膜完整性

患儿衣被要清洁、舒适、柔软，经常更换。避免用肥皂、沐浴露清洁皮肤，以免刺激皮肤。剪短患儿的指甲，必要时包裹患儿双手，防止抓破皮疹；保持臀部清洁干燥。手足部皮疹未破溃处可涂炉甘石洗剂、冰硼散等；疱疹破溃、有继发感染者，局部用抗生素软膏。

给予营养丰富、易消化的流质或半流质饮食，如牛奶、鸡蛋汤、菜粥等保持营养均衡。饮食定时定量，少吃零食，以减少对口腔黏膜的刺激。因口腔溃疡疼痛拒食、拒水造成脱水、酸中毒者，给予补液以纠正水、电解质紊乱。保持口腔清洁，饭前、饭后用温水或生理盐水漱口；有口腔溃疡者可涂金霉素或鱼肝油；西瓜霜、冰硼散、珠黄散等可促进溃疡面愈合。

（四）观察病情变化

若患儿出现烦躁不安、嗜睡、肢体抖动、呼吸及心率增快等表现时，提示神经系统受累或心肺功能衰竭，应立即通知医生并积极配合治疗，给予相应护理。

（五）健康指导

向患儿及家长介绍本病的流行特点、临床表现、预防措施等知识。指导家长培养婴幼儿良好的卫生习惯，饭前、便后洗手；玩具、餐具定期清洗消毒等。确诊的患儿需立即隔离，不需住院治疗的患儿可在家中隔离，教会家长做好口腔护理、皮肤护理及病情观察，如有病情变化应及时就诊。流行期间不宜带儿童到人群聚集、空气流通差的公共场所，加强锻炼，提高机体抵抗力。

【护理评价】

通过积极治疗和护理，患儿：

1. 感染是否得到控制。
2. 体温是否恢复正常。
3. 皮肤黏膜是否恢复完整。
4. 是否无并发症或发生时得到及时发现与处理。

第七节　结　核　病

一、总　　论

 工作情景与任务

导入情景：

患儿，男，3 岁，出生时接种过卡介苗，近 3 个月常频繁咳嗽，午后低热、四肢无力、夜间易出汗,消瘦、食欲低下,3d前咳嗽加重,家长发现患儿痰液中有少量血丝来医院就诊。PPD试验后72h测量皮试区域硬结直径12mm,表面暗红,遍布密集小水疱、瘙痒感严重,有抓痕。患儿被初步诊断为结核病。

工作任务:

1. 请判断该患儿PPD试验的结果。

2. 指导家长学会对该患儿痰液的处理。

【概述】

 护理学而思

患儿,女,6岁,口腔黏膜溃疡2d,手掌、足底出现红色斑疹1d入院。曾在家给予口服药物(具体不详),效果不佳。查体:T 37.2℃,上腭、下唇可见米粒大小散在溃疡,覆有黄色假膜,周边红润。两侧颌下淋巴结肿大、有触痛。手掌、足底可见散在红色斑丘疹。实验室检查:WBC 10.8×10^9/L,N 0.54,L 0.45。

请思考:

1. 该患儿最有可能患有哪种疾病?

2. 该怎样对患儿的口腔溃疡面进行护理?

结核病是由结核分枝杆菌感染机体引起的一种慢性传染病。全身各个脏器均可受累,以肺结核最常见,严重病例可引起血行播散,发生粟粒性肺结核或结核性脑膜炎,后者是儿童结核病致死的主要原因。近年来,多重耐药性结核分枝杆菌菌株的产生已成为防治结核病的严重问题。

结核分枝杆菌有四种类型:人型、牛型、鸟型、鼠型,对人类有致病力的主要是人型和牛型,其中人型是人类结核病的主要病原体。结核分枝杆菌对酸、碱、消毒剂均有较强的抵抗力,湿热68℃ 20min即可灭活,干热100℃ 20min灭活,紫外线照射仅需10min、在阳光直射下1~2h灭活。痰液中的结核杆菌用5%苯酚或20%漂白粉经24h方可被杀灭。

1. 传染源　开放性肺结核患者是主要传染源。

2. 传播途径　呼吸道为主要传染途径。

对结核菌缺乏免疫力的儿童吸入带结核菌的飞沫或尘埃后即可引起感染,形成肺部原发病灶。

早日战胜结核病,共享健康

每年的 3 月 24 日是"世界防治结核病日",旨在全球范围内动员公众支持、加强对防治结核病的宣传,唤起各国对控制结核病疫情的高度重视,使结核病能得到科学预防、及时诊断和有效治疗。希望通过人们共同努力、筑牢防线,早日战胜结核病,共享健康。

3. 易感人群　新生儿对结核菌非常敏感。此外,HIV 感染者、使用免疫抑制剂等患者都是结核病的易感人群。发病与否主要取决于:①结核杆菌的毒力及数量;②机体抵抗力的强弱;③其他因素的影响,如遗传、社会经济落后、居住拥挤、营养不良等。

【辅助检查】

1. 结核菌素试验　儿童受结核分枝杆菌感染 4~8 周后,其结核菌素试验即呈阳性反应,属于迟发型变态反应。

(1)试验方法:常用的结核菌素试验为皮内注射法。将 0.1ml(含 5 个单位结核菌素)的结核菌素纯蛋白衍生物(PPD)缓缓注入左前臂掌侧面中下 1/3 交界处皮内,使之形成 6~10mm 的皮丘(彩图 16-11)。如曾患疱疹性结膜炎、结节性红斑或一过性多发性结核过敏性关节炎等,宜用 1 个结核菌素单位的纯蛋白衍生物试验,以防局部的过强反应及可能的病灶反应。

(2)结果判断:48~72h 后观察反应结果,见表 16-2。

表 16-2　结核菌素试验结果判断

局部反应	表示符号	判断结果
无硬结或硬结直径 <5mm	−	阴性
硬结直径 5~9mm	+	一般阳性
硬结直径 10~19mm	++	中度阳性
硬结直径 ≥20mm	+++	强阳性
除硬结外,还有水疱、破溃、淋巴管炎等	++++	极强阳性

(3)临床意义

1)阳性反应:接种卡介苗后;年长儿无明显临床症状仅呈一般阳性反应,表示曾感染过结核杆菌;婴幼儿尤其是未接种卡介苗的阳性反应多表示体内有新的结核病灶,年龄愈小,活动性结核的可能性愈大;强阳性反应者,表示体内有活动性结核病灶;由阴性转为阳性反应,或反应强度由原来＜10mm 增至＞10mm 且增幅＞6mm 时,表示新近有感染。接种卡介苗后与自然感染阳性反应不同见表 16-3。

2)阴性反应见于:未感染过结核分枝杆菌;结核迟发型变态反应前期(初次感染 4~8 周内);假阴性反应,由于机体免疫功能低下或受抑制所致,如重症结核病、麻疹、水痘、风疹、百日咳、重度营养不良、重度脱水、严重水肿、原发或继发免疫缺陷病、肾上腺糖皮质激素或其他免疫抑制剂治疗期间;技术误差或试剂失效。

表 16-3　接种卡介苗后与自然感染阳性反应的主要区别

项目	接种卡介苗后	自然感染
硬结直径	多为 5~9mm	多为 10~15mm
硬结颜色	浅红	深红
硬结质地	较软、边缘不整	较硬、边缘清楚
阳性反应的变化	有较明显的逐年减弱倾向,一般 3~5 年内逐渐消失	短时间内反应无减弱倾向,可持续若干年,甚至终身

2. 实验室检查

(1)结核分枝杆菌检查:从痰液、胃液、脑脊液、浆膜腔液中找到结核分枝杆菌是重要的确诊手段。

(2)免疫学诊断及分子生物学诊断:如用 DNA 探针、聚合酶链反应(PCR)来快速检测结核分枝杆菌;用免疫荧光试验、酶联免疫电泳技术(ELIEP)、酶联免疫吸附试验(ELISA)来检测结核分枝杆菌特异性抗体。

(3)血沉检查:血沉多增快,反映结核病处于活动期。

3. 影像学检查　胸部 X 线检查能确定病变范围、性质、类型、活动或进展情况,是筛查儿童肺结核的重要手段,可以明确结核病灶的范围、性质、类型(图 16-12)、活动或进展情况。重复检查有助于结核与非结核疾病的鉴别,亦可观察治疗效果。必要时可作高分辨率 CT 扫描,有利于发现隐蔽病灶。

4. 其他辅助检查

(1)纤维支气管镜检查:有助于支气管内膜结核及支气管淋巴结结核的诊断。

(2)周围淋巴结穿刺液涂片检查:可发现特异性结核病变。

(3)肺穿刺活体组织检查或胸腔镜取肺活体组织检查:对特殊疑难病例确诊有帮助。

【预防】

1. 控制传染源　结核分枝杆菌涂片阳性患者是儿童结核病的主要传染源。早期发现、合理治疗结核分枝杆菌涂片阳性的患者是预防儿童结核病的根本措施。

2. 普及卡介苗接种　卡介苗接种是预防儿童结核病的有效措施,可降低发病率和死

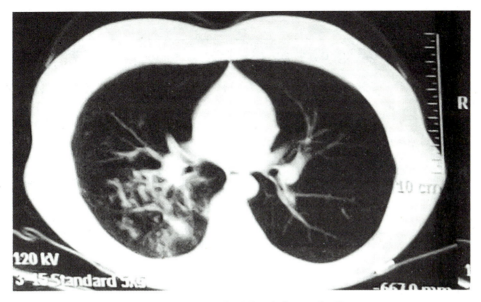

图 16-12　肺结核胸部 X 线片

亡率。目前我国要求在全国城乡普及新生儿卡介苗接种。但下列情况禁止接种卡介苗：①先天性胸腺发育不全症、严重联合免疫缺陷病患儿、HIV 感染患儿。②急性传染病恢复期。③注射局部有湿疹或患全身性皮肤病。④结核菌素试验阳性。

3. 预防性抗结核治疗　给予异烟肼（INH），10mg/（kg·d）（≤300mg/d），疗程 6～9 个月；或 INH 10mg/（kg·d）（≤300mg/d）联合利福平（RFP）10mg/（kg·d）（≤300mg/d），疗程 3 个月。对有下列指征的儿童可预防性服药：①密切接触家庭内开放性肺结核患者。②3 岁以下婴幼儿未接种卡介苗而结核菌素试验阳性。③结核菌素试验新近由阴性转为阳性。④结核菌素试验阳性伴结核中毒症状。⑤结核菌素试验阳性，新患麻疹或百日咳。⑥结核菌素试验阳性，需较长时间使用肾上腺糖皮质激素或其他免疫抑制剂治疗。

【治疗要点】

抗结核药治疗主要目的是杀灭病灶中的结核分枝杆菌，防止血行播散。用药原则：早期治疗，适宜剂量，联合用药，规律用药，坚持全程、分段治疗。

1. 常用的抗结核药

（1）杀菌药物

1）全杀菌药：如异烟肼（INH）和利福平（RFP）。

2）半杀菌药：如链霉素（SM）和吡嗪酰胺（PZA）。

（2）抑菌药物：常用的有乙胺丁醇（EMB）及丙硫异烟胺（PTH）。

（3）儿童常用的抗结核药见表 16-4。

表 16-4　儿童抗结核药

药物	剂量 mg/(kg·d)	给药途径	主要副作用
异烟肼	10～15（≤300mg/d）	口服（可肌内注射，静脉滴注）	肝毒性，末梢神经炎，皮疹和发热
利福平	10～20（≤600mg/d）	口服	肝毒性，恶心、呕吐和流感样症状
链霉素	20～30（≤0.75g/d）	肌内注射	第Ⅷ对脑神经损害，肾毒性，过敏，皮疹和发热
吡嗪酰胺	20～30（≤0.75g/d）	口服	肝毒性，高尿酸血症
乙胺丁醇	15～25	口服	皮疹，视神经炎
丙硫异烟胺	10～15	口服	胃肠道反应，肝毒性
阿米卡星	15～20	肌内注射	第Ⅷ对脑神经损害，肾毒性
对氨柳酸	150～200	口服	胃肠道反应，肝毒性，过敏，皮疹和发热

2. 化疗方案

（1）标准疗法：一般用于无明显自觉症状的原发型肺结核。每日服用 INH、RFP 和 /或 EMB，疗程 9～12 个月。

（2）两阶段疗法：用于活动性原发型肺结核、急性粟粒性肺结核及结核性脑膜炎。

1）强化治疗阶段：联用 3～4 种杀菌药物，为化疗的关键阶段。在长程疗法时，此阶段一般需 3～4 个月；短程疗法时一般为 2 个月。

2）巩固治疗阶段：联用 2 种抗结核药，防止复发。在长程疗法时，此阶段可长达 12～18 个月；短程疗法时，此阶段为 4 个月。

（3）短程疗法：可选用 6～9 个月短程化疗方案（数字为月数），如 2HRZ/4HR，2SHRZ/4HR，2EHRZ/4HR。若无 PZA 则将疗程延长至 9 个月。

二、原发型肺结核

原发型肺结核是原发性结核病中最常见的类型，是结核分枝杆菌初次侵入肺部发生的原发感染，也是儿童肺结核的主要类型。原发型肺结核包括原发综合征和支气管淋巴结结核，前者由肺原发病灶、局部淋巴结病变和二者相连的淋巴管炎组成；后者以胸腔内肿大的淋巴结为主。

【概述】
原发型肺结核的病理转归：

1. 吸收好转　病灶完全吸收,钙化或形成硬结。此种转归最常见,出现钙化表示病变至少已有 6～12 个月。

2. 进展　①原发病灶扩大,形成空洞。②支气管淋巴结周围炎,形成淋巴结支气管瘘,导致支气管内膜结核或干酪性肺炎。③支气管淋巴结肿大压迫,造成肺不张或阻塞性肺气肿。④结核性胸膜炎。

3. 恶化　发生血行播散,导致急性粟粒性肺结核或全身粟粒性结核病。

【护理评估】

（一）健康史

询问近期是否有与活动性肺结核患者的密切接触史,是否接种过卡介苗(或检查患儿的双上臂有无接种瘢痕),有无营养不良、生活贫困、居住拥挤等情况,近期是否患过麻疹、百日咳等传染病,近期是否使用过肾上腺糖皮质激素或其他免疫抑制剂。

（二）身体状况

症状轻重不一。轻症可无症状。一般起病缓慢,可有低热、食欲缺乏、疲乏、盗汗等结核中毒症状,多见于年龄较大儿童。婴幼儿及症状较重者可急性起病,高热达 39～40℃,持续 2～3 周后转为低热,并伴结核中毒症状。婴儿可表现体重不增或生长发育障碍。当胸内淋巴结高度肿大时可产生一系列压迫症状,如压迫气管分叉处可出现类似百日咳样痉挛性咳嗽;压迫支气管使其部分阻塞时可引起喘鸣;压迫喉返神经可致声音嘶哑;压迫静脉可致胸部一侧或双侧静脉怒张等。

查体时可见周围淋巴结有不同程度肿大,肺部体征可不明显,与肺内病变不一致。婴儿可伴肝脏大。部分高度过敏状态患儿出现疱疹性结膜炎、皮肤结节性红斑和 / 或一过性多发性关节炎。

（三）辅助检查

1. 胸部 X 线检查　可同时做正、侧位胸部 X 线检查。原发综合征胸部 X 线片呈典型哑铃"双极影"(图 16-13)。支气管淋巴结结核 X 线表现为肺门淋巴结肿大,边缘模糊者称炎症型,边缘清晰者称结节型。

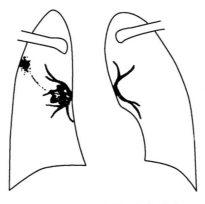

图 16-13　原发型肺结核

2. 结核菌素试验　呈强阳性或阴性转为阳性。

3. 查找结核菌　痰液或胃液中可查到结核菌。

【治疗要点】

1. 无明显症状者原发型肺结核　选用标准疗法,每日服用 INH、RFP 和 / 或 EMB,疗程 9~12 个月。

2. 活动性原发型肺结核　宜采用直接督导下短程疗法。强化治疗阶段宜用 3~4 种杀菌药:INH、RFP、PZA 或 SM,2~3 个月后以 INH、RFP 或 EMB 巩固维持治疗。常用方案为 2HRZ/4HR。

【常见护理诊断 / 问题】

1. 营养失调:低于机体需要量　与食欲缺乏、疾病消耗过多有关。

2. 活动耐力下降　与结核杆菌感染、机体消耗增加有关。

3. 潜在并发症:抗结核药副作用。

4. 知识缺乏:家长及患儿缺乏疾病防治的相关知识。

【护理目标】

1. 患儿摄入足够的营养物质,满足机体需要。

2. 患儿生活规律,适当参加体育活动,活动耐力逐步增强。

3. 患儿无严重药物副作用或出现副作用时得到及时发现与治疗。

4. 家长能说出结核病防治和护理的相关知识。

【护理措施】

(一)保证营养供给

给患儿高能量、高蛋白、高维生素富含钙质的饮食,如牛奶、鸡蛋、瘦肉、鱼、新鲜水果、蔬菜等,以增强抵抗力,促进机体修复和病灶愈合。指导家长为患儿制订合理的食谱,尽量提供患儿喜爱的食品,注意食物的烹调方法,以增加食欲。

(二)建立合理生活制度

注意室内空气新鲜、阳光充足;保证充足的睡眠时间,适当的室内、外活动,呼吸新鲜空气,增强抵抗力;儿童结核病出汗多,应及时更换衣服,保持皮肤清洁。积极防治各种急性传染病,防止病情恶化。避免继续与活动性结核病患儿接触,以免加重病情。

(三)用药护理

抗结核药种类多,病程长,向患儿家长讲解抗结核药的副作用及使用方法,指导患儿定期检查尿常规、肝功能等。向家长说明坚持化疗是治愈肺结核的关键,应坚持全程、规律服药。指导家长注意观察药物的副作用,发现不良反应及时与医生联系,注意定期复查。

(四)健康指导

指导家长为患儿制订合理的生活制度,注意饮食,供给足够的营养。恢复期适当进行户外活动,保证足够的休息时间。注意加强患儿体格锻炼,增加营养,按计划接种卡介苗,积极防治各种传染病。

【护理评价】

通过积极治疗和护理，患儿：

1. 热量及营养补充是否充足，满足机体需要。

2. 患病期间是否生活规律，能否坚持科学锻炼，活动耐力是否增强。

3. 及家长是否及时发现药物副作用并积极就诊。

4. 及家长是否掌握疾病防治、护理的相关知识并积极配合治疗。

三、结核性脑膜炎

结核性脑膜炎是儿童结核病中最严重的类型，多见于3岁以内的婴幼儿，常在结核原发感染后1年以内发生，尤其在初次感染结核3~6个月最易发生。儿童中枢神经系统发育不成熟、血脑屏障功能不完善、免疫功能低下，与该疾病的发生密切相关。

【概述】

结核性脑膜炎常为全身粟粒性结核病的一部分，通过血行播散而来。少数病例亦可由脑实质或脑膜的结核病灶破溃，结核分枝杆菌进入蛛网膜下腔及脑脊液中所致。偶见脊椎、颅骨或中耳与乳突的结核病灶直接蔓延侵犯脑膜。若诊断不及时和治疗不当，病死率及后遗症的发生率较高。

【护理评估】

（一）健康史

询问是否有与活动性结核病患者的密切接触史，是否接种过卡介苗，有无结核病史，是否接受过正规抗结核治疗，近期是否患过麻疹、百日咳等传染病。有无性格改变、呕吐、消瘦等表现。

（二）身体状况

典型结核性脑膜炎起病多较缓慢，根据临床表现，病程大致可分为3期：

1. 早期（前驱期） 1~2周，主要表现为儿童性格改变，如少言、懒动、易倦、烦躁、易怒等，可有低热、厌食、盗汗、消瘦、便秘（婴儿可为腹泻）及不明原因的呕吐等，年长儿可诉头痛，多轻微或非持续性；婴儿则表现为蹙眉皱额，或凝视、嗜睡，或发育迟滞。

2. 中期（脑膜刺激期） 1~2周，因颅内压逐渐增高，导致患儿剧烈头痛、喷射性呕吐、嗜睡或烦躁不安、惊厥等。出现明显脑膜刺激征。婴幼儿则表现为前囟隆起、颅缝裂开。此期可出现脑神经障碍，面神经瘫痪最常见，其次为动眼神经和展神经瘫痪。部分患儿出现脑炎症状如定向、语言障碍、运动障碍。

3. 晚期（昏迷期） 1~3周，上述症状逐渐加重，由意识朦胧、半昏迷进入昏迷。阵挛性或强直性惊厥频繁发作，患儿极度消瘦，呈舟状腹，常出现水、电解质代谢紊乱。最终可因颅内压急骤增高引起脑疝导致呼吸及心血管运动中枢麻痹而死亡。

4. 并发症　结核性脑膜炎常见的并发症为脑积水、脑实质损害、脑出血及脑神经障碍。其中前三种是导致结核性脑膜炎患儿死亡的常见原因。严重后遗症为脑积水、肢体瘫痪、智力低下、失明、失语、癫痫及尿崩症等。

（三）心理－社会状况

年长儿会因病程长、治疗时间长、同学或朋友的疏远及担心学习受到影响等表现出抑郁、焦虑、烦躁等。注意评估家庭状况，如照顾能力、经济承受能力等，评估社区居民、亲属及朋友等对结核病的认知程度及对患儿家庭的支持力度，帮助寻求和建立支持系统。

（四）辅助检查

1. 脑脊液检查　对该疾病的诊断极为重要。脑脊液压力增高，外观透明或呈毛玻璃状；白细胞总数多为 $(50\sim500)\times10^6/L$，分类以淋巴细胞为主，糖和氯化物均降低是结核性脑膜炎的典型改变。脑脊液静置 $12\sim24h$ 后，可有蜘蛛网状薄膜形成，取之涂片进行抗酸染色可查到抗酸杆菌。脑脊液培养阳性可确诊。

2. 胸部 X 线检查　约85%结核性脑膜炎患儿 X 线胸片有结核病变，其中90%为活动性病变。

3. 结核菌素试验　阳性对诊断有帮助，但高达50%的患儿可呈假阴性。

4. 抗结核抗体测定　患儿脑脊液 PPD-IgM、PPD-IgG 抗体水平高于血清中的水平。

5. 结核分枝杆菌抗原检测　以 ELISA 法检测脑脊液结核分枝杆菌抗原，是敏感、快速诊断结核性脑膜炎的辅助方法。

 护理学而思

患儿，男，4岁，患原发型肺结核5个月，曾服异烟肼治疗3个月，症状好转后家长自行停药。4d 前出现发热、精神不佳、头痛、呕吐。今晨呕吐加剧，抽搐1次。查体：T 38.2℃，营养差，嗜睡，颈项强直，心（－）、肺（－）、腹（－），脑脊液检查：压力 1.79kPa，蛋白 0.8g/L，糖 2.1mmol/L，氯化物 112mmol/L，WBC $148\times10^6/L$，单核细胞0.65，PPD 试验（－）。

请思考：

1. 该患儿的主要护理诊断有哪些？

2. 可以对该患儿家长进行哪些药物治疗方面的健康指导？

（五）治疗要点

主要抓住两个重点环节，一是抗结核治疗，二是降低颅内压。

1. 抗结核治疗　联合应用易透过血脑屏障的抗结核杀菌药物，分阶段治疗。①强化治疗阶段：联合使用 INH、RFP、PZA 及 SM，疗程3~4个月。②巩固治疗阶段：继续应用 INH、RFP 或 EMB 9~12个月。抗结核总疗程不少于12个月或脑脊液恢复正常后继续治疗 6 个月。

2. 降低颅内压　常用脱水剂如 20% 甘露醇;利尿剂如乙酰唑胺,一般于停用甘露醇前 1～2d 使用,可服用 1～3 个月或更长;根据病情行侧脑室穿刺引流、腰椎穿刺减压及鞘内注药;若炎症基本控制而梗阻性脑积水无改善者,可考虑作侧脑室小脑延髓池分流术。

3. 应用肾上腺糖皮质激素　是抗结核药有效的辅助疗法,早期使用效果好。可减轻炎症反应,降低颅内压,并可减少粘连,防止或减轻脑积水的发生。一般使用泼尼松,疗程 8～12 周。

【常见护理诊断 / 问题】

1. 潜在并发症:脑疝。

2. 营养失调:低于机体需要量　与食欲下降、疾病消耗过多有关。

3. 有皮肤完整性受损的危险　与长期卧床、排泄物刺激有关。

4. 焦虑　与家长对患儿病情危重和预后差的担忧有关。

5. 知识缺乏:家长及患儿缺乏疾病防治的相关知识。

【护理目标】

1. 患儿无并发症或发生时得到及时发现与处理。

2. 患儿能摄入足够的热量及营养,满足机体需要。

3. 患儿皮肤黏膜完整。

4. 患儿情绪稳定,积极配合治疗。

5. 家长能说出疾病防治和护理的相关知识。

【护理措施】

（一）降低颅内压

1. 密切观察病情变化,注意监测体温、脉搏、呼吸、血压、神志、瞳孔大小,及早发现脑疝,以便及时采取措施。

2. 保持室内安静,避免一切不必要的刺激。患儿卧床休息,治疗及护理操作尽量集中进行。惊厥发作时,应在上、下齿间放置牙垫以防舌咬伤;放置床栏,避免受伤或坠床;保持呼吸道通畅,给予吸氧,必要时用吸痰器或进行人工辅助呼吸。

3. 按医嘱应用抗结核药、肾上腺糖皮质激素、脱水剂、利尿剂等。注意观察药物疗效及副作用。

4. 配合医生做好侧脑室引流及分流术,做好术前准备及术后护理,腰椎穿刺术后去枕平卧 4～6h。定期复查脑脊液。

（二）改善营养状况

进食宜少量多餐,耐心喂养,保证患儿能摄入足够的热量、蛋白质及维生素,维持水、电解质平衡。对不能吞咽者,可用管饲和静脉补充营养。

（三）加强皮肤护理

对昏迷及瘫痪患儿，每2h翻身、拍背一次，以防压疮和坠积性肺炎。对眼睑不能闭合者，可涂眼膏并用纱布覆盖，保护角膜。每日清洁口腔2～3次，以免因呕吐致口腔不洁诱发细菌感染。及时清除呕吐物及大小便，保持皮肤清洁干燥，保持床铺平整。

（四）心理护理

加强与患儿及家长的沟通，了解其心理需求，关心、体贴患儿及家长，告知家长要有长期治疗的思想准备，坚持全程、合理用药。及时解除患儿的不适，帮助患儿及家长克服焦虑情绪，保持情绪稳定。

（五）健康指导

指导家长为患儿制订合理的生活制度，注意饮食，供给足够的营养。恢复期适当进行户外活动，保证足够的休息时间。指导留有后遗症的患儿家长对瘫痪肢体进行理疗、被动活动等功能锻炼。

【护理评价】

通过积极治疗和护理，患儿：

1. 是否无并发症或发生时得到及时发现与处理。
2. 热量及营养补充是否充足，满足机体需要。
3. 皮肤黏膜是否完整。
4. 情绪是否稳定，能否积极配合治疗。
5. 家长是否掌握疾病防治和护理的相关知识。

 知识拓展

卡介苗

卡介苗是由减毒牛型结核杆菌悬浮液制成的活菌苗，接种后可使儿童产生对结核病的特异抵抗力，最早是由法国科学家卡尔梅特和介朗于1921年研制成功的，为了纪念发明人，被定名为"卡介苗"，是我国免费接种的一类疫苗，用来预防儿童结核病，又被称为"出生第一针"。普及卡介苗免费接种对于我国儿童结核病防控作出了巨大贡献。

 护理学而思

患儿，女，3岁，患原发型肺结核1个月。近2d出现头痛、反复呕吐、意识模糊，惊厥3次。查体：精神萎靡，两肺呼吸音粗，肝肋下1cm，颈部有抵抗感，克尼格征（+），布鲁辛斯基征（+），右侧鼻唇沟变浅。脑脊液检查：外观微浑浊，细胞数 $300 \times 10^6/L$，N 0.3，L 0.66，蛋白 0.7g/L,糖 2.2mmol/L,氯化物 112mmol/L。

请思考:

1. 哪项检查对于该疾病有诊断意义?

2. 请根据该患儿的脑脊液情况判断,最可能的诊断是什么?

3. 患儿可能出现的最严重的并发症是什么?

章末小结

　　本章的学习重点是常见感染性疾病患儿的护理评估和防治要点。学习难点是常见感染性疾病的流行特点、发病机制和护理措施。通过学习能认识到传染病的病因、发病机制和临床特征,具有儿童传染病的护理管理能力,能运用预防保健知识从控制传染源、切断传播途径、保护易感人群着手,阻断传染病流行;做好疫苗规范接种、增强体质、养成良好卫生习惯以及消毒隔离的知识宣教,使传染病得到有效管控,助力"健康中国"建设,共建、共享"人类卫生健康共同体"。

❓ 思考与练习

1. 患儿,女,3岁,因发热伴咳嗽、流涕、喷嚏 3d,出疹伴气促 1d 入院。查体:T 40.1℃,P 120 次/min,R 32 次/min。查体:精神较差,耳后、颜面、躯干等部位可见红色斑丘疹,疹间皮肤正常。颊黏膜近磨牙处可见微小灰白色斑点。双肺可闻及细湿啰音,心律齐,无杂音,肝脾未触及。患儿被初步诊断为麻疹并支气管肺炎。

问题:

(1) 对麻疹具有早期诊断价值的表现是什么?

(2) 该患儿哪个时间段传染性较强?

(3) 为保护其他同学,防止疾病的发病和流行,请提出你的建议。

2. 患儿,男,8岁,因咽痛 2d,发热伴皮疹 1d 来诊。查体:T 39.4℃,面色潮红,口周苍白。颌下淋巴结肿大伴有压痛,咽部充血,扁桃体 Ⅱ 度肿大。颈部至躯干、四肢皮肤潮红,弥漫性分布有针尖样皮疹,指压会褪色。

问题:

(1) 患儿最可能患有哪种疾病?

(2) 想要明确诊断还需要进一步检查什么项目?

3. 患儿,男,4岁,近 3 个月来持续咳嗽伴发热、夜间多汗,家长曾喂服"消炎、止咳药"(具体不详)多次,无明显改善来医院就诊。出生时接种过卡介苗。医院给予结核菌素试验后 72h 观测:硬结直径 18mm,表面有密集小水疱、有抓痕。

问题:

（1）如何判定患儿的皮试结果?

（2）患儿的家长认为出生时接种过卡介苗,就不会再患结核病了。请问家长的想法正确吗? 为什么?

（郑高福）

第十七章 | 儿科常用护理技术

17章 数字内容

第一节 一般护理

一、一般测量法

【目的】

根据体重、身长测量结果评估婴幼儿体格发育和营养状况,了解病情变化,协助疾病诊断。

【准备】

1. 环境　安静,整洁,安全,温、湿度适宜。
2. 物品　婴儿秤、卧式身长测量床、清洁布、记录本、笔。
3. 护士　着装整齐,剪指甲、洗手,戴口罩。

【步骤】

1. 将婴儿秤、测量床稳妥地放于操作台上,铺好清洁布,调节婴儿秤刻度至 0 点。
2. 测量体重　脱去婴儿衣服、鞋、袜、帽子及尿布,将婴儿轻轻放于秤盘上;一手悬于婴儿上方,保护婴儿安全;准确读数,记录测量结果。给婴儿穿好衣服、尿布。
3. 测量身长　将婴幼儿轻轻放于测量床上,居中仰卧于测量床上,固定婴幼儿头部使其轻贴测量床的顶板,一手轻压婴幼儿双膝使腿展平,另一手推动滑板至婴幼儿足底,准确读数,精确到 0.1cm,记录测量结果。

4. 给婴幼儿穿好衣服、鞋袜,戴好帽子。整理用物,洗手、记录。

【注意事项】

1. 应在进食前或便后测量。

2. 所测数值与前次差异较大时,应重新测量核对,体重降低较多要及时报告医生。

3. 测量体重前校准婴儿秤,每次测量应在同一婴儿秤、同一时间进行。

4. 测量身长时,婴幼儿易动,推动滑板时动作应轻快,并准确读数。

【评分标准】

项目		技术操作要求	标准分值	得分
操作前准备	婴幼儿	评估婴幼儿身体状况,征得家长同意,愿意配合	3	
	环境	安静,整洁,安全,温、湿度适宜	2	
	用物	婴儿秤、卧式身长测量床、清洁布、记录本、笔	3	
	护士	着装整齐,剪指甲、洗手,戴口罩	2	
操作步骤	准备	将婴儿秤、测量床稳妥地放于操作台上,铺好清洁布	6	
		调节婴儿秤刻度至 0 点	4	
	测量体重	脱去婴儿衣服、鞋、袜、帽子及尿布	5	
		将婴儿轻轻放于秤盘上,位置正确	5	
		一手悬于婴儿上方,保护婴儿安全	5	
		准确读数,记录测量结果	5	
		给婴儿穿好衣服、尿布	5	
	测量身长	将婴幼儿轻轻放于测量床上,仰卧于测量床中线上	5	
		固定婴幼儿头部使其轻贴测量床的顶板	5	
		一手轻压婴幼儿双膝使腿展平	5	
		另一手推动滑板至婴幼儿足底	5	
		准确读数,精确到 0.1cm,记录测量结果	5	
	整理记录	给婴幼儿穿好衣服、鞋袜,戴好帽子	6	
		整理用物,洗手、记录	4	
评估	操作	严格执行查对制度	2	
		程序正确,操作规范,动作熟练	2	
		用物处理正确、合理	2	
		时间 10min	2	

项目		技术操作要求	标准分值	得分
评估	人文关怀	关心儿童,沟通亲切、自然、有效,注重健康教育	2	
	相关知识	正确回答相关问题	10	
	总分		100	

二、儿童床使用法

【目的】

保持病室清洁、整齐、干净,准备舒适的床位,为患儿营造良好的环境。

【准备】

1. 环境　安静、整洁、安全。

2. 物品　儿童床、床垫、床褥、床套、毛毯或棉被、被套、枕芯、枕套、床单、一次性隔尿垫、床头柜、床旁椅。

3. 护士　着装整齐,剪指甲、洗手,戴口罩。

【步骤】

1. 将用品按铺床的顺序放在床旁椅上,移开床旁桌,将近侧床栏拉下,翻转床垫,套上褥套,将床褥上移与床头齐。

2. 依次铺上大单、一次性隔尿垫,上下两侧角部折成方角,沿床边部分塞于褥下。将毛毯或棉被套入被套中,被头铺在距床头 15cm 处,下垂部分沿床边向里折叠,床尾部分塞于褥下,拉上床栏。移至床对侧,依上述顺序铺床,拉上床栏。套好枕套,放在床头。

3. 移回床旁桌,整理好用物,铺床完毕。

【注意事项】

1. 铺床前应将用物备齐,按使用的顺序放置,以缩短铺床时间。

2. 动作应轻巧、迅速,注意安全,避免患儿着凉。

3. 患儿或周围有人进食、治疗时应暂停操作。

【评分标准】

项目		技术操作要求	标准分值	得分
操作前准备	婴幼儿	评估婴幼儿身体状况,征得家长同意,愿意配合	3	
	环境	安静,整洁,安全,温、湿度适宜	2	

项目		技术操作要求	标准分值	得分
操作前准备	用物	儿童床、床垫、床褥、床套、毛毯或棉被、被套、枕芯、枕套、床单、一次性隔尿垫、床头柜、床旁椅	5	
	护士	着装整齐,剪指甲、洗手,戴口罩	3	
操作步骤	移开桌椅	将用品按铺床的顺序放在床旁椅上,移开床旁桌	5	
		将近侧床栏拉下	2	
	铺大单	翻转床垫,套上褥套,将床褥上移与床头齐	5	
		依次铺上大单、一次性隔尿垫,上下两侧角部折成方角,沿床边部分塞于褥下	10	
		移至床对侧,放下床栏,依上述顺序铺床	10	
	套被套	将毛毯或棉被套入被套中	5	
		被头铺在距床头15cm处,下垂部分沿床边向里折叠,床尾部分塞于褥下,拉上床栏	5	
		移至床对侧,依上述顺序套好被套,拉上床栏	5	
	套枕套	套好枕套	5	
		放在床头,中线对齐	5	
	整理	移回床旁桌	6	
	记录	整理用物,洗手、记录	4	
评估	操作	无掀抖、重复,省时节力	2	
		程序正确,操作规范,动作熟练	2	
		用物处理正确、合理	2	
		时间10min	2	
	人文关怀	关心儿童,沟通亲切、自然、有效	2	
相关知识		正确回答相关问题	10	
总分			100	

三、约束法

【目的】

1. 限制患儿暂时活动,便于诊疗和护理操作。
2. 保护躁动不安、神志不清的患儿,以免发生意外。

266

【准备】

1. 环境　安静、整洁、安全。

2. 物品　全身约束时需准备方便包裹患儿的物品,如毯子、大毛巾、包被等,根据需要可备绷带。手足约束时需准备棉垫、绷带或手足约束带。

3. 护士着装整齐,剪指甲、洗手,戴口罩。

【步骤】

1. 全身约束法　将毯子(或大毛巾)折叠成患儿肩至脚踝的宽度,患儿仰卧于毯子(或大毛巾)中间,用一侧的毯子(或大毛巾)从肩部绕过前胸紧紧地包裹患儿身体,至对侧腋窝处掖于身下;再用另一侧毯子(或大毛巾)绕过前胸包裹身体,将毯子剩余部分塞于身下(图17-1)。如患儿活动剧烈,可用布带围绕双臂打活结系好。

2. 手足约束法

(1) 绷带及棉垫法:用棉垫包裹手足,将绷带打成双套结(图17-2),套在棉垫外拉紧,使肢体不易脱出,但不影响血液循环,将绷带系于床缘。

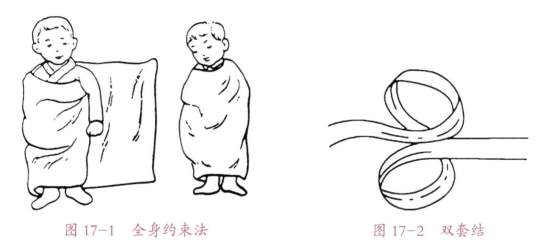

图 17-1　全身约束法　　　　　　图 17-2　双套结

(2) 约束带法:将患儿手或足置于约束带甲端中间(图17-3),然后将乙、丙两端绕手腕或踝部对折后系好,使肢体不易脱出,但不影响血液循环,将丁端系于床缘。

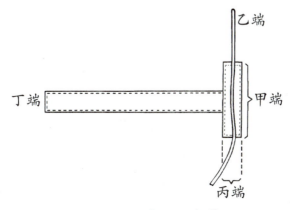

图 17-3　手足约束带

【注意事项】

1. 包裹或结扎时松紧应适宜(以能伸入1~2手指为宜),避免过紧损伤患儿皮肤、影响血液循环,过松则失去约束的意义。

2. 患儿保持舒适体位,注意短时改变姿势,减少疲劳。

3. 约束期间随时观察约束部位皮肤血液循环情况,每2h解开、放松1次,并协助翻身。如发现肢体苍白、麻木、冰冷时,应立即放松约束带。必要时进行局部按摩,并做好记录。

【评分标准】

项目		技术操作要求	标准分值	得分
操作前准备	婴幼儿	评估婴幼儿身体状况,征得家长同意,愿意配合	3	
	环境	安静,整洁,安全,温、湿度适宜	2	
	用物	全身约束时需准备方便包裹患儿的物品,如毯子、大毛巾、包被等,根据需要可备绷带;手足约束时需准备棉垫、绷带或手足约束带	3	
	护士	着装整齐,剪指甲、洗手,戴口罩	2	
操作步骤	全身约束法	将毯子(或大毛巾)折叠成患儿肩至脚踝的宽度	6	
		患儿仰卧于毯子中间	4	
		用一侧的毯子(或大毛巾)从肩部绕过前胸紧紧地包裹患儿身体,至对侧腋窝处掖于身下	10	
		再用另一侧毯子(或大毛巾)绕过前胸包裹身体,将毯子剩余部分塞于身下	10	
		如患儿活动剧烈,可用布带围绕双臂打活结系好	6	
	手足约束法	绷带及棉垫法:用棉垫包裹手足,将绷带打成双套结,套在棉垫外拉紧,使肢体不易脱出,但不影响血液循环,将绷带系于床缘	10	
		约束带法:将患儿手或足置于约束带甲端中间,然后将乙、丙两端绕手腕或踝部对折后系好,使肢体不易脱出,但不影响血液循环,将丁端系于床缘	10	
	整理记录	整理用物,洗手、记录	4	
	松解	松解包单、固定带	6	
		整理用物,洗手、记录	4	

项目		技术操作要求	标准分值	得分
评估	操作	严格执行查对制度	2	
		程序正确,操作规范,动作熟练	2	
		用物处理正确、合理	2	
		时间 10min	2	
	人文关怀	关心儿童,沟通亲切、自然、有效	2	
相关知识		正确回答相关问题	10	
总分			100	

四、更换尿布法

【目的】

保持臀部皮肤的清洁、干燥和舒适,预防尿布皮炎的发生。

【准备】

1. 环境　病室温、湿度适宜,避免对流风。

2. 物品　干净尿布或一次性尿布、尿布桶、尿布带;小盆、温水、小毛巾、护臀霜。

3. 护士　着装整齐,剪指甲、洗手、戴口罩。

【步骤】

1. 携用物至床旁,放下床栏,打开包被,解开尿布带,露出臀部,用尿布的前半部分较清洁处由前向后轻拭会阴部及臀部,并以此盖上污染了的部分、垫臀部下面。

2. 如有大便,用温水洗净,软毛巾轻轻吸干水分。

3. 用一手轻轻提起双足,使臀部略抬高,另一手取下污染了的尿布;再将干净尿布垫于腰下,将护臀霜涂抹于臀部易于接触排泄物或皮肤发红的部位。放下双足,包好尿布,尿布带松紧适宜。如新生儿脐带未脱落,将尿布前部的上端向下折,使脐带端处于暴露状态。拉平衣服,包好包被,整理床单位。

4. 打开污染了的尿布,观察大便性状(必要时留取标本送检)后放入尿布桶内。

5. 整理用物、洗手、记录。

【注意事项】

1. 选择质地柔软、透气性好、吸水性强的棉质尿布,或采用一次性尿布,以减少对臀部皮肤的刺激,并应做到勤更换。

2. 动作应轻柔、迅速,注意保暖,避免过度暴露。

3. 尿布包扎应松紧合适,防止因过紧而影响患儿活动或过松造成大便外溢。

【评分标准】

项目		技术操作要求	标准分值	得分
操作前准备	婴幼儿	评估婴幼儿身体状况,征得家长同意,愿意配合	3	
	环境	安静,整洁,安全,温、湿度适宜,避免对流风	2	
	用物	干净尿布或一次性尿布、尿布桶、尿布带;小盆、温水、小毛巾、护臀霜;按臀部皮肤情况准备治疗药物(如油类、软膏、抗生素)及烤灯等	5	
	护士	着装整齐,剪指甲、洗手,戴口罩	2	
操作步骤	准备	备齐用物,推至床旁,放下床栏	5	
		打开包被,解开尿布带,露出臀部	5	
	清洗臀部并护理	用尿布的前半部分较清洁处由前向后轻拭会阴部及臀部,并以此盖上污染了的部分、垫臀部下面	10	
		如有大便,用温水洗净,软毛巾轻轻吸干水分	10	
		用一手轻轻提起双足,使臀部略抬高,另一手取下污染了的尿布	5	
		再将干净尿布垫于腰下,将护臀霜涂抹于臀部易于接触排泄物或皮肤发红的部位。放下双足,包好尿布,尿布带松紧适宜	10	
		打开污染了的尿布,观察大便性状(必要时留取标本送检)后放入尿布桶内	10	
	整理	拉平衣服,包好包被,整理床单位	5	
	记录	整理用物,洗手、记录	5	
评估	操作	严格执行查对制度	2	
		程序正确,操作规范,动作熟练,注意保暖	5	
		用物处理正确、合理	2	
		时间 10min	2	
	人文关怀	关心儿童,沟通亲切、自然、有效	2	
相关知识		正确回答相关问题	10	
总分			100	

第二节 协助治疗

一、光照疗法

【目的】

临床上常用于治疗新生儿高胆红素血症,通过蓝光照射可使血中的未结合胆红素分解为水溶性异构体,随胆汁、尿液排出体外。适用于未结合胆红素增高的新生儿。

【准备】

1. 环境　安静,整洁,安全,温、湿度适宜。

2. 物品　光疗箱,遮光眼罩,长尿布。

3. 护士　着装整齐,剪指甲、洗手,戴口罩、墨镜。

【步骤】

1. 清洁光疗箱,特别是光疗箱灯管和反射板的灰尘;箱内湿化器水槽中加入蒸馏水至2/3满。接通电源,检查灯管的亮度,预热光疗箱使温度达到30~32℃,相对湿度达到55%~65%;调节灯管使灯管与患儿皮肤的距离为33~50cm。

2. 患儿入箱前须进行皮肤清洁,禁忌在皮肤上涂粉剂和油类;剪短指甲,防止皮肤抓伤。患儿全身裸露,佩戴遮光眼罩,男婴注意保护阴囊,用长尿布遮盖会阴部,抱入已预热好的光疗箱中(图17-4),并记录开始照射时间。

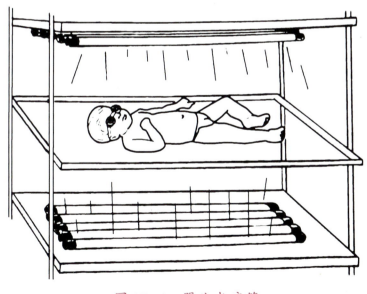

图 17-4　婴儿光疗箱

3. 光疗时患儿皮肤需均匀受光,每2h更换体位1次,仰卧、俯卧交替,常巡视,防窒息。

4. 根据患儿体温调节箱温,维持患儿体温在36~37℃。若患儿体温超过37.8℃或低于 35℃,要暂停光疗。

5. 血清胆红素 <171μmol/L 时可停止光疗。光疗结束后测量体温,脱下眼罩,更换尿布,预热衣服后穿好,抱回病房,做好记录。

6. 患儿出箱后清洁、消毒光疗设备,记录出箱时间及灯管使用时间。

 知识拓展

青铜症

青铜症是患儿进行光疗后数小时,皮肤、尿液、泪液呈青铜色。目前发现当血清结合胆红素高于 68.4μmol/L,并且血清谷丙转氨酶、碱性磷酸酶升高时,光疗可使皮肤呈青铜色。出现青铜症后应停止光疗,密切观察患儿肝功能变化,积极治疗原发病。青铜症需 2~3 周可逐渐消退,无明显的后遗症。

【注意事项】

1. 光照疗法选用波长 450nm 的蓝光最为有效,绿光、日光灯或太阳光也有此效果,其中双面光优于单面光。

2. 光疗过程中观察患儿精神反应、呼吸、脉搏、皮肤颜色和完整性、大小便,四肢张力有无变化及黄疸进展程度;患儿出现烦躁、嗜睡、高热、皮疹、呕吐、拒奶、腹泻及脱水等症状时,及时与医生联系,妥善处理。

3. 光疗时应按医嘱静脉输液,按需喂奶,保证水分及营养供给,记录出入量。

4. 光疗时可出现轻度腹泻、排深绿色多泡沫稀便、排深黄色小便、一过性皮疹等副作用,可随光疗停止而逐渐恢复正常。

5. 保持灯管及反射板的清洁,使用时间达到设备规定时限必须更换。

【评分标准】

项目		技术操作要求	标准分值	得分
操作前准备	婴幼儿	评估婴幼儿身体状况,征得家长同意,愿意配合	3	
	环境	安静,整洁,安全,温、湿度适宜	2	
	用物	光疗箱,遮光眼罩,长尿布	3	
	护士	着装整齐,剪指甲、洗手、戴口罩、墨镜	2	
操作步骤	光疗箱准备	清洁光疗箱,特别是光疗箱灯管和反射板的灰尘	4	
		箱内湿化器水槽中加入蒸馏水至 2/3 满	4	
		接通电源,检查灯管的亮度	4	

项目		技术操作要求	标准分值	得分
操作步骤	光疗箱准备	预热光疗箱使温度达到 30～32℃,相对湿度达到 55%～65%	5	
		调节灯管使灯管与患儿皮肤的距离为 33～50cm	4	
	入箱操作	患儿全身裸露,进行皮肤清洁,禁忌在皮肤上涂粉剂和油类;剪短指甲,防止皮肤抓伤	5	
		患儿佩戴遮光眼罩,男婴注意保护阴囊,用长尿布遮盖会阴部	5	
		抱入已预热好的光箱中,并记录开始照射时间	4	
	照射过程	每2h更换体位1次,仰卧、俯卧交替进行	4	
		严密观察病情,每小时测量体温1次	4	
		按医嘱静脉输液,按需喂奶,保证水分及营养供给	5	
		记录治疗过程中体温、饮食、排便、皮肤等情况	5	
	出箱准备	光疗结束后测量体温,脱下眼罩,更换尿布	5	
		预热衣服后穿好,抱回病房,做好记录	4	
	整理用物	患儿出箱后清洁、消毒光疗设备	4	
		整理用物,洗手	4	
评估	操作	严格执行查对制度	2	
		程序正确,操作规范,动作熟练	2	
		用物处理正确、合理	2	
		时间 10min	2	
	人文关怀	关心儿童,沟通亲切、自然、有效	2	
相关知识		正确回答相关问题	10	
总分			100	

二、暖箱使用法

【目的】

为患儿创造一个温、湿度适宜的环境,保持患儿体温的稳定,提高未成熟儿的成活率,有利于高危新生儿的成长发育,避免体温低造成缺氧、低血糖、硬肿等不良后果。适用于出生体重在 2 000g 以下、低体温、新生儿寒冷损伤综合征、早产或重症感染的新生儿。

1. 环境　安静,整洁,安全,温、湿度适宜。
2. 物品　温箱,并铺好箱内婴儿床。
3. 护士　着装整齐,剪指甲、洗手,戴口罩。

【步骤】

1. 检查温箱(图17-5)性能完好,温箱水槽内加入蒸馏水至水位线。

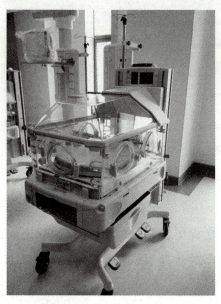

图 17-5　婴儿温箱

2. 接通电源,打开电源开关将箱温调至 28～32℃,约 2h 能达到所需温度。

3. 根据患儿体重及出生日龄调节温箱温度至中性温度,见表 17-1,温箱的湿度一般为 55%～65%。

表 17-1　不同出生体重早产儿温箱温、湿度参数

出生体重 /g	中性温度				相对湿度
	35℃	34℃	33℃	32℃	
1 000～	初生 10d 内	10d 以后	3 周后	5 周后	55%～65%
1 500～	—	初生 10d 以内	10d 以后	4 周后	
2 000～	—	初生 2d 以内	2d 后	3 周后	
2 500～	—	—	初生 2d 内	2d 后	

4. 将穿单衣、裹尿布的患儿放入箱内,患儿体温未升至正常前每 30～60min 测量体温 1 次,体温稳定后,每 1～4h 测体温 1 次,根据患儿体温调节箱温,并维持相对湿度。记录箱温和患儿体温。一切护理操作应尽量在箱内集中进行,如喂奶、换尿布、清洁皮肤、观

察病情及检查等,从边门或袖孔伸入进行,以免箱内温度波动。

5. 出箱条件　体重增加到 2 000g 或以上,体温正常;在不加热的温箱内,室温维持在 24～26℃时能维持正常体温者;在温箱中生活 1 个月以上,体重不到 2 000g,一般情况良好者。

6. 切断电源,整理用物,对温箱进行终末清洁、消毒处理,洗手、记录。

【注意事项】

1. 温箱所在房间室温应维持在 22～26℃,以减少辐射散热,避免放置在阳光直射、有对流风或取暖设备附近,以免影响箱内温度。

2. 接触患儿前,必须洗手,防止交叉感染。

3. 注意观察患儿情况和温箱状态,如温箱报警,应及时查找原因,妥善处理,严禁骤然提高温箱温度,以免患儿体温上升造成不良后果。

4. 保持温箱的清洁,每日清洁温箱,并更换蒸馏水,每周更换温箱 1 次,彻底清洁、消毒,定期进行细菌监测。

【评分标准】

项目		技术操作要求	标准分值	得分
操作前准备	婴幼儿	评估婴幼儿身体状况,征得家长同意,愿意配合	3	
	环境	安静,整洁,安全,温、湿度适宜	2	
	用物	清洁、消毒好的温箱,并铺好箱内婴儿床	3	
	护士	着装整齐,剪指甲、洗手,戴口罩	2	
操作步骤	暖箱准备	检查温箱性能	4	
		温箱水槽内加入蒸馏水至水位线	4	
		接通电源,打开电源开关将箱温调至 28～32℃	4	
		根据患儿体重及出生日龄调节温箱温度至中性温度,温箱的湿度一般为 55%～65%	8	
	入箱操作	将穿单衣、裹尿布的患儿放入箱内	5	
		患儿体温未升至正常前每 30～60min 测量体温 1 次,体温稳定后,每 1～4h 测体温 1 次,根据患儿体温调节箱温,并维持相对湿度。记录箱温和患儿体温	8	
		一切护理操作应尽量在箱内集中进行	8	
		观察患儿情况和温箱状态	8	

项目		技术操作要求	标准分值	得分
操作步骤	出箱	打开温箱的盖子	4	
		将患儿抱出温箱,抱回病房	5	
	整理	患儿出箱后进行终末清洁、消毒温箱	8	
	用物	整理用物,洗手,记录	4	
评估	操作	严格执行查对制度	2	
		程序正确,操作规范,动作熟练	2	
		用物处理正确、合理	2	
		时间 10min	2	
	人文关怀	关心儿童,沟通亲切、自然、有效	2	
相关知识		正确回答相关问题	10	
总分			100	

三、口服给药法

口服给药法是药物经口服后被胃肠道吸收入血,通过血液循环到达局部或全身组织,达到治疗疾病的目的。

【目的】

通过口服给药,达到减轻症状、治疗疾病、维持正常生理功能,协助诊断、预防疾病的目的。

【准备】

1. 环境 安静、整洁、安全。

2. 物品 药物、药匙、研钵、研锤、量杯、滴管、药杯、纸巾、纸片、小水壶内装温开水、小药牌、服药单、发药盘。

3. 护士 着装整齐,剪指甲、洗手,戴口罩。

【步骤】

1. 核对医嘱、小药牌及服药单,准备药物。备药顺序是固体→水剂→油剂。将片剂磨成粉末,用温水溶化;量杯取水剂,药液不足 1ml 时须用滴管,15 滴为 1ml;注射器抽吸油剂,也可先在杯中加少量温水,以免药液附着杯壁剂量不准确。备好药后,再次查对。

2. 携用物至床旁,再次核对药物及服药单,一个杯中放溶化的药,另一个杯中放温开水。

3. 再次核对患儿信息,将患儿取平卧位或侧卧位,用拇指及示指按压其下颌,使之张口,先用小勺喂少许温开水,然后用小匙盛药从患儿嘴角顺口颊方向慢慢倒入或用奶瓶辅助喂服。若患儿不咽时,可轻捏双颊,使之吞咽后再喂少许白开水;若患儿不配合时,给予适当约束,应让患儿坐在操作者的左腿上,操作者左手环抱患儿,抱紧患儿左上臂,双腿夹住患儿的双腿,再用上述方法喂药。油类药物时可用注射器或滴管直接滴入口中。

4. 观察服药后的反应,整理床单位。

5. 药杯用肥皂水和清水洗净,消毒擦干后,放回原处备用。油剂药杯应先用纸擦净后清洗再消毒,同时清洁药盘。

【注意事项】

1. 禁止强迫或捏患儿双侧鼻孔喂药,以免药物进入呼吸道而发生窒息。

2. 注意观察患儿情况,若患儿出现呛咳、恶心时,应暂停喂药,轻拍背部,必要时负压吸引。

3. 药物不宜混入乳汁中同时喂服。

4. 注意药物疗效的观察,通过观察病情是否好转、排便及食欲是否正常而判定。

5. 操作过程中应边操作边与患儿交流,呵护患儿。

【评分标准】

项目		技术操作要求	标准分值	得分
操作前准备	婴幼儿	评估婴幼儿身体状况,征得家长同意,愿意配合	3	
	环境	安静,整洁,安全,温、湿度适宜	2	
	用物	药物、药匙、研钵、研锤、量杯、滴管、药杯、纸巾、纸片、小水壶内装温开水、小药牌、服药单、发药盘	5	
	护士	着装整齐,剪指甲,洗手,戴口罩	2	
操作步骤	准备	核对医嘱、小药牌及服药单,准备药物	5	
		将片剂磨成粉末,用温水溶化;量杯取水剂,药液不足1ml时须用滴管;注射器抽吸油剂	5	
		备好药后,再次查对	4	
	喂药	携用物至床旁,再次核对药物及服药单	5	
		一个杯中放溶化的药,另一个杯中放温开水	2	
		再次核对患儿信息	4	
		患儿取平卧位或侧卧位,用拇指及示指按压其下颌,使之张口	5	
		用小勺喂少许温开水,然后用小匙盛药从患儿嘴角顺口颊方向慢慢倒入或用奶瓶辅助喂服	8	

项目		技术操作要求	标准分值	得分
操作步骤	喂药	喂油类药物时可用注射器或滴管直接滴入口中	5	
	喂药后观察	观察患儿服药后的反应及药物疗效	8	
		整理床单位	5	
	整理用物	药杯用肥皂水和清水洗净,消毒擦干后,放回原处备用	4	
		油剂药杯应先用纸擦净后清洗再消毒,同时清洁药盘	4	
		洗手、记录	4	
评估	操作	严格执行查对制度	2	
		程序正确,操作规范,动作熟练,注意保暖	2	
		用物处理正确、合理	2	
		时间10min	2	
	人文关怀	关心儿童,沟通亲切、自然、有效	2	
相关知识		正确回答相关问题	10	
总分			100	

四、臀红护理法

臀红是婴儿臀部皮肤长期受尿液、粪便以及漂洗不净的湿尿布刺激、摩擦或局部湿热,引起皮肤潮红、破溃,甚至糜烂及表皮剥脱,故又称尿布皮炎。臀红多发生于外生殖器、会阴及臀部。临床根据皮肤受损的程度,分为轻度(表皮潮红)和重度,重度又分为3度,即重Ⅰ度(局部皮肤潮红,伴有皮疹)、重Ⅱ度(除以上表现外,并有皮肤破溃,脱皮)、重Ⅲ度(局部大片糜烂或表皮剥脱,有时可继发细菌或真菌感染)。

【目的】
保持臀部皮肤清洁、干燥,减轻患儿疼痛,促进受损皮肤康复。

【准备】
1. 环境　安静,整洁,安全,温、湿度适宜。
2. 物品　干净尿布、面盆内盛温开水、小毛巾、棉签、弯盘、尿布桶、药物(0.02%高锰酸钾溶液、紫草油、3%~5%鞣酸软膏、氧化锌软膏、鱼肝油软膏、康复新溶液、硝酸咪康唑霜)、红外线灯或鹅颈灯。
3. 护士　着装整齐,剪指甲、洗手,戴口罩。

【步骤】

1. 按操作顺序将用物放于治疗车上,备齐用物,推至床旁。

2. 轻轻掀开患儿下半身被褥,解开污染了的尿布,若有排便,用温水将臀部洗干净,并用小毛巾吸干水分。取出污染了的尿布,卷折放入尿布桶内。

3. 用清洁尿布垫于臀下,使臀部暴露于空气或阳光下 10～20min。

4. 若臀红严重者也可用红外线灯或鹅颈灯照射臀部,灯泡功率 25～40W,灯泡距臀部患处 35～45cm,每次照射 15～20min,每日 2～3 次。

5. 根据臀部皮肤受损程度选择油类或药膏,将蘸有油类或药膏的棉签贴在皮肤上轻轻滚动,均匀涂药,用后的棉签放入弯盘内。轻度臀红涂紫草油或鞣酸软膏;重Ⅰ、Ⅱ度臀红涂鱼肝油软膏;重Ⅲ度臀红涂鱼肝油软膏或康复新溶液,每日 3～4 次。继发细菌或真菌感染时,可用 0.02% 高锰酸钾溶液冲洗并吸干,然后涂红霉素软膏或硝酸咪康唑霜(达克宁霜),每日 2 次,用至局部感染控制。

6. 给患儿更换尿布,拉平衣服、盖好被褥。整理用物,洗手、记录。

【注意事项】

1. 暴露时应注意保暖,避免受凉,一般每日 2～3 次;照射时应有护士守护患儿,避免烫伤。

2. 臀部皮肤破溃或糜烂时禁用肥皂水,清洗时用手蘸水冲洗,避免用小毛巾直接擦洗。

3. 涂抹油类或药膏时,应采用滚动式涂药,注意不可在皮肤上反复上下涂刷,以免加剧疼痛和导致脱皮。

4. 重度臀红者所用尿布应煮沸、消毒液浸泡或阳光下暴晒,以消灭细菌。

【评分标准】

项目		技术操作要求	标准分值	得分
操作前准备	婴幼儿	评估婴幼儿身体状况,征得家长同意,愿意配合	3	
	环境	安静,整洁,安全,温、湿度适宜	2	
	用物	干净尿布、面盆内盛温开水、小毛巾、棉签、弯盘、尿布桶、药物(0.02% 高锰酸钾溶液、紫草油、3%～5% 鞣酸软膏、氧化锌软膏、鱼肝油软膏、康复新溶液、硝酸咪康唑霜)、红外线灯或鹅颈灯	5	
	护士	着装整齐,剪指甲、洗手,戴口罩	2	
操作步骤	准备	备齐用物,按操作顺序将用物放于治疗车上,推至床旁	6	
		轻轻掀开患儿下半身被褥,解开污染了的尿布	4	

项目		技术操作要求	标准分值	得分
操作步骤	清洗臀部并护理	用温水将臀部洗干净,并用小毛巾吸干水分	6	
		取出污染了的尿布,卷折放入尿布桶内	5	
		用清洁尿布垫于臀下,使臀部暴露于空气或阳光下10~20min。臀红严重者也可用红外线灯或鹅颈灯照射臀部	7	
		根据臀部皮肤受损程度选择油类或药膏	10	
		将蘸有油类或药膏的棉签贴在皮肤上轻轻滚动,均匀涂药	10	
	整理	给患儿更换尿布	5	
	记录	拉平衣服、盖好被褥,取舒适体位	5	
		拉起床栏	2	
		整理用物,洗手、记录	5	
评估	操作	严格执行查对制度	2	
		程序正确,操作规范,动作熟练,注意保暖	5	
		用物处理正确、合理	2	
		时间 10min	2	
	人文关怀	关心儿童,沟通亲切、自然、有效,注重健康教育	2	
相关知识		正确回答相关问题	10	
总分			100	

五、头皮静脉输液法

【目的】

输入药物,治疗疾病。补充液体、营养及供给能量,维持体液平衡,促进组织修复。

【准备】

1. 环境 安静,整洁,安全,温、湿度适宜。

2. 物品 治疗盘、输液器、液体及药物、头皮针、消毒液、棉签、弯盘、输液贴、治疗巾,根据需要备剃刀、肥皂、纱布。

3. 护士 着装整齐,剪指甲、洗手,戴口罩。

【步骤】

1. 核对医嘱及输液单,检查药液,按医嘱加入药物,将输液器针头插入输液瓶塞内,关闭调节器。

2. 携用物至床旁,核对患儿,查对药液,将输液瓶挂于输液架上,排尽空气,备好输液贴。

3. 操作者站在患儿头侧,患儿取仰卧或侧卧位,固定头部。

4. 头下铺治疗巾,选择静脉,常选用额上静脉、颞浅静脉及耳后静脉等(图 17-6)。根据需要剃去穿刺部位的毛发。

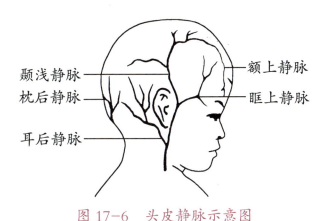

图 17-6　头皮静脉示意图

5. 常规消毒皮肤,再次核对及排气后,操作者左手拇、示指固定、绷紧穿刺点两端皮肤,右手持头皮针在距静脉最清晰点后 0.3cm 处,针头与皮肤成 15°~20° 角刺入皮肤,沿血管方向进针,见到回血后固定针头。

6. 调节滴速,妥善固定输液管。核对记录,告知患儿家长注意事项。

7. 整理床单位及用物,洗手,记录。

【注意事项】

1. 严格执行查对制度和无菌技术操作原则,注意药物的配伍禁忌。

2. 注意区分头皮动、静脉,见表 17-2。

表 17-2　儿童头皮静脉与动脉的鉴别

	头皮静脉	头皮动脉
外观	浅蓝色	浅红色
搏动	无	有
管壁	薄,易被压瘪	厚,不易被压瘪
活动度	不易滑动	易滑动
血流方向	向心	离心
推注时状态	阻力小	阻力大

3. 注意观察有无输液反应,局部是否肿胀,针头有无移动和脱出,发现异常及时处理。

4. 头皮静脉输液如果发生药物外渗,局部容易出现瘢痕,影响皮肤生长和美观。因此目前临床建议婴幼儿不宜首选头皮静脉输液,应首选上肢静脉。

【评分标准】

项目		技术操作要求	标准分值	得分
操作前准备	婴幼儿	评估婴幼儿身体状况,征得家长同意,愿意配合	3	
	环境	安静,整洁,安全,温、湿度适宜	2	
	用物	治疗盘、输液器、液体及药物、头皮针、消毒液、棉签、弯盘、输液贴、治疗巾,根据需要备剃刀、肥皂、纱布	3	
	护士	着装整齐,剪指甲、洗手,戴口罩	2	
操作步骤	准备	核对医嘱及输液单	4	
		检查药液,按医嘱加入药物	6	
		将输液器针头插入输液瓶塞内,关闭调节器	3	
	输液	携用物至床旁,核对患儿,查对药液	3	
		将输液瓶挂于输液架上,排尽空气,备好输液贴	5	
		操作者站在患儿头侧,患儿取仰卧或侧卧位,固定头部	3	
		头下铺治疗巾,选择静脉方法正确,根据需要剃去穿刺部位的毛发	5	
		常规消毒皮肤	3	
		再次核对及排气	3	
		左手拇、示指固定绷紧穿刺点两端皮肤,右手持头皮针在距静脉最清晰点后0.3cm处,针头与皮肤成15°~20°角刺入皮肤	10	
		固定针头	3	
		调节滴速,妥善固定输液管	4	
		核对记录,告知患儿家长注意事项	4	
		整理床单位及用物,洗手	3	
	输液完毕	核对,去除输液贴,关紧调节器	4	
		拔针,按压方法正确,协助患儿取舒适体位	4	
		整理床单位及用物,洗手、记录	3	

项目		技术操作要求	标准分值	得分
评估	操作	严格执行查对制度	2	
		程序正确,操作规范,动作熟练,注意保暖	2	
		用物处理正确、合理	2	
		时间 15min	2	
	人文关怀	关心儿童,沟通亲切、自然、有效	2	
相关知识		正确回答相关问题	10	
总分			100	

六、儿童心肺复苏

【目的】

用人工的方法,使患儿迅速建立有效的循环和呼吸,恢复全身血氧供应,促进脑功能的恢复。

【准备】

1. 环境　安静、整洁、安全。
2. 护士　着装整齐,态度认真、反应敏捷。

【步骤】

1. 评估判断　轻拍患儿肩膀,同时大声呼喊患儿判断其意识,触摸颈动脉,观察有无大动脉搏动,紧急呼救。

2. 复苏体位　使患儿仰卧于硬板床或地面,头、颈、躯干在同一轴线上,双手放于两侧,身体无扭曲。

3. 心脏按压　操作者站立或跪于患儿右侧,解开衣服,暴露胸腹部。儿童采用单手或双手按压胸骨下半部;婴儿胸外按压采取双指法(双指置于乳头连线下方按压胸骨)或双手环抱拇指法(两手掌及四手指托住两侧背部,双手大拇指按压胸骨下 1/3 处)。按压深度至少为胸廓前后径的 1/3(婴儿约 4cm,儿童约 5cm,不超过 6cm),按压频率 100～120次/min。心脏按压时,应注意防止用力过猛或部位不正确而发生肋骨骨折或内脏损伤。

4. 开放气道　迅速清除口、咽和气管内分泌物、异物或呕吐物,开放气道多采取仰头抬颏法,用一只手的小鱼际(手掌外侧缘)置于患儿前额,另一手的示指和中指置于下颏将下颌骨上提,使下颌角与耳垂的连线和地面垂直,注意手指不要按压颏下软组织,以免发生气道阻塞。疑有颈椎损伤者使用托颌法。

5. 人工呼吸　婴儿采用口对口鼻,儿童采用口对口。操作者深吸气后,一手托起患儿下颌,以免舌后坠阻塞咽喉部,另一手捏住其鼻孔,对准患儿口内吹气,直到患儿胸部稍隆起,则停止吹气,放松鼻孔,使患儿自然呼气,排出肺内气体。重复上述操作,单人复苏婴儿和儿童时胸外按压与人工呼吸比例为30:2,若双人复苏则为15:2。

6. 复苏判断　心肺复苏成功标志:扪及大动脉搏动、口唇及甲床颜色转红、出现自主呼吸、扩大的瞳孔缩小、对光反射恢复及肌张力恢复。密切观察病情,进一步生命支持。

7. 整理用物、洗手、记录。

【注意事项】

1. 遇有头颈、脊椎外伤者不宜抬颈搬动,以免脊髓损伤。

2. 人工呼吸时要保持呼吸道通畅。吹气后,迅速将头转向患儿胸廓的方向,避免吸入患儿呼出的高浓度二氧化碳,并观察患儿呼吸情况。

3. 胸外心脏按压时力度要适宜,位置、手法要正确,按压至最深处要稍微停顿,抬手时不可离开胸壁,以免移位。

4. 操作中途换人,不得使抢救中断时间超过10s,应在心脏按压、吹气间歇进行。在未恢复自主心律前不能中断按压。

5. 实施复苏术中要准确评估患儿情况,如意识状态、自主呼吸、皮肤黏膜温度及颜色变化、大动脉搏动、瞳孔变化等。

6. 有脉搏但呼吸动力缺乏或不足的婴儿和儿童,应2~3s通气一次。

【评分标准】

项目		技术操作要求	标准分值	得分
准备	环境	安静、整洁、安全	2	
	护士	着装整齐,态度认真、反应敏捷	2	
操作步骤	评估判断	轻拍患儿肩膀,同时大声呼喊患儿判断其意识	3	
		触摸颈动脉,观察有无大动脉搏动,10s内完成	4	
		紧急呼救	3	
	复苏体位	使患儿仰卧于硬板床或地面	2	
		头、颈、躯干在同一轴线上	2	
		双手放于两侧,身体无扭曲	2	
	心脏按压	操作者站立或跪于患儿右侧,解开衣服,暴露胸腹部	3	
		儿童采用单手或双手按压胸骨下半部	5	
		婴儿胸外按压采取双指法(双指置于乳头连线下方按压胸骨)或双手环抱拇指法(两手掌及四手指托住两侧背部,双手大拇指按压胸骨下1/3处)	5	

284

项目		技术操作要求	标准分值	得分
操作步骤	心脏按压	按压深度至少为胸廓前后径的 1/3,(婴儿约 4cm,儿童约 5cm,不超过 6cm)	5	
		按压频率 100～120 次/min	5	
	开放气道	迅速清除口、咽和气管内分泌物、异物或呕吐物	3	
		采取仰头抬颏法,用一只手的小鱼际(手掌外侧缘)置于患儿前额,另一手的示指和中指置于下颏将下颌骨上提,使下颌角与耳垂的连线和地面垂直	5	
		有颈椎损伤者使用托颌法	3	
	人工呼吸	婴儿采用口对口鼻,儿童采用口对口	3	
		操作者深吸气后,一手托起患儿下颌,另一手捏住其鼻孔,对准患儿口内吹气,直到患儿胸部稍隆起,则停止吹气,放松鼻孔,使患儿自然呼气,排出肺内气体	5	
		单人复苏婴儿和儿童时胸外按压与人工呼吸比例为 30:2,若双人复苏则为 15:2	5	
	复苏判断	连续操作 5 个循环后判断并报告复苏效果	3	
		心肺复苏成功标志:扪及大动脉搏动、口唇及甲床颜色转红、出现自主呼吸、扩大的瞳孔缩小、对光反射恢复及肌张力恢复	5	
		密切观察病情,进一步生命支持	3	
	整理用物	整理用物、洗手、记录	2	
评估	操作	患儿远离危险环境	2	
		程序正确,操作规范,动作熟练	2	
		用物处理正确、合理	2	
		时间 5min	2	
	人文关怀	关心儿童,沟通亲切、自然、有效	2	
相关知识		正确回答相关问题	10	
总分			100	

本章的学习重点是各项儿科常见护理技术的具体操作步骤。学习难点是严格掌握各项儿科常见护理技术的注意事项,在操作前对患儿及家长能进行有效的沟通并取得合作,针对患儿病情需要选择合适的护理技术,并实施有效的护理。在学习的过程中注意态度认真、动作轻柔、同情和关爱患儿。

 思考与练习

1. 患儿,28d,胎龄34周出生,因皮肤出现黄染26d来医院检查。入院查体:患儿全身皮肤黄染,前囟平,心、肺未见异常,肝肋下1.5cm。血清胆红素268μmol/L。患儿被诊断为新生儿高胆红素血症收入病房。医嘱给予光照疗法。

问题:

(1)该患儿进行光照疗法的目的是什么?

(2)入箱前需做哪些准备?

(3)入箱后护士如何护理?

2. 早产儿,生后1h,体重1 500g,低体温。遵医嘱入温箱,保持患儿体温稳定。

问题:

(1)入箱前需做哪些准备?

(2)入箱后护士如何护理?

(3)患儿出箱需具备哪些条件?

3. 患儿,女,9个月。腹泻2d,每日大便10余次,为水样便,伴有呕吐。患儿被初步诊断为婴儿腹泻,臀红。

问题:

(1)护士应怎样评估该婴儿的臀部皮肤损伤状况?

(2)护士在实施臀部护理时,需给予家长哪些必要的护理指导?

(林 芳)

国家免疫规划疫苗儿童免疫程序表（2021 年版）

可预防疾病	疫苗种类	接种途径	剂量	英文缩写	接种年龄														
					出生时	1月	2月	3月	4月	5月	6月	8月	9月	18月	2岁	3岁	4岁	5岁	6岁
乙型病毒性肝炎	乙肝疫苗	肌内注射	10μg或20μg	HepB	1	2					3								
结核病[1]	卡介苗	皮内注射	0.1ml	BCG	1														
脊髓灰质炎	脊灰灭活疫苗	肌内注射	0.5ml	IPV			1	2											
	脊灰减毒活疫苗	口服	1粒或2滴	bOPV					3								4		
百日咳、白喉、破伤风	百白破疫苗	肌内注射	0.5ml	DTaP				1	2	3				4					
	白破疫苗	肌内注射	0.5ml	DT															5
麻疹、风疹、流行性腮腺炎	麻腮风疫苗	皮下注射	0.5ml	MMR								1		2					
流行性乙型脑炎[2]	乙脑减毒活疫苗	皮下注射	0.5ml	JE-L								1			2				
	乙脑灭活疫苗	肌内注射	0.5ml	JE-I								1,2			3				4

可预防疾病	疫苗种类	接种途径	剂量	英文缩写	接种年龄															
					出生时	1月	2月	3月	4月	5月	6月	8月	9月	18月	2岁	3岁	4岁	5岁	6岁
流行性脑脊髓膜炎	A群流脑多糖疫苗	皮下注射	0.5ml	MPSV-A							1		2						
	A群C群流脑多糖疫苗	皮下注射	0.5ml	MPSV-AC												3			4
甲型病毒性肝炎[3]	甲肝减毒活疫苗	皮下注射	0.5ml或1.0ml	HepA-L										1					
	甲肝灭活疫苗	肌内注射	0.5ml	HepA-I										1	2				

注:1. 主要指结核性脑膜炎、粟粒性肺结核等。

2. 选择乙脑减毒活疫苗接种时,采用两剂次接种程序。选择乙脑灭活疫苗接种时,采用四剂次接种程序;乙脑灭活疫苗第1,2剂间隔7~10d。

3. 选择甲肝减毒活疫苗接种时,采用一剂次接种程序。选择甲肝灭活疫苗接种时,采用两剂次接种程序。

中国居民膳食营养能量需要量（EER）

年龄 / 岁	能量 /（kcal·d⁻¹）					
	身体活动水平（轻）		身体活动水平（中）		身体活动水平（重）	
	男	女	男	女	男	女
0 ~	—	—	90kcal/（kg·d）	90kcal/（kg·d）	—	—
0.5 ~	—	—	80kcal/（kg·d）	80kcal/（kg·d）	—	—
1 ~	—	—	900	800	—	—
2 ~	—	—	1 100	1 000	—	—
3 ~	—	—	1 250	1 200	—	—
4 ~	—	—	1 300	1 250	—	—
5 ~	—	—	1 400	1300	—	—
6 ~	1 400	1 250	1 600	1 450	1 800	1 650
7 ~	1 500	1 350	1 700	1 550	1 900	1 750
8 ~	1 650	1 450	1 850	1 700	2 100	1 900
9 ~	1 750	1 550	2 000	1 800	2 250	2 000
10 ~	1 800	1 650	2 050	1 900	2 300	2 150
11 ~	2 050	1 800	2 350	2 050	2 600	2 300
14 ~ 17	2 500	2 000	2 850	2 300	3 200	2 550

教学大纲(参考)

(一)指导思想

深化职业教育教学改革,要以立德树人为根本,以服务发展为宗旨,以促进就业为导向,坚持走内涵式发展道路,适应经济发展新常态和技术技能人才成长成才需要,完善产教融合、协同育人机制,创新人才培养模式,全面提高人才培养质量。

(二)课程性质和任务

儿童护理是中等卫生职业教育护理专业一门重要的专业核心课程。儿童护理是研究小儿的生长发育、儿童保健、疾病防治和护理的一门临床专业学科。课程任务是让学生树立"以儿童及家庭为中心"的现代护理理念,掌握儿童护理的专业知识和技能,培养良好的职业素质,能运用现代护理理论和操作技能为健康及患病儿童进行整体护理,并能对个体、家庭及社区进行健康教育,增强儿童体质,促使儿童的身心健康。

(三)课程教学目标

1. 思想素质目标

(1)引导学生树立远大理想、树立和践行社会主义核心价值观。

(2)培养学生"敬佑生命、救死扶伤、甘于奉献、大爱无疆"的医者精神。

(3)教育、引导学生尊重患者,学会沟通,提升综合素养。

(4)培养学生成为具有爱心、耐心、细心、责任心的护士。

2. 知识教学目标

(1)掌握儿童生长发育规律、营养与喂养、儿科常用护理技术、各系统常见疾病的护理评估、护理诊断和护理措施。

(2)熟悉新生儿及各器官系统常见疾病的病因、辅助检查、治疗要点。

(3)了解新生儿及各器官系统解剖生理特点、常见疾病的发病机制。

3. 能力培养目标

(1)具有较强的工作能力和立业创业能力。

(2)具有创新精神和实践能力。

(3)具有健康的身体和心理。

(4)具有识别儿童常见疾病和护理的能力。

(5)具有促进儿童健康、预防疾病的能力。

(6)具有本专业知识继续学习的能力和适应职业变化的能力。

（四）教学内容和要求

教学单元	教学内容	教学要点	教学要求	学时	
				理论	实践
一、绪论	（一）儿童护理的任务和范围	1. 儿童护理的任务	熟悉	2	
		2. 儿童护理的范围	了解		
	（二）儿童护理的特点	1. 儿童机体特点	熟悉		
		2. 儿童心理社会特点	熟悉		
		3. 儿童患病特点	熟悉		
		4. 儿童护理特点	了解		
	（三）儿科护士的角色和素质要求	1. 儿科护士的角色要求	了解		
		2. 儿科护士的素质要求	了解		
	（四）儿童年龄分期及各期特点	年龄分期的划分	掌握		
二、生长发育	（一）生长发育的规律	生长发育的规律	掌握	2	1
	（二）影响生长发育的因素	影响因素	了解		
	（三）体格增长常用指标及其意义	评价体格发育的常用指标	掌握		
	（四）感觉运动功能和语言的发育	评价神经、精神发育的常用指标	了解		
三、儿童营养与喂养	（一）能量和营养素的需要	1. 能量的需要	掌握	2	1
		2. 宏量营养素	熟悉		
		3. 微量营养素	了解		
		4. 其他膳食成分	熟悉		
	（二）婴儿喂养	1. 母乳喂养	掌握		
		2. 部分母乳喂养	了解		
		3. 人工喂养	熟悉		
		4. 婴儿食物转换	掌握		
	（三）幼儿膳食	1. 幼儿膳食安排	了解		
		2. 幼儿进食护理	了解		
四、儿童保健	（一）不同年龄儿童的保健特点	小儿各期保健特点	掌握	2	
	（二）体格锻炼	1. 户外活动	熟悉		
		2. 皮肤锻炼	掌握		
		3. 体育活动	熟悉		
	（三）免疫规划	1. 免疫规划方式	熟悉		
		2. 免疫规划程序	掌握		
		3. 预防接种注意事项	掌握		
		4. 预防接种反应及处理	熟悉		

教学单元	教学内容	教学要点	教学要求	学时 理论	学时 实践
五、住院儿童的护理	（一）儿科医疗机构的组织特点	1. 儿科门诊	了解	2	
		2. 急诊设置	了解		
		3. 儿童病房的设置及护理管理	了解		
	（二）住院患儿的心理护理及家庭应对	1. 心理护理	掌握		
		2. 家庭应对	熟悉		
	（三）儿童用药护理	1. 儿童用药特点	了解		
		2. 儿童药物的选择	掌握		
		3. 儿童药物剂量的计算	掌握		
		4. 儿童给药方法	熟悉		
六、新生儿和新生儿疾病患儿的护理	（一）新生儿黄疸	1. 概述	熟悉	6	2
		2. 护理评估	掌握		
		3. 常见护理诊断／问题	掌握		
		4. 护理目标	了解		
		5. 护理措施	掌握		
		6. 护理评价	了解		
	（二）新生儿寒冷损伤综合征	1. 概述	熟悉		
		2. 护理评估	掌握		
		3. 常见护理诊断／问题	掌握		
		4. 护理目标	了解		
		5. 护理措施	掌握		
		6. 护理评价	了解		
	（三）新生儿脐炎	1. 概述	熟悉		
		2. 护理评估	掌握		
		3. 常见护理诊断／问题	掌握		
		4. 护理目标	了解		
		5. 护理措施	掌握		
		6. 护理评价	了解		
	（四）新生儿败血症	1. 概述	熟悉		
		2. 护理评估	掌握		
		3. 常见护理诊断／问题	掌握		
		4. 护理目标	了解		
		5. 护理措施	掌握		
		6. 护理评价	了解		

教学单元	教学内容	教学要点	教学要求	学时	
				理论	实践
六、新生儿和新生儿疾病患儿的护理	（五）新生儿低血糖	1. 概述	熟悉		
		2. 护理评估	掌握		
		3. 常见护理诊断／问题	掌握		
		4. 护理目标	了解		
		5. 护理措施	掌握		
		6. 护理评价	了解		
	（六）新生儿低钙血症	1. 概述	熟悉		
		2. 护理评估	掌握		
		3. 常见护理诊断／问题	掌握		
		4. 护理目标	了解		
		5. 护理措施	掌握		
		6. 护理评价	了解		
七、营养缺乏性疾病患儿的护理	（一）蛋白质－能量营养不良	1. 概述	熟悉	4	1
		2. 护理评估	掌握		
		3. 常见护理诊断／问题	掌握		
		4. 护理目标	了解		
		5. 护理措施	掌握		
		6. 护理评价	了解		
	（二）营养性维生素D缺乏性佝偻病	1. 概述	熟悉		
		2. 护理评估	掌握		
		3. 常见护理诊断／问题	掌握		
		4. 护理目标	了解		
		5. 护理措施	掌握		
		6. 护理评价	了解		
	（三）维生素D缺乏性手足搐搦症	1. 概述	熟悉		
		2. 护理评估	掌握		
		3. 常见护理诊断／问题	掌握		
		4. 护理目标	了解		
		5. 护理措施	掌握		
		6. 护理评价	了解		
八、消化系统疾病患儿的护理	（一）儿童消化系统解剖、生理特点	儿童消化系统解剖生理特点	熟悉	6	1

教学单元	教学内容	教学要点	教学要求	学时 理论	学时 实践
八、消化系统疾病患儿的护理	（二）口炎	1. 概述	熟悉		
		2. 护理评估	掌握		
		3. 常见护理诊断／问题	掌握		
		4. 护理目标	了解		
		5. 护理措施	掌握		
		6. 护理评价	了解		
	（三）腹泻病	1. 概述	熟悉		
		2. 护理评估	掌握		
		3. 常见护理诊断／问题	掌握		
		4. 护理目标	了解		
		5. 护理措施	掌握		
		6. 护理评价	了解		
	（四）儿童体液平衡特点及液体疗法	1. 儿童体液平衡特点	熟悉		
		2. 常用液体种类、成分及配制	熟悉		
		3. 液体疗法	掌握		
	（五）肠套叠	1. 概述	熟悉		
		2. 护理评估	掌握		
		3. 常见护理诊断／问题	掌握		
		4. 护理目标	了解		
		5. 护理措施	掌握		
		6. 护理评价	了解		
九、呼吸系统疾病患儿的护理	（一）儿童呼吸系统解剖、生理特点	1. 解剖特点	熟悉	4	1
		2. 生理特点	掌握		
		3. 免疫特点	熟悉		
	（二）急性上呼吸道感染	1. 概述	熟悉		
		2. 护理评估	掌握		
		3. 常见护理诊断／问题	掌握		
		4. 护理目标	了解		
		5. 护理措施	掌握		
		6. 护理评价	了解		
	（三）急性感染性喉炎	1. 概述	熟悉		
		2. 护理评估	掌握		
		3. 常见护理诊断／问题	掌握		
		4. 护理目标	了解		

教学单元	教学内容	教学要点	教学要求	学时 理论	学时 实践
九、呼吸系统疾病患儿的护理	（三）急性感染性喉炎	5. 护理措施	掌握		
		6. 护理评价	了解		
	（四）急性支气管炎	1. 概述	熟悉		
		2. 护理评估	掌握		
		3. 常见护理诊断／问题	掌握		
		4. 护理目标	了解		
		5. 护理措施	掌握		
		6. 护理评价	了解		
	（五）肺炎	1. 概述	熟悉		
		2. 护理评估	掌握		
		3. 常见护理诊断／问题	掌握		
		4. 护理目标	了解		
		5. 护理措施	掌握		
		6. 护理评价	了解		
十、循环系统疾病患儿的护理	（一）儿童循环系统解剖、生理特点	1. 胎儿血液循环及出生后的改变	熟悉	4	1
		2. 心脏	了解		
		3. 心率	掌握		
		4. 血压	掌握		
	（二）先天性心脏病	1. 概述	熟悉		
		2. 护理评估	掌握		
		3. 常见护理诊断／问题	了解		
		4. 护理目标	掌握		
		5. 护理措施	了解		
		6. 护理评价	熟悉		
	（三）病毒性心肌炎	1. 概述	熟悉		
		2. 护理评估	掌握		
		3. 常见护理诊断／问题	掌握		
		4. 护理目标	了解		
		5. 护理措施	掌握		
		6. 护理评价	了解		
	（四）心搏、呼吸骤停	1. 概述	熟悉		
		2. 护理评估	掌握		

教学单元	教学内容	教学要点	教学要求	学时 理论	学时 实践
十、循环系统疾病患儿的护理	（四）心搏、呼吸骤停	3. 常见护理诊断／问题	掌握		
		4. 护理目标	了解		
		5. 护理措施	掌握		
		6. 护理评价	了解		
十一、造血系统疾病患儿的护理	（一）儿童造血及血液特点	1. 儿童造血特点	了解	4	1
		2. 儿童血液特点	掌握		
	（二）儿童贫血	1. 贫血的诊断	掌握		
		2. 贫血的分度	掌握		
		3. 贫血的分类	了解		
	（三）营养性缺铁性贫血	1. 概述	熟悉		
		2. 护理评估	掌握		
		3. 常见护理诊断／问题	掌握		
		4. 护理目标	了解		
		5. 护理措施	掌握		
		6. 护理评价	了解		
	（四）营养性巨幼红细胞贫血	1. 概述	熟悉		
		2. 护理评估	掌握		
		3. 常见护理诊断／问题	掌握		
		4. 护理目标	了解		
		5. 护理措施	掌握		
		6. 护理评价	了解		
十二、泌尿系统疾病患儿的护理	（一）儿童泌尿系统解剖、生理特点	1. 解剖特点	了解	4	1
		2. 生理特点	掌握		
	（二）急性肾小球肾炎	1. 概述	熟悉		
		2. 护理评估	掌握		
		3. 常见护理诊断／问题	掌握		
		4. 护理目标	了解		
		5. 护理措施	掌握		
		6. 护理评价	了解		
	（三）肾病综合征	1. 概述	熟悉		
		2. 护理评估	掌握		
		3. 常见护理诊断／问题	掌握		
		4. 护理目标	了解		
		5. 护理措施	掌握		
		6. 护理评价	了解		

教学单元	教学内容	教学要点	教学要求	学时	
				理论	实践
十三、神经系统疾病患儿的护理	（一）儿童神经系统解剖、生理特点	1. 脑和脊髓	了解	4	
		2. 脑脊液	熟悉		
		3. 神经反射	掌握		
	（二）化脓性脑膜炎	1. 概述	熟悉		
		2. 护理评估	掌握		
		3. 常见护理诊断／问题	掌握		
		4. 护理目标	了解		
		5. 护理措施	掌握		
		6. 护理评价	了解		
	（三）病毒性脑膜炎、脑炎	1. 概述	熟悉		
		2. 护理评估	掌握		
		3. 常见护理诊断／问题	掌握		
		4. 护理目标	了解		
		5. 护理措施	掌握		
		6. 护理评价	了解		
	（四）惊厥	1. 概述	熟悉		
		2. 护理评估	掌握		
		3. 常见护理诊断／问题	掌握		
		4. 护理目标	了解		
		5. 护理措施	掌握		
		6. 护理评价	了解		
十四、免疫性疾病患儿的护理	（一）风湿热	1. 概述	熟悉	2	
		2. 护理评估	掌握		
		3. 常见护理诊断／问题	掌握		
		4. 护理目标	了解		
		5. 护理措施	掌握		
		6. 护理评价	了解		
	（二）过敏性紫癜	1. 概述	熟悉		
		2. 护理评估	掌握		
		3. 常见护理诊断／问题	掌握		
		4. 护理目标	了解		
		5. 护理措施	掌握		
		6. 护理评价	了解		

教学单元	教学内容	教学要点	教学要求	学时	
				理论	实践
十五、遗传代谢性疾病患儿的护理	(一) 21-三体综合征	1. 概述	熟悉	2	
		2. 护理评估	掌握		
		3. 常见护理诊断／问题	掌握		
		4. 护理目标	了解		
		5. 护理措施	掌握		
		6. 护理评价	了解		
	(二) 苯丙酮尿症	1. 概述	熟悉		
		2. 护理评估	掌握		
		3. 常见护理诊断／问题	掌握		
		4. 护理目标	了解		
		5. 护理措施	掌握		
		6. 护理评价	了解		
	(三) 先天性甲状腺功能减退症	1. 概述	熟悉		
		2. 护理评估	掌握		
		3. 常见护理诊断／问题	掌握		
		4. 护理目标	了解		
		5. 护理措施	掌握		
		6. 护理评价	了解		
十六、感染性疾病患儿的护理	(一) 麻疹	1. 概述	熟悉	6	2
		2. 护理评估	掌握		
		3. 常见护理诊断／问题	掌握		
		4. 护理目标	了解		
		5. 护理措施	掌握		
		6. 护理评价	了解		
	(二) 水痘	1. 概述	熟悉		
		2. 护理评估	掌握		
		3. 常见护理诊断／问题	掌握		
		4. 护理目标	了解		
		5. 护理措施	掌握		
		6. 护理评价	了解		
	(三) 猩红热	1. 概述	熟悉		
		2. 护理评估	掌握		
		3. 常见护理诊断／问题	掌握		

教学单元	教学内容		教学要点	教学要求	学时	
					理论	实践
十六、感染性疾病患儿的护理	（三）猩红热		4. 护理目标	了解		
			5. 护理措施	掌握		
			6. 护理评价	了解		
	（四）流行性腮腺炎		1. 概述	熟悉		
			2. 护理评估	掌握		
			3. 常见护理诊断／问题	掌握		
			4. 护理目标	了解		
			5. 护理措施	掌握		
			6. 护理评价	了解		
	（五）中毒性细菌性痢疾		1. 概述	熟悉		
			2. 护理评估	掌握		
			3. 常见护理诊断／问题	掌握		
			4. 护理目标	了解		
			5. 护理措施	掌握		
			6. 护理评价	了解		
	（六）手足口病		1. 概述	熟悉		
			2. 护理评估	掌握		
			3. 常见护理诊断／问题	掌握		
			4. 护理目标	了解		
			5. 护理措施	掌握		
			6. 护理评价	了解		
	（七）结核病	总论	1. 概述	掌握		
			2. 辅助检查	掌握		
			3. 预防	了解		
			4. 治疗要点	了解		
		原发型肺结核	1. 概述	熟悉		
			2. 护理评估	掌握		
			3. 常见护理诊断／问题	掌握		
			4. 护理目标	了解		
			5. 护理措施	掌握		
			6. 护理评价	了解		

教学单元	教学内容		教学要点	教学要求	学时	
					理论	实践
十六、感染性疾病患儿的护理	（七）结核病	结核性脑膜炎	1. 概述	熟悉		
			2. 护理评估	掌握		
			3. 常见护理诊断／问题	掌握		
			4. 护理目标	了解		
			5. 护理措施	掌握		
			6. 护理评价	了解		
十七、儿科常用护理技术	（一）一般护理	1. 一般测量法 2. 儿童床使用法 3. 约束法 4. 更换尿布法	1. 实训目的 2. 实训准备 3. 实训步骤 4. 注意事项	掌握 熟悉 掌握 了解		1
	（二）协助治疗	1. 光照疗法 2. 暖箱使用法 3. 口服给药法 4. 臀红护理法 5. 头皮静脉输液法 6. 儿童心肺复苏	1. 实训目的 2. 实训准备 3. 实训步骤 4. 注意事项	掌握 熟悉 掌握 了解		3

（五）教学基本要求说明

1. 适用对象与参考学时 可供护理等专业使用。总学时为 72 学时，其中理论教学 56 学时，实践教学 16 学时。

2. 教学要求

（1）本课程理论教学部分包括掌握、熟悉、了解三个层次。掌握是指对儿童护理中所学的基本知识有深刻的认识，并能灵活地应用所学理论解释临床问题。熟悉是指能够解释、领会所学知识的基本含义，并能应用所学技能解释护理现象。了解是指简单理解、记忆所学基本知识与理论的要点。

（2）本课程突出培养能力为本位，以就业为导向的教学理念，注重实践技能培养，引入评分标准，在教师指导下能够正确、规范和娴熟地进行实践技能操作。

3. 教学建议

（1）在教学过程中落实立德树人根本任务，要坚持把德育放在首位。课程教学中把中华优秀传统文化教育系统融入课程，注重加强医德医风教育和医者仁心教育，在培养精湛医术的同时，教育引导学生尊重患者，善于沟通，始终把人民群众生命安全和身体健康放在首位；根据培养目标和中职生学情特点，按照护士执业资格考试大纲要求，采用形式多样的教学手段，融合课程思政理念，充分发挥以学生为主体、以教师为主导的作用。注重理论联系实际，开展临床案例分析讨论，培养学生分析问题和解决问题的能力，使学生加深对教学内容的理解和掌握，并能在护理工作中体现爱心、耐心、细心、责任心。

（2）实践教学与"1+X"技能等级证书紧密接轨,充分利用教学资源调动学生的主观能动性和学习的积极性,增强学生的实践动手能力。

（3）以多种形式开展师生评价、生生评价、行业评价等教学评价,综合考核学生的职业素养、学习能力、实践能力和应用能力,达到教学目标提出的各项任务。

（六）学时分配建议（72学时）

教学内容	学时		
	理论	实践	合计
1. 绪论	2	0	2
2. 生长发育	2	1	3
3. 儿童营养与喂养	2	1	3
4. 儿童保健	2	0	2
5. 住院儿童的护理	2	0	2
6. 新生儿和新生儿疾病患儿的护理	6	2	8
7. 营养缺乏性疾病患儿的护理	4	1	5
8. 消化系统疾病患儿的护理	6	1	7
9. 呼吸系统疾病患儿的护理	4	1	5
10. 循环系统疾病患儿的护理	4	1	5
11. 造血系统疾病患儿的护理	4	1	5
12. 泌尿系统疾病患儿的护理	4	1	5
13. 神经系统疾病患儿的护理	4	0	4
14. 免疫性疾病患儿的护理	2	0	2
15. 遗传代谢性疾病患儿的护理	2	0	2
16. 感染性疾病患儿的护理	6	2	8
17. 儿科常用护理技术	0	4	4
合计	56	16	72

参 考 文 献

[1] 崔焱,张玉侠 . 儿科护理学[M].7 版 . 北京:人民卫生出版社,2021.

[2] 罗先武,王冉 . 2022 全国护士执业资格考试 轻松过[M]. 北京:人民卫生出版社,2021.

[3] 全国护士执业资格考试用书编写专家委员会 . 2022 全国护士执业资格考试指导[M]. 北京:人民
卫生出版社,2021.

[4] 李代强,罗艳艳 . 儿科护理[M].2 版 . 北京:人民卫生出版社,2020.

[5] 张玉兰,卢敏芳 . 儿科护理[M].2 版 . 北京:人民卫生出版社,2020.

[6] 张玉兰,王玉香 . 儿科护理学[M].4 版 . 北京:人民卫生出版社,2018.

[7] 王卫平,孙锟,常立文 . 儿科学[M].9 版 . 北京:人民卫生出版社,2018.

[8] 宋志宇,田洁 . 儿科护理[M]. 北京:人民卫生出版社,2018.

45

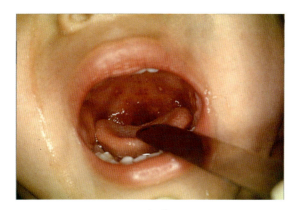

彩图 9-1　疱疹性咽峡炎

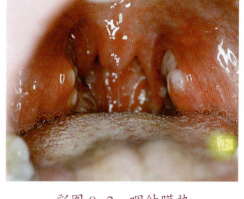

彩图 9-2　咽结膜热

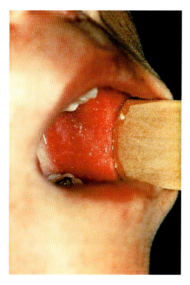

彩图 16-1　麻疹黏膜斑

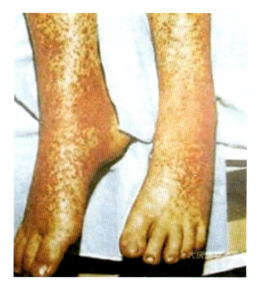

彩图 16-2　麻疹皮疹

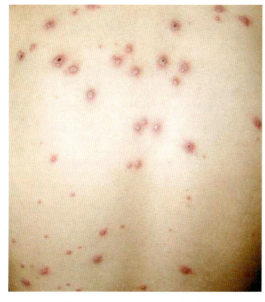

彩图 16-3　水痘皮疹

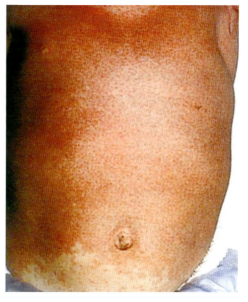

彩图 16-4　猩红热皮疹

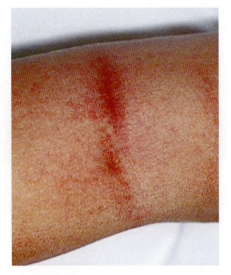

彩图 16-5　巴氏线

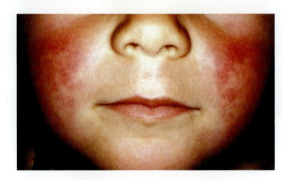

彩图 16-6　口周苍白圈

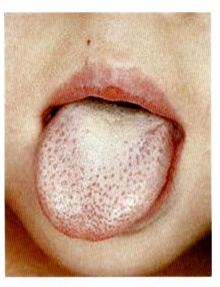

彩图 16-7　草莓舌

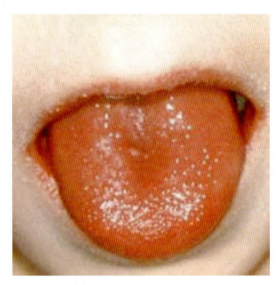

彩图 16-8　杨梅舌

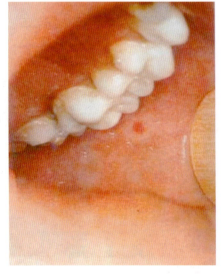

彩图 16-10　腮腺导管开口水肿

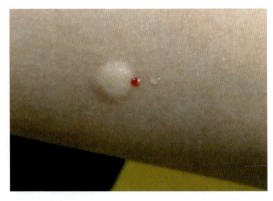

彩图 16-11　结核菌素试验皮丘